老年合并心血管疾病的新型冠状病毒肺炎患者的诊治策略

主审　邓绍平
主编　程　标

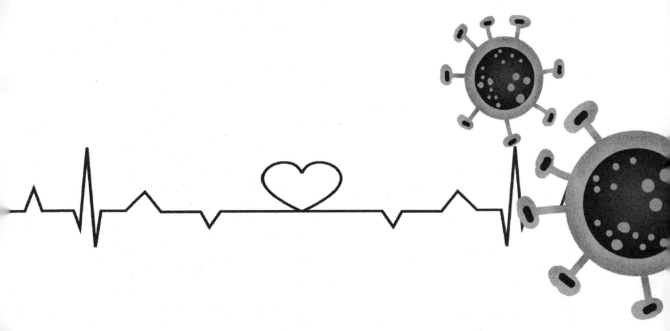

四川科学技术出版社

图书在版编目（CIP）数据

老年合并心血管疾病的新型冠状病毒肺炎患者的诊治
策略/程标主编.—成都:四川科学技术出版社,
2020.3

ISBN 978-7-5364-9750-4

Ⅰ.①老… Ⅱ.①程… Ⅲ.①老年病－心脏血管疾病
－并发症－日冕形病毒－病毒病－肺炎－诊疗 Ⅳ.
①R54②R563.1

中国版本图书馆 CIP 数据核字（2020）第 039143 号

老年合并心血管疾病的新型冠状病毒肺炎患者的诊治策略

主编 程标

出 品 人 钱丹凝
责任编辑 李迎军
责任出版 欧晓春
出版发行 四川科学技术出版社
地址:成都市槐树街2号 邮政编码:610031
官方微博:http://e.weibo.com/sckjcbs
官方微信公众号:sckjcbs
传真:028-87734035
成品尺寸 185mm×260mm
印张 16.25 字数 390 千字
照 排 成都木之雨文化传播有限公司
印 刷 成都市永升印务有限公司
版 次 2020 年 3 月第 1 版
印 次 2020 年 3 月第 1 次印刷
定 价 58.00 元

ISBN 978-7-5364-9750-4

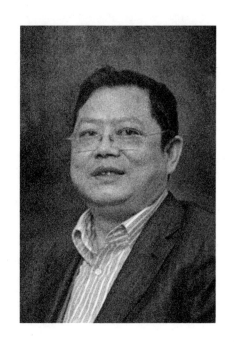

程　标

电子科技大学医学院教授，主任医师，硕士生导师。美国心脏病学会 Fellow (FACC)。

四川省人民医院大内科副主任，老年心血管内科主任。擅长冠心病、瓣膜性心脏病、心衰和高血压的诊治，以及心脏电生理与起搏器的应用，尤其擅长在复杂 PCI、TAVR 及起搏器介入治疗、心律失常射频消融方面的应用。

 学术团体任职

心血管专业：

中华医学会心血管分会委员

中华医学会心血管分会介入心脏病学组委员

中国医师协会心血管分会科普专委会委员

中国医师协会心脏重症专委会委员

中国心血管健康联盟专家理事

四川省医学会理事

海峡两岸医药卫生交流协会心脏重症专委会常委

四川省医学会心血管专委会副主任委员

四川省医师协会心血管分会常委

老年医学专业：

中华医学会老年医学分会委员

中华医学会老年医学分会心血管学组副组长

四川省老年医学学会心血管专委会主任委员

四川省医学会老年医学专委会主任委员

成都市医学会老年医学专委会前任主任委员、候任主任委员

四川省老年医学学会常务理事

四川省老年医学会学术委员会委员

四川省医师协会老年医师分会常委

四川省慢病管理专委会常委

中国健康促进基金会"西部惠老医养工程"专家委员会委员

中国老年医学中心联盟第一届委员会委员

西部老年医学中心联盟第一届委员会副主席

西部老年医学中心联盟第一届委员会常委

 杂志编委

《中华老年医学杂志》编委、《中华老年病研究电子杂志》编委、《中国心血管病杂志》编委、《Hypertension》（中文版）编委、《Circulation》（中文版）编委、《EHJ》（中文版）编委、《Cardiology plus》编委、《实用医院临床杂志》编委、《心血管病进展》编委。

 相关学术活动、科研、论文、著书及获奖

中国慢性冠脉完全闭塞病变（CTO）介入治疗俱乐部锐星会员、日本慢性冠脉完全闭塞病变（CTO）介入治疗俱乐部会员。日本 CTO CLUB 会议及 CCT 会议主席团成员、讨论者。

国家十二五科技支撑计划"心血管疾病关键治疗技术"——急性心肌梗死课题执行委员会专家，由国家卫健委能力建设和继续教育中心、中华医学会心血管分会联合发起的"全国心血管疾病管理能力评估与提升项目"专家委员会委员，长城国际心脏病学会议、中国介入心脏病学大会、全国心血管介入论坛、日本 CTO 论坛和日本 CCT 大会等 26 个国内外心血管学术会议主席团成员。

发表相关学术论文 60 余篇。主编《老年医学实践和进展（2015）》，参编《心脏病学理论与实践（2014）》《心脏病学实践（2018）》等著作。

承担课题及获奖情况：先后参与和承担国际合作课题、国家级课题、厅级课题 12 项，省科技进步一、二、三等奖各 1 项。每年完成 CTO PCI 100 余例，其中逆向 CTO PCI 50 余例/年。

编者名单

（按章节排序）

程 标　四川省医学科学院·四川省人民医院老年心血管科　主任医师

付明欢　四川省医学科学院·四川省人民医院老年心血管科　博士 主治医师

施 勇　四川省医学科学院·四川省人民医院老年心血管科　在读研究生 主治医师

陶雪飞　四川省医学科学院·四川省人民医院老年心血管科　博士 主治医师

孙 颖　四川省医学科学院·四川省人民医院老年心血管科　博士 主治医师

张云鹤　四川省医学科学院·四川省人民医院老年心血管科　博士 主治医师

陈晓涵　四川省医学科学院·四川省人民医院老年心血管科　博士 主治医师

陈 驰　四川省医学科学院·四川省人民医院老年心血管科　博士 主治医师

张 伟　四川省医学科学院·四川省人民医院老年心血管科　博士 主治医师

潘媛媛　四川省医学科学院·四川省人民医院老年心血管科　在读研究生 主管护师

卢 青　四川省医学科学院·四川省人民医院老年心血管科　副主任医师

序

新型冠状病毒肺炎具有人传人的特点，重症或者死亡者中，老年人尤其合并心血管疾病老年人的比例高。横看成岭侧成峰，远近高低各不同。自新型冠状病毒肺炎疫情出现以来，大量患者出现了心血管相关的并发症。越来越多的学者认识到，肺炎并非简单的呼吸系统疾病。肺炎可致心血管系统损害，国外有专家甚至认为肺炎就是一种心血管疾病。两者临床、影像学特征交叉混杂，给诊治策略的制定带来极大挑战。

四川省医学科学院·四川省人民医院（以下简称我院）老年心血管团队中青年专家，针对新型冠状病毒感染后心肺病理、病理生理和临床的变化，及其对机体损害，尤其是对老年患者的损害，查阅了大量的最新临床文献，结合自己工作实践经验，提出了老年肺炎诊治模式的改变。从单一的吸氧、抗感染、呼吸机到结合心功能保护，减少心肌损害，甚至心脏机械支持的联合治疗模式，为老年共病治疗提供了一种新的思路。多学科整合管理可以为老年共病患者提供全方位的处理方案。操千曲而后晓声，观千剑而后识器。策略的灵活转换，在强调治疗成功率的同时，更注重治疗效率。一旦一种治疗模式失败，可以快速转换到另一种治疗模式，不会让治疗停滞。联合治疗策略，可以说是老年共病治疗策略的巨大进步。

学而不思则罔，思而不学则殆。愿这支中青年队伍茁壮成长。相信本书的出版，将会对促进老年共病管理起到积极作用。

邓绍平

2020 年 2 月 19 日

前言

    老年人肺脏弹性回缩力下降、肺间质发生重构、肺泡气体交换面积下降、功能残气量增加、呼吸道黏液及纤毛清除的功能逐渐下降等呼吸系统生理性退行性改变，及人体免疫系统功能随年龄增长逐渐衰退导致老年人是新型冠状病毒肺炎的主要易感人群，与年轻人相比病情往往比较严重。共病是老年患者的重要特征，而在老年共病中，心血管疾病居于首位。心脏收缩和舒张功能下降、心律失常可致肺淤血，增加合并心血管疾病的老年人群对新型冠状病毒肺炎的易感性。国家卫生健康委员会报告截至2020 年 1 月 22 日下午 24 点，425 例新型冠状病毒肺炎确诊患者中，65 岁以上老年患者为 162 人，占 38.1％。40％新型冠状病毒肺炎患者合并心血管疾病。由此提示，老年合并心血管疾病患者为新型冠状病毒肺炎易感人群，需加强防控。

    随着新型冠状病毒肺炎病例的增加，研究发现部分患者合并病毒性心肌炎甚至暴发性心肌炎，根据武汉市卫生健康委员会的通报病例中，部分新型冠状病毒肺炎患者有严重的心肌炎表现（心肌酶达到正常值 20 倍，心电异常）。同时，病毒性肺炎可使心血管基础疾病恶化，易发生严重心血管不良事件以及靶器官损害。心血管疾病如心衰、冠心病、高血压、心律失常等均可引起不同程度的肺部表现，在临床和影像学特征上与肺炎存在混杂表现，增加肺炎合并心血管疾病的识别和鉴别诊断的难度，可能延误病情。另外，合并心脏损伤或心血管基础疾病的肺炎患者治疗复杂，除单纯的抗感染、氧疗、机械通气等肺部疾病处理措施以外，还应该重视心脏功能的保护，减少心肌损伤及合并新型冠状病毒肺炎的心血管疾病的特殊处理流程。

    本书主要由在此领域有一定造诣的中青年专家共同参与撰写，他们工作在心血管临床和科研一线，具有极强的学术能力和丰富的经验。本书的内容包括心血管疾病基础，新型冠状病毒感染肺炎的特征及心脏表现，老年新型冠状病毒肺炎合并心衰、高血压、冠心病、房颤、室性心律失常、休克等心血管疾病的诊疗策略，以及心脏康复和护理。鉴于存在学科交叉和老年合并心血管疾病的新型冠状病毒处理的复杂性，编者参考了国内外大量最新文献资料，结合临床实践编写了本书。本书对该领域中的热点及重点课题和内容进行了详细的论述。在编写过程中，注重先进性，同时也注意实用性，力求反映老年合并心血管疾病的新型冠状病毒肺炎患者诊治策略的最新进展。

　　鉴于编者能力、经验和时间的限制，或个人的理解有偏颇，虽几易其稿，肯定存在诸多疏漏和不足之处，恳请读者不吝赐教。

程　标

2020 年 2 月 16 日于成都

目录

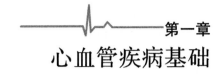
心血管疾病基础

第一节　心血管系统检查

一、心音

（一）第一心音

一般情况下，正常闻及的第一心音（S_1）中只有二尖瓣（M_1）和三尖瓣（T_1）成分，M_1 早于 T_1，并比 T_1 响亮。右束支传导阻滞时可以出现明显分裂 S_1。

1. 影响 S_1 响度的因素

PR 间期

PR 间期的变化对 S_1 响度有明显影响。PR 间期长时 S_1 弱，PR 间期短时 S_1 强。

二尖瓣病变

二尖瓣狭窄时，若瓣叶活动良好，S_1 响亮，若瓣叶钙化或活动度下降，则 S_1 随之减弱。主动脉瓣反流明显时（由于反流的血液使二尖瓣过早关闭）S_1 也会减弱。

左心室（LV）收缩压增加的速率、心肌收缩力增强时（发热、运动、甲状腺功能亢进、嗜铬细胞瘤）S_1 增强，反之，LV 衰竭时 S_1 减弱。

如果胸骨左缘下部的 S_1 较心尖部 S_1 响亮（提示 S_1 中的 T_1 成分响亮），应怀疑房间隔缺损（ASD）或三尖瓣狭窄。心房颤动时，S_1 响度不一致（响度与上一心动周期的长度成反比，RR 间期长时 S_1 减弱，RR 短时 S_1 增强）。宽 QRS 波心动过速而且 S_1 响度不一致时，提示房室分离和室性心动过速（表 1-1）。

表 1-1　第一心音异常及其原因

S_1 增强
PR 间期缩短
二尖瓣狭窄
LA 黏液瘤
心肌收缩力增强
S_1 减弱
PR 间期延长
LV 功能下降
重度主动脉瓣关闭不全时二尖瓣过早关闭
二尖瓣瓣叶或腱索断裂
左束支传导阻滞

小结如下：

• 若 S_1 在心底部似乎比心尖部响亮，应疑为大血管射血音而非 S_1；如 S_1 在胸骨下缘比心尖部响亮，提示 T_1 成分增强，应怀疑 ASD 或三尖瓣狭窄。

• 宽 QBS 波心动过速时，S_1 强度不断变化提示房室分离和室性心动过速。

2. 收缩期喷射样喀喇音

收缩期喷射样喀喇音紧随 S_1 之后，易与明显分裂的 S_1 相混淆，偶尔可与出现较早的非喷射样喀喇音相混。喀喇音可产生于左心系统或右心系统。

喀喇音的产生可能有以下 3 种机制：

1）主动脉瓣或肺动脉瓣本身的异常，如先天性主动脉瓣双瓣畸形。

2）扩张的大血管在搏动时扩张，如循环血量增加（永存动脉干时的主动脉瓣喀喇音、ASD 时的肺动脉瓣喀喇音）或特发性肺动脉扩张。

3）大血管内压力升高，如体循环高压或肺动脉高压。

单纯的主动脉缩窄一般不出现喀喇音。出现喀喇音时提示存在主动脉双瓣畸形；此时，由于喀喇音埋于收缩期杂音之中，因此响度减弱。当瓣膜发生钙化或动度下降时，喀喇音可消失。虽然喀喇音提示瓣膜移动度好，但存在喀喇音也不能除外重度狭窄。瓣下狭窄时无喀喇音。肺动脉瓣喀喇音与 S_1 的时间关系〔代表右心室（RV）等容收缩期〕与肺动脉瓣狭窄时的血流力学障碍程度有关。收缩期的压力阶差越大，肺动脉的收缩压力越小，则心室等容收缩期的时间就越短，喀喇音离 S_1 越近。特发性肺动脉扩张时，可出现喀喇音与 ASD 时的喀喇音相似，特别是在青年人中。肺动脉瓣狭窄所致的肺动脉瓣喀喇音是右心系统中唯一的吸气时会减弱的杂音。多数右心系统的心音或杂音在吸气时更常见增强或无变化。肺动脉瓣喀喇音多在胸骨左上缘最清楚，在特别响亮或 RV 明显扩大时整个心前区都可闻及。主动脉瓣喀喇音可放射到主动脉瓣听诊区和心尖，响度不呼吸而变化。喷射性喀喇音产生的原因见表 1-2。

表 1-2　喷射性喀喇音产生的原因

主动脉瓣喀喇音
先天性主动脉瓣狭窄
先天性主动脉瓣双瓣畸形
永存动脉干
主动脉瓣关闭不全
主动脉根部扩张或主动脉瘤
肺动脉瓣喀喇音
肺动脉瓣狭窄
ASD
慢性肺动脉高压
特发性肺动脉扩张

小结如下：

• 收缩期喷射样喀喇音的出现与否及其响度与瓣膜狭窄程度无关。

• 主动脉缩窄时无喀喇音，如出现喀喇音常提示同时存在主动脉瓣双瓣畸形。

- 主动脉瓣上或瓣下狭窄或肥厚型梗阻性心肌病时无喀喇音。
- 特发性肺动脉扩张时可出现喀喇音，与 ASD 时的喀喇音相似。
- 肺动脉瓣喀喇音最易在胸骨左缘上部听到。
- 主动脉瓣喀喇音可放射到心尖及动脉瓣听诊区，其响度不随呼气而变化。

3. 中－晚期非喷射性喀喇音（收缩期喀喇音）

非喷射性喀喇音最常见由二尖瓣脱垂所致，少数情况下发生于乳头肌功能不全、风湿性瓣膜病或肥厚型梗阻性心肌病，其他罕见原因（易与二尖瓣脱垂相混淆）包括心房或心室间隔瘤、心室游离壁的室壁瘤，或心房、心室内活动性的肿瘤（如黏液瘤）。非二尖瓣脱垂所致的非喷射性喀喇音不会像二尖瓣脱垂时那样随一些特殊的床边动作（如下所述）而发生变化。

4. 二尖瓣脱垂

站立和 Valsalva 动作（堵鼻鼓气法）可减少 LV 容积，会使喀喇音发生的时间提前；相反，增加 LV 容积的动作，如卧位或抬高下肢会使喀喇音的发生时间推后。伴有收缩期杂音时，LV 容积的缩小会使杂音持续的时间延长，而增加收缩期血压的动作或手法会使杂音变响。

小结如下：

- 非喷射性喀喇音其他罕见原因（易与二尖瓣脱垂相混淆）包括心房或心室间隔瘤、心室游离壁的室壁瘤，或心房、心室内活动性的肿瘤（如黏液瘤）。
- 站立和 Valsalva 动作可减少 LV 容积，会使喀喇音发生的时间提前；相反，增加 LV 容积的动作，如卧位或抬高下肢会使喀喇音的发生时间推后。

（二）第二心音

第二心音（S_2）在胸骨左缘中上部即可充分闻及。S_2 分裂（图 1-1）在坐位正常呼吸时最清楚。

决定 S_2 的因素包括：

- 心室激动（束支传导阻滞会使相应心室的半月瓣关闭延迟）。
- 射血时间。
- 跨瓣膜压力阶差（压力阶差增加伴大血管内压力下降使膜关闭延迟）。
- 大血管的弹性回缩（弹性回缩下降会使瓣膜关闭延迟，如特发性肺动脉扩张）。

1. 第二心音分裂

生理性 S_2 分裂（图 1-2）可发生于下列情况：

1）RV 激动延迟，如右束支传导阻滞或 LV 起源的室性期前收缩（心电图表现为右束支传导阻滞图形）。

2）RV 收缩延迟，如 RV 充盈过度或 RV 衰竭。

3）肺动脉瓣狭窄（射血时间延长）。

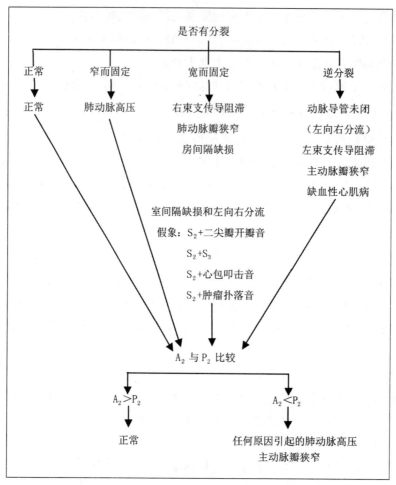

A_2：主动脉瓣关闭音；P_2：肺动脉瓣关闭音；S_3：第三心音；S_2：第二心音

图 1-1　第二心音（S_2）分裂的树形结构图

ASD 时，呼气对 S_2 分裂影响很少，被称为"固定性"S_2 分裂。固定性 S_2 分裂只能在坐位和立位时确定，因为部分正常人偶尔在卧位时也会出现 S_2 固定性分裂。如 S_2 过度分裂，特别是 S_2 肺动脉瓣成分消失时，应怀疑并存肺动脉瓣狭窄。此种原因情况下可以记录到 S_2 最宽分裂。

S_2 明显的固定性分裂虽为 ASD 的典型表现，但只在 70% 的 ASD 患者中存在。多数患者在深呼气过程中可闻及 S_2 分裂。8% 的 ASD 患者会出现 S_2 分裂随正常呼吸而变化。ASD 患者常同时存在肺动脉瓣收缩期喷射性杂音，左向右分流明显时也可闻及舒张期三尖瓣反流性杂音。同主动脉狭窄一样，随着肺动脉瓣狭窄程度的加剧，S_2 的肺动脉成分（P_2）下降，甚至只出现单一的主动脉瓣成分。

二尖瓣反流和室间隔缺损时出现的明显的 S_2 分裂与 LV 射血时间缩短导致主动脉瓣提前关闭有关（室间隔缺损时 P_2 也发生延迟），全收缩期响亮的反流性杂音有时会掩盖明显分裂的 S_2，使 S_2 似乎只有一个成分。

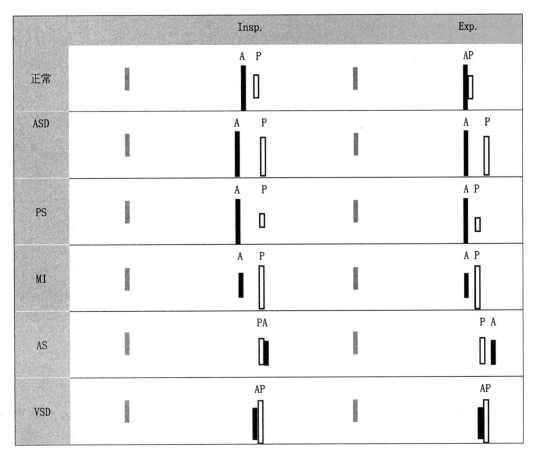

A：主动脉成分；AS：主动脉瓣狭窄；ASD：房间隔缺损；Exp：呼气；Insp：吸气；MI：二尖瓣功能不全；P：肺动脉成分；PS：肺动脉瓣狭窄；VSD：室间隔缺损

图 1-2　正常及病理情况下第二心音随呼吸的变化。柱形高度与心音强度成正比

肺静脉部分异常引流（最常见型为窦-静脉型）可以单独存在或与 ASD 并存，两种情况下均可产生明显的 S_2 分裂，但仅有肺静脉部分异常引流时，S_2 分裂可随正常呼吸而变化。

肺动脉高压可引起 S_2 明显分裂，P_2 的响度常增强，可传布整个心前区。

小结如下：

· 固定性 S_2 分裂只能在坐位或立位时确定，因为部分正常人偶尔在卧位时也可出现 S_2 固定性分裂。

· S_2 明显和固定性分裂虽为 ASD 的典型表现，但只在 70％ 的 ASD 患者中存在。

· 肺静脉部分异常引流和 ASD 均可发生 S_2 明显分裂，但前者可随正常呼吸而变化，而后者多为固定性分裂。

· 肺动脉高压可引起 S_2 明显分裂，P_2 的响度常增强，并可传布整个心前区。

2. 第二心音逆分裂

第二心音逆分裂通常由导致主动脉瓣延迟关闭的因素所致，包括下列情况：

1）LV 激动延迟（左束支传导阻滞最常见）。

2）LV 射血的机械性延迟（如主动脉瓣狭窄和肥厚型梗阻性心肌病）。

3）任何原因所致的 LV 功能衰竭。

4）其他少见原因有动脉导管未闭、主动脉瓣关闭不全、高血压等。

QRS 波形正常的 S_2 逆分裂是重度 LV 功能不全的临床线索。重度主动脉瓣狭窄者，由于收缩晚期的收缩期喷射性杂音掩盖了 S_2，临床上难以发现存在 S_2 分裂。然而，当主动脉瓣狭窄者闻及 S_2 逆分裂时，多提示主动脉瓣存在严重的血流受阻。同样，肥厚型梗阻性心肌病者出现 S_2 逆分裂时，说明 LV 流出道静息时压力阶差比较大。短暂的 S_2 逆分裂也可以发生于心肌缺血时如心绞痛发作，S_2 逆分裂可以单独存在或与心尖部收缩期的二尖瓣反流性杂音（乳头肌功能不全）或第四心音（S_4）同时存在。

小结如下：

• 当主动脉瓣狭窄者闻及 S_2 逆分裂时，多提示主动脉瓣存在严重的血流受阻。同样，肥厚型梗阻性心肌病者出现 S_2 逆分裂时，说明 LV 流出道静息时压力阶差比较大。

• 短暂的 S_2 逆分裂也可以发生于心肌缺血时如心绞痛发作时，S_2 逆分裂可以单独存在或与心尖部收缩期的二尖瓣反流性杂音（乳头肌功能不全）或第四心音（S_4）同时存在。

3. 第二心音的强度

S_2 增强：正常情况，S_2 中的主动脉瓣成分（A_2）大于肺动脉瓣成分（P_2）。当成年人的 $P_2 > A_2$ 时，特别是 P_2 能传导到心尖部时，常提示存在肺动脉高压或 RV 明显扩张，使 RV 处于原心尖的位置。ASD 时可发生后一种情况（约占 ASD 的 50%）。成人心尖部能闻及的 S_2 两个成分是异常情况，因为通常只可闻及 A_2，因此，当在心尖部同时闻及 A_2 和 P_2 时，应怀疑 ASD 和肺动脉高压。

S_2 减弱：A_2 或 P_2 的减弱可使 S_2 只有单一成分，提示主动脉瓣或肺动脉瓣的僵硬或活动度下降（主动脉瓣狭窄或肺动脉瓣狭窄）。S_2 只有单一成分也可出现于老年患者或下列情况时：

1）只有一侧的半月瓣具有功能，如永存动脉干、肺动脉闭锁。

2）S_2 的一个成分被收缩期的杂音所掩盖，如室间隔缺损。

3）大血管结构关系异常，如大动脉转位。

当在成年人心尖部同时闻及 S_2 两个成分 A_2 和 P_2 时，提示肺动脉瓣成分（P_2）增强，应怀疑 ASD 和肺动脉高压。

（三）开瓣音

高调的开瓣音（OS）与二尖瓣或三尖瓣的开放有关，为异常心音，常由二尖瓣或三尖瓣狭窄所致。OS 的强度与瓣叶的活动度成正比。极少数情况下，OS 可出现与跨瓣血流增加而瓣膜本身无狭窄者，如重度二尖瓣关闭不全。

二尖瓣狭窄患者中，当 OS 与增强的 S_1 同时存在时，提示二尖瓣瓣叶的活动度良好。OS 常可传导到胸骨左缘，甚至可传至主动脉瓣听诊区。二尖瓣狭窄者无 OS 时提示：

1）瓣膜活动度严重下降和钙化（注意：此类患者中仍有部分可闻及 OS）。

2）以二尖瓣关闭不全为主的病变。

当二尖瓣瓣叶活动度受限时，重度二尖瓣狭窄也可无 OS。

第二心音—开瓣音间期

S_2－OS 间期代表 LV 等容舒张期的时间，随着二尖瓣狭窄程度的增加和 LA 压力的增高，S_2－OS 间期逐渐缩短，可与 S_2 分裂相混淆。S_2－OS 间期不随呼吸而变化，S_2－OS 间期在站立位时变宽，而 S_2 分裂则不变或变窄。轻度二尖瓣狭窄时 S_2－OS 间期常＞90 ms，重度二尖瓣狭窄时 S_2－OS 间期＜70 ms，但 S_2－OS 间期并不是判断二尖瓣狭窄严重程度的可靠指标。其他能增加 LA 压力的因素，如二尖瓣关闭不全或 LV 功能下降也能影响这一间期。当 S_2－OS 间期＞110～120 ms 时，OS 可与 LV 第三心音（S_3）相混淆。相比之下，LVS 常为低调且位于心尖部。

三尖瓣 OS 可根据其部位（位于胸骨左缘）及与呼吸的关系（吸气时增强）来加以识别。正常窦性心律情况下，颈静脉搏动波可见明显的 α 波和缓和的 γ 下降。

第三心音代表 LV 可以发生快速充盈，因此二尖瓣狭窄时极少出现 S_3，而二尖瓣狭窄伴重度继发性肺动脉高压和 RV 衰竭者可以发生 RV S_3。RV S_3 出现与胸骨左缘，吸气时增强。LA 黏液瘤时会产生肿瘤扑落音，发生的时间与 OS 相同，两者易于混淆。

小结如下：

• 二尖瓣狭窄患者中在增强的 S_2 后有 OS 出现，说明二尖瓣瓣叶的活动度良好，未发生明显的钙化（此时患者更适合进行二尖瓣闭式分离或球囊成形术，而不适于进行二尖瓣置换术）。

• 一般来说，轻度二尖瓣狭时 S_2－OS 间期常＞90 ms，重度二尖瓣狭窄时 S_2－OS 间期＜70 ms。

• LA 黏液瘤时出现的肿瘤扑落音与 OS 均发生于舒张早期，两者易于混淆。

（四）第三心音

关于第三心音（S_3）产生的机制，意见尚不完全一致，但 S_3 发生的时间与心室快速充盈峰及血流快速下降相关。与 S_3 强度相关的因素有：

1）流经房室瓣的血流量和速率。

2）心室舒张功能和顺应性。

青年人偶可闻及生理性 S_3，但 40 岁以后不应再闻及此心音。LV S_3 和 RV S_3 均可在吸气过程中增强，特别是 RV S_3。立位时生理性 S_3 可消失，但病理性 S_3 却不会消失。二尖瓣关闭不全患者出现 S_3 时，提示反流严重或 LV 功能衰竭，或两者同时存在。S_3 后出现舒张期隆隆样杂音（"相对性"二尖瓣狭窄）亦提示二尖瓣反流严重。除非在病程的晚期，心肌变厚、心室顺应性下降时很少出现 S_3，例如压力负荷过重所致 LV 肥厚（主动脉解狭窄或高血压等）。S_3 可以出现于肥厚型梗阻性心肌病心室收缩功能正常者。

缩窄性心包炎的心包叩击音与 S_3 近似，并伴有舒张早期心室充盈的突然受限。心包叩击音较 S_3 频率高，发生于舒张期的更早期，可随呼吸变化，传导更广泛。S_3 病因详见表 1-3。

表 1-3　产生 S_3 的原因

年轻人或儿童的生理性 S_3
任何原因引起的重度 LV 功能不全
LV 扩张，但无心力衰竭的情况，如：二尖关闭不全、室间隔缺损、动脉导管未闭
RV 衰竭或重度三尖瓣关闭不全时的 RV S_3
运动、抬高下肢、Valsalva 动作放松时，回心血量增加会使 S_3 增强
持续握力运动使体循环外周阻力增加可增强 S_3

小结如下：

· 二尖瓣关闭不全的患者出现 S_3 时，提示反流严重或 LV 功能衰竭，或两者同时存在。

· 心肌肥厚、心室顺应性下降时 S_2 很少出现，例如压力负荷过重所致的 LV 肥厚。

· 心包叩击音较 S_3 频率高，发生于舒张期的更早期，可随呼吸变化，且传导更广泛。

（五）第四心音

第四心音（S_4）被认为起源于心室，因心房有力地收缩，将血液射人舒张能力受限制的心室所致（如心肌肥厚或纤维化）。正常的年轻人或心房颤动患者不会出现 S_4，经常出现 S_4 的病理状态包括：

1）主动脉瓣狭窄。

2）高血压。

3）肥厚型梗阻性心肌病。

4）肺动脉瓣狭窄。

5）缺血性心脏病。

S_4 越接近则 S_1 越响亮。站立或坐位可使 S_4 减弱，急性二尖瓣关闭不全（如腱索断裂时）或新发的关闭不全（LA 还未明显扩张）时可出现响亮的 S_4。风湿病引起的慢性二尖瓣关闭不全时，LA 扩大且更易于扩张，收缩力下降，此时通常不会出现 S_4，即使有 LA 扩大，LV 肥厚和缺血性心脏病者仍可闻及 S_4。

虽然部分正常的老年人可以出现 S_4，但除非 LV 存在异常，一般不会触及 S_4（"α"波）。S_4 也可来源于 RV。右侧来源的 S_4 随吸气增强，常伴有颈静脉"α"波的增大，在胸骨左缘而不是心尖部听诊最清楚（心尖部 S_4，来源于 LV）。

多数肥厚型梗阻性心肌病或急性心肌梗死患者会出现 S_4，S_4 也常出现于高血压患者。

小结如下：

• 急性二尖瓣关闭不全时会出现响亮的 S_4（如腱索断裂时），响亮的 S_4 也可以是新发关闭不全的一个线索。

• 虽然部分正常的老年人可以出现 S_4，但除非 LV 存在异常，一般不会触及 S_4（"α"波）。

• 多数肥厚型梗阻性心肌病或急性心肌梗死患者会出现 S_4，S_4 也常出现于高血压患者。

二、心脏杂音

（一）收缩期杂音

可以分为两类（图 1-4）：

1. 喷射性，如主动脉瓣狭窄或肺动脉瓣狭窄。

2. 全收缩期或反流性，如二尖瓣关闭不全、三尖瓣关闭不全或室间隔缺损。

多数（但不是全部）收缩期杂音符合上述的简单分类。LV 流出道梗阻的分类及鉴别因子详见表 1-4。多种干预因素引起杂音和 S_2 的变化见图 1-3。

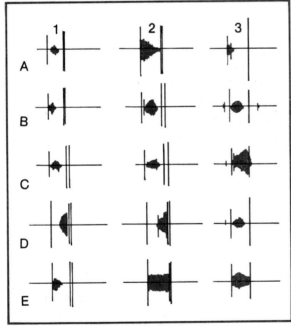

A1：收缩中期短暂杂音，S_2 中 A_2 和 P_2 成分正常——为生理性杂音。A2：全收缩期杂音，于收缩后期减弱——见于急性二尖瓣关闭不全。A3：喷射音和收缩早期短暂杂音，合并响亮的 S_2 卒分裂——见于肺动脉高压合并艾森门格室间隔缺陷。B1：收缩早期至中期杂音伴细震颤——为生理性杂音。B2：喷射音后菱形杂音和 S_2 宽分裂，可存在于房间隔缺损或中度肺动脉狭窄。喷射音更有可能提示肺动脉瓣狭窄。B3：收缩期先渐强后渐弱性杂音（非全收缩期性），存在 S_3 和 S_4——见于充血性心肌病或伴有乳头肌功能失调和心脏失代偿的冠状动脉疾病中的二尖瓣收缩期杂音。C1：收缩期先渐强后渐弱的杂音，持续时间较长、伴震频，并伴 S_2 宽分裂。若呼气时 S_2 融合，则房间隔缺损可能性较小。若其他心血管系统检查正常，则可为生理性杂音。C2：收缩中期杂音伴 S_2 固定性宽分裂——见于房间隔缺损。C3：收缩期延长的菱形杂音，掩盖 A_2、P_2、S_4，和喷射音推迟——见于中度肺动脉瓣狭窄。D1：二尖瓣脱垂的收缩晚期杂音。D2：二尖瓣脱垂综合征的收缩期咯喇音和收缩晚期杂音。D3：S_4 和收缩中期杂

音，见于心肌病或缺血性心脏病的二尖瓣收缩期杂音。E1：收缩早期先渐强后渐弱杂音，终止于收缩中期，可为生理性杂音或存在于小的室间隔缺损。E2 和 E3：全收缩期杂音，可见于二尖瓣或三尖瓣关闭不全和室间隔缺损。

图 1-3　各种杂音和心音图

诊断		收缩期杂音	第二心音	体位影响		亚硝酸异戊酯	去氧肾上腺素
				直立	下蹲		
肥厚梗阻性心肌病		·||ıılll|ıı·	多样（逆分裂、部分逆裂、变窄或正常）	收缩期杂音强度改变			
				↑	↓	↑	↓
二尖瓣功能不全单纯性、重度		||ıılllll||	宽分裂	↓	↑	↓	↑
乳头肌功能不全		·||ıılll|ıı·	正常或部分逆分裂	↑↓	↑	↓	↑
二尖瓣后叶翻腾		‖·|ıılll|	正常	↑↓	↓	↓	↑
中度风湿性病变		||||ıılll|ıı	略宽	↓	↑	↓	↑
主动脉瓣狭窄	轻中度	|ı|ıılll|ı	窄或部分逆分裂	↓	↑	↑	–
	重度	‖·|ıılll|ıı|	逆分裂	↓	↑	↑	–
室间隔缺损		||ıılll|ıı	略宽	–↓	↑	↓	↑
生理性收缩期震颤性杂音		·||ıılll|ı·	正常	↓	–	↑	↓
		–表示无变化；↑ ⇑ 表示增强幅度；↓ ⇓ 表示减弱幅度					

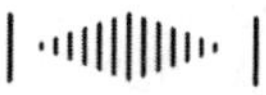

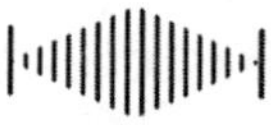

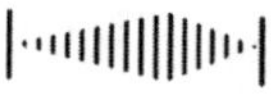

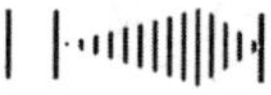

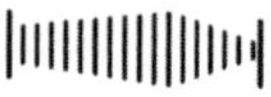

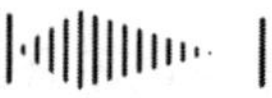

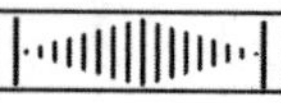

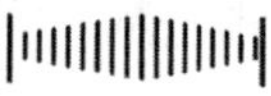

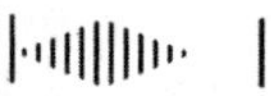

图 1-4　3 种情况下收缩期杂音和第二心音的特点

表 1-4　LV 流出道梗阻的分类及鉴别因子

特征	瓣膜性	瓣上性	瓣下弥漫性	肥厚型梗阻性心肌病
瓣膜钙化	40 岁以后常见	不存在	不存在	不存在
升主动脉扩张	常见	少见	少见	少见
VPB 后的脉搏压	上升	上升	上升	下降
Valsalva 动作对 SM 的影响	减弱	减弱	减弱	增强
AR 杂音	常见	少见	有时	不存在
S_4	严重时出现	不常见	不常见	常见
逆分裂	有时*	不存在	不存在	常见*
喷射性咯喇音	多数（除非瓣膜钙化）	不存在	不存在	少见或不存在
细震颤或杂音最明显部位	胸骨右缘第 2 肋间	胸骨右缘第 1 肋间	胸骨右缘第 2 肋间	胸骨左缘第 4 肋间
颈动脉搏动	正常或上升迟缓*	双侧不等	正常或上升迟缓	快速、短促有收缩期的反弹

* 依赖于病变严重程度。AR：主动脉瓣关闭不全；SM：收缩期杂音；VPB：室性期前收缩；S_4：第四心音。

1. 主动脉瓣和肺动脉瓣狭窄

主动脉瓣和肺动脉瓣狭窄时，由于射血时间延长时收缩期杂音响度最高点的出现延迟，延迟的程度与梗阻的程度成正比，而喷射性收缩期杂音的响度却不一定能反映梗阻的严重程度。例如，主动脉瓣轻度狭窄或主动脉机械瓣患者在心排血量增加时，可表现出响亮的主动脉瓣收缩期杂音（3或4级）；相反，主动脉瓣严重狭窄且心排血量降低时可能只表现出1级或2级收缩期杂音，但达到最响杂音峰值的时间仍发生延迟。对于肺动脉瓣狭窄者，较早发生的喀喇音、S_2宽分裂、收缩期杂音响度峰值延迟出现提示重度肺动脉瓣狭窄。

2. 肥厚型梗阻性心肌病

肥厚型梗阻性心肌病可存在三种不同类型和部位的收缩期杂音。

1) 胸骨左缘中下部（LV流出道梗阻）。

2) 心尖（合并二尖瓣关闭不全）。

3) 胸骨左缘上部（RV流出道梗阻）——少见（床旁的体征时颈静脉"α"波明显）。

一般以胸骨左缘的收缩期杂音为最响，传导广泛，可掩盖其他杂音。

3. 主动脉瓣狭窄与主动脉硬化

鉴别主动脉瓣狭窄与主动脉硬化是临床上常见的问题。主动脉硬化时常无其他临床、心电图或X线检查的异常发现，收缩期杂音常为1~2级，杂音发生的峰值时间较早，颈动脉搏动幅度正常，S_2正常（即有A_2），且病程预后较好。但应当注意的是，老年人S_2可以只有单一的A_2或P_2成分。相反，主动脉瓣狭窄的收缩期杂音发生比较延迟（峰值位于收缩晚期），通常比较响，颈动脉搏动减弱及延迟（注意，老年人即使存在明显的主动脉瓣狭窄，颈动脉搏动也可以正常），主动脉瓣狭窄时心尖搏动常不正常。

4. 二尖瓣关闭不全

虽然二尖瓣反流性杂音通常占据全收缩期，有时也可以出现于收缩后期（此时应怀疑为二尖瓣脱垂、乳头肌功能不全，少数情况下为风湿性瓣膜病）。二尖瓣反流性杂音也可以发生于收缩早期，见于急性、重度二尖瓣关闭不全伴LA压力明显升高者，由于LA压力升高，房室压力阶差在收缩中后期降低。此时患者的血流动力学处于不稳定状态，会出现明显的肺淤血表现。重度慢性二尖瓣关闭不全的杂音多比较响亮（3~4级或更响）。重度急性二尖瓣关闭不全的杂音可变化较大，特别是当患者处于低心排血量状态或休克状态时（急性心肌梗死伴LV功能不全和乳头肌功能紊乱），收缩期杂音可以很微弱，甚至可消失。二尖瓣后叶综合征的收缩期杂音可传导到主动脉瓣区，可与主动脉瓣狭窄相混淆。除老年人外，听诊的同时触诊颈动脉可以区分这两种病变。15%的单纯性主动脉瓣狭窄患者可产生局限性的心尖部收缩期杂音，吸入亚硝酸异戊酯的同时进行听诊可将其与二尖瓣反流性杂音区别开来（表1-5，表1-6）。二尖瓣前叶综合征的杂音向后方传导，可沿胸椎闻及，甚至可达颅底部。

表 1-5　生理性变化及物理和药物干预对心脏杂音的影响

	对杂音的影响		
	增强	影响很小或无影响	减弱
亚硝酸异戊酯	HOCM AS、PS 生理性 SM		MR VSD }SM
MS TS			AR Austin—Flint }DM
握力运动	AR MR VSD MS*	AS, TR PR TS	HOCM
长心动周期（如心房颤动或室性期前收缩）	AS PS	MR AR	
HOCM Valsalva 动作	HOCM MV 脱垂@		AS PS
姿势 　站立	HOCM MV 脱垂@		AS PS
下蹲	AR，MR，VSD		HOCM MV 脱垂♯

AR：主动脉瓣关闭不全；AS：主动脉瓣狭窄；DM：舒张期杂音；HOCM：肥厚型梗阻性心肌病；MR：尖瓣关闭不全；MS：二尖瓣狭窄；MV：二尖瓣；PR：肺动脉瓣关闭不全；PS：肺动脉瓣狭窄；SM：收缩期杂音；TR：三尖瓣关闭不全；TS：三尖瓣狭窄；VSD：室间隔缺损

＊：与心排血量增加有关。

@：收缩期杂音持续时间延长（较早发生），杂音的强度可变。

♯：收缩期杂音持续时间缩短（较晚发生），杂音的强度可变。

表 1-6　亚硝酸异戊酯和血管加压药物对各种杂音的影响

诊断	亚硝酸异戊酯	去甲肾上腺素
收缩期杂音		
二尖瓣关闭不全	↓	↑
室间隔缺损	↓	↑
动脉导管未闭	↓	↑
法洛四联症	↓	↑
房间隔缺损	↑	↑ 或无变化
特发性肥厚型主动脉瓣下狭窄	↑	↓
主动脉狭窄（瓣膜性）	↑	无变化
肺动脉狭窄（瓣膜性或肌性）	↑	无变化
三尖瓣关闭不全	↑	无变化
收缩期喷射性杂音（生理性）	↑	
舒张期杂音		
主动脉瓣关闭不全	↓	↑
Austin—Flint 杂音	↓	↑
二尖瓣狭窄	↑	↑
肺动脉瓣关闭不全	↑	无变化
艾森门格综合征引起的肺动脉瓣关闭不全	↓	↑
三尖瓣狭窄	↑	无变化

5. 三尖瓣关闭不全

三尖瓣关闭不全的收缩期杂音以胸骨左下缘或剑突下为最响，也可在胸骨下缘、胸骨前甚至心尖部闻及（如果 RV 扩大明显，占据了通常为 LV 的位置）。三尖瓣关闭不全的收缩期杂音可很微弱，甚至听不到，但颈静脉常见到明显的"u"波。吸气可使三尖瓣关闭不全的收缩期杂音增强，但不总是如此，吸气杂音不增强也不能除外三尖瓣关闭不全（三尖瓣反流明显时，颈静脉 χ 下降可消失）。

6. 室间隔缺损

室间隔缺损时通常会出现全收缩期杂音伴胸骨左缘的细震颤，但根据缺损的大小及 LV 与 RV 间的压力差，杂音的性质也可以发生变化，细震颤可以消失。杂音与两心室间的压力阶差相平行（也就是与肺循环和体循环的血管阻力相平行）。当存在肺动脉高压时，杂音持续的时间会缩短，可类似于收缩早期喷射性杂音。如果杂音最响部位位于胸骨左缘第 1、2 肋间，并向左锁骨放射，应疑有嵴上型室间隔缺损或动脉导管未闭。多发性室间隔缺损的杂音与单发性室间隔缺损的杂音无法区分。同样，也不能根据杂音区分左心室右心房分流。响亮的室间隔缺损的全收缩期杂音可以掩盖其他缺损的杂音（如动脉导管未闭），当全收缩期杂音伴有脉压增大时，应怀疑存在动脉导管未闭或主动脉瓣关闭不全。室间隔缺损合并主动脉瓣关闭不全时易被误诊为动脉导管未闭，但动脉导管未闭的收缩期杂音峰值发生于 S_2 附近，因此，其连续性杂音与室间隔缺损伴主动脉瓣关闭不全的杂音不同。下列情况可导致后胸部的收缩期杂音：

1）主动脉缩窄。

2）主动脉夹层。

3）二尖瓣前叶综合征（血液向后方反流）。

4）末梢肺动脉狭窄。

5）肺动静脉瘘。

小结如下：

• 半月瓣狭窄时，由于射血时间的延长使收缩期杂音峰值的出现延迟，延迟的程度与梗阻的程度成正比。

• 对于肺动脉瓣狭窄者，较早发生的喀喇音，S_2 宽分裂及收缩期杂音响度峰值延迟出现提示重度肺动脉瓣狭窄。

• 主动脉瓣上狭窄的收缩期杂音以胸骨右缘第 1、2 肋间为最响，并可出现双侧颈动脉搏动强弱不等。

• 虽然二尖瓣反流性杂音多为全收缩期的，有时也可以出现于收缩后期（此时应考虑为二尖瓣脱垂或乳头肌功能不全，少数情况下为风湿性瓣膜病）。

• 二尖瓣反流性杂音也可以发生于收缩早期，见于急性、重度二尖瓣关闭不全伴 LA 压力明显升高者，此时房室压力阶差在收缩中、后期减弱。

• 二尖瓣后叶综合征的收缩期杂音可传导到主动脉瓣区，可与主动脉瓣狭窄相混淆。

· 二尖前叶综合征的收缩期杂音向后传导沿胸椎可闻及，甚至可达颅底部。

· 吸气可使三尖瓣关闭不全的收缩期杂音增强，但不总是如此，吸气杂音不增强也不能除外三尖瓣关闭不全。

· 典型的室间隔缺损会出现全收缩期杂音伴胸骨左缘的细震，但杂音性质可以发生变化。

· 如果收缩期杂音最响部位位于胸骨左缘第 1、2 肋间，并向左锁骨放射，应疑有嵴上型室间隔缺损或动脉导管未闭。

· 响亮的室间隔缺损的全收缩期杂音可以掩盖其他缺损的杂音（如动脉导管未闭），当全收缩期杂音伴有脉压增大时，应怀疑存在动脉导管未闭或主动脉瓣关闭不全。

· 室间隔缺损合并主动脉瓣关闭不全时易被误诊为动脉导管未闭，但动脉导管未闭的收缩期杂音峰值发生于 S_2 附近，因此，其连续性杂音与室间隔缺损伴主动脉关闭不全的杂音不同。

7. 生理性收缩期杂音

生理性收缩期杂音常因流过半月瓣，特别是主动脉瓣的血流速率加快或产生涡流而产生。生理性杂音可以发生于各种年龄，年轻人多出现于肺动脉瓣区。生理性收缩期杂音常较微弱（≤2 级），且持续时间短（绝不会为全收缩期），不伴有异常的临床体征（S_2 正常，无喀喇音）。老年人的生理性收缩期杂音常由主动脉硬化或主动脉根部扩张所致，此杂音可在主动脉瓣听诊区、胸骨左缘或心尖部闻及。如出现在心尖部，常易与二尖瓣反流性杂音相混淆，年轻人的生理性收缩期杂音可来源于 RV 流出道或肺动脉。室间隔缺损或动脉导管未闭有时也会产生类似于"生理性"杂音的收缩期杂音。

胸骨左下缘闻及的生理性收缩期杂音应与室间隔缺损、三尖瓣关闭不全、肺动脉漏斗部狭窄、肥厚型梗阻性心肌病的收缩期杂音相鉴别。当不能确定收缩期杂音的原因时，应让患者完成 Valsalva 动作（表 1－5）。病理性收缩期杂音见表 1－7。

小结如下：

· 生理性收缩期杂音常较微弱（≤2 级）短促，不伴有异常的临床体征。

· 老年人的生理性收缩期杂音常由主动脉硬化或主动脉根部扩张所致，此杂音可在主动脉瓣听诊区、胸骨左缘或心尖部闻及。如出现在心尖部，常易与二尖瓣反流性杂音相混淆。

表 1－7　病理性收缩期杂音的表现

响度强（≥3 级）持续时间长
伴喷射性或非喷射性喀喇音
S_1、A_2 或 P_2 响亮
出现 OS
出现 LV 或 RV 肥大或抬举
S_2 固定分裂或吸气时分裂

A_2：主动脉听诊区第二心音；P_2：肺动脉听诊区第二心音；S_1：第一心音；S_2：第二心音；OS：开瓣音

（二）舒张期杂音

一般来讲，舒张期杂音的强度与病变的严重程度呈正相关。

1. 主动脉瓣关闭不全

轻度主动脉瓣关闭不全（AR）的杂音难以听到。主动脉瓣的舒张期杂音以患者前倾坐位深呼气时最容易发现。当患者（特别时中、青年患者）出现脉压增大时，应怀疑存在 AR（老年患者常存在系统性的动脉粥样硬化，它可使脉压增大）。典型的主动脉瓣舒张期杂音发生于舒张早期，随时间推移而减弱。当存在二尖瓣狭窄时，舒张早期的杂音可由 AR 或肺动脉瓣关闭不全所致（Graham－Steell 杂音），而前者更多见。重度 AR，特别是急性发作时，可能伴随 LV 舒张末压的明显升高，使主动脉与 LV 舒张的压力阶差下降，此时，主动脉瓣舒张期杂音会在短时间内减弱。因此，短暂的舒张早期杂音并不能除外重度急性 AR，特别是当患者有急性心力衰竭表现时。感染性心内膜炎所致的急性 AR 患者就会出现此种表现。轻度 AR 者 LV 舒张期末压力可正常，杂音可在舒张期持续一段时间；重度慢性 AR 者脉压常较大（伴有高动力性脉搏），可出现一峰值很早的收缩期杂音（与主动脉血流增加有关），舒张压下降、触诊时会发现 LV 扩大。

需注意的是，尽管主动脉瓣狭窄的喷射音在胸骨右缘第二肋间（即主动脉听诊区）听诊最清楚，但主动脉瓣的解剖位置并不在此，而是位于胸骨中部的后下方。AR 的舒张期杂音则以胸骨左缘最为清楚。如果 AR 杂音沿胸骨右缘向下传导，应怀疑有主动脉根部疾病，如主动脉瘤或主动脉夹层。如果此时伴有血压升高及胸痛常提示主动脉近端的夹层。若 AR 杂音由瓣膜病变所致，则可在主动脉瓣听诊区闻及，并沿胸骨左缘向心尖部传导。

小结如下：

- 当患者（特别是中、青年）出现脉压增大时，应怀疑存在 AR。
- 当存在二尖瓣狭窄时，舒张早期的杂音可由 AR 或肺动脉关闭不全所致（Graham－Steell 杂音），而前者更多见。
- 短暂的舒张早期杂音并不能除外重度急性 AR，特别是当患者有急性心力衰竭表现时。
- AR 杂音以胸骨左缘最为清楚，如果此杂音沿胸骨右缘向下传导，应怀疑有主动脉根部疾病，如主动脉瘤或主动脉夹层。
- AR 杂音沿胸骨右缘向下传导并伴有血压升高及胸痛时，常提示主动脉近端的夹层。

2. Austin－Flint 杂音

Austin－Flint 杂音是指因主动脉瓣关闭不全引起的二尖瓣处血流紊乱而产生的杂音，常提示主动脉瓣反流明显。此杂音为心尖部舒张中期隆隆样杂音，在收缩开始前增强，因此易与二尖瓣狭窄相混淆，如果胸部 X 线片检查示 LA 扩大或出现心房颤动，常提示二尖瓣狭窄，而不是孤立性主动脉瓣关闭不全。吸入亚硝酸异戊酯可区分这两种杂音（表1-6）：Austin-Flint 杂音减弱（LV 后负荷减少），而二尖瓣狭窄的杂音渐强（正如所有狭窄性瓣膜病变的杂音的表现）。Austin-Flint 杂音不伴有 OS 或其他二尖瓣病变的特点。当患者为风湿性心脏病时，可同时存在二尖瓣狭窄和主动脉瓣关闭不全。当 AR 杂音声调性质改变时，应考虑存在主动脉瓣膜穿孔、翻转、破裂，此情况可出现于感染性心内膜炎时。

小结如下：

• 吸入亚硝酸异戊酯可使 Austin-Flint 杂音减弱（LV 后负荷减少），却使二尖瓣狭窄的杂音增强（所有狭窄性瓣膜病变的杂音均表现为增强）。

• 当 AR 杂音声调性质改变时，应考虑存在瓣膜穿孔、翻转、破裂，感染性心内膜炎时可出现此种情况。

3. 肺动脉瓣关闭不全

肺动脉瓣关闭不全性杂音听起来与主动脉瓣关闭不全性杂音相似，但通常位于肺动脉瓣听诊区，绝大部分来源与右侧心脏的病变，并于吸气时加重。该杂音的具体特点依病因而定。肺动脉高压所致的肺动脉瓣反流性杂音常发生于舒张早期（紧接 P_2），持续时间长，声调比较高；相反，肺动脉瓣本身病变所致的反流性杂音常为低调的、粗糙的、隆隆样的、出现时间略晚，于舒张中期消失。肺动脉瓣反流性杂音，特别是在轻、中度肺动脉瓣关闭不全时，常听不到。当存在二尖瓣狭窄时，胸骨左缘的舒张早期杂音通常为 AR 杂音，而不是肺动脉反流性杂音。

肺动脉高压所致的肺动脉瓣反流性杂音常发生于舒张早期持续时间长，声调比较高；相反，肺动脉瓣本身病变所致的反流性杂音常为低调的、粗糙的、隆隆样的、出现时间略晚，于舒张中期消失。

4. 二尖瓣狭窄

二尖瓣狭窄的舒张期杂音为局限性（心尖部）、低调的杂音，开始于二尖瓣开放时。当 S_1 增强或出现 OS 时应认真寻及这一易于遗漏的舒张期杂音。患者应取左侧卧位，将听诊器固定于心尖部，以寻找这一固定、微弱的、二尖瓣狭窄所致的隆隆样血流杂音。听诊不清时，运动（如坐下-起立）可增加二尖瓣血流，使杂音增强。其他能增加二尖瓣血流的方法，如吸入亚硝酸异戊酯，也可使二尖瓣狭窄的杂音增强（表1-6）。杂音持续的时间与二尖瓣狭窄的严重程度有关，即狭窄越重、二尖瓣两侧的压力阶差越大，则杂音持续的时间越长。因此，全舒张期的杂音常提示二尖瓣严重狭窄。此杂音可在舒张晚期加重（收缩期前增强），即使在心房颤动时也可表现如此，提示心房收缩与此无关。

少数情况下，二尖瓣狭窄者无法闻及舒张期杂音（所谓无杂音的二尖瓣狭窄），其产生原因包括：

1) 听诊方法不当（最常见）。

2）极轻度二尖瓣狭窄。

3）流经二尖瓣的血流速率下降，如重度 CHF，或同时存在主动脉瓣或三尖瓣狭窄。

4）胸廓畸形限制了听诊，如肥胖、严重的慢性阻塞性肺疾患，此时所有的心音或杂音均微弱或遥远。

当新发心房颤动或心房颤动合并下列情况时，应怀疑存在二尖瓣狭窄，并将心脏的检查集中于二尖瓣处：

1）脑卒中或体循环、外周栓塞（二尖瓣狭窄与心房黏液瘤此点表现相同）。

2）"原因不明"的肺动脉高压。

3）"原因不明"的 CHF。

4）"原因不明"的反复发作的胸腔积液。

小结如下：

• 杂音持续的时间与二尖瓣狭窄的严重程度有关，即狭窄越重、二尖瓣两侧的压力阶差越大，则杂音持续的时间越长。

• 即使无明显的杂音，S_2 增强和出现 OS 也是提示二尖瓣狭窄的重要听诊线索。

• 心房颤动合并下列情况时，应怀疑存在二尖瓣狭窄：①脑卒中或体循环、外周栓塞；②"原因不明"的肺动脉高压；③"原因不明"的 CHF；④"原因不明"的反复发作的胸腔积液。

5. 三尖瓣狭窄

床边区分三尖瓣狭窄和二尖瓣狭窄的方法包括：

1）对吸气的反应：吸气时三尖瓣狭窄性杂音增强。

2）部位：三尖瓣狭窄的舒张期杂音在胸骨左缘最响，若存在 OS，OS 会在吸气时增强；而二尖瓣狭窄时的杂音局限于心尖部。

3）频率：三尖瓣狭窄时杂音频率高，在舒张期较二尖瓣狭窄杂音更早开始（在床边有时难以区别）。

4）颈静脉波形上 α 波增大和 γ 下降减缓提示三尖瓣狭窄（其他可使波增大的情况，包括肺动脉瓣狭窄或肺动脉高压，由于不影响 RV 的充盈，因此不伴有 γ 下降的减缓）。

少数情况下可在胸骨下部左缘触及收缩期前细震颤和肝脏搏动。其他原因（如血栓或外源性 RV 受压）造成 RV 流入道梗阻，表现也可类似于三尖瓣狭窄。

三尖瓣狭窄常见于风湿性心脏瓣膜病（少数也可以发生于其他情况，如良性肿瘤时）。风湿性心脏病患者，特别是女性，往往同时合并有二尖瓣的病变，二尖瓣的临床体征往往会掩盖三尖瓣的体征，三尖瓣的杂音往往会被认为是 AR 或肺动脉的反流。

小结如下：

• 颈静脉波形上 α 波增大和 γ 下降减缓提示三尖瓣狭窄。

• 左心系统瓣膜损害的临床体征常掩盖三尖瓣的体征，三尖瓣的杂音往往会被认为是主动脉瓣或肺动脉瓣关闭不全所致。

6. 舒张中期的血流性杂音

几乎所有能增加房室瓣跨瓣血流的情况（如二尖瓣关闭不全、动脉导管未闭、心内分流或完全性房室传导阻滞）均可在无房室瓣器质性狭窄时产生短暂的舒张中期（其实此杂音发生于舒张早期而非中期，但与半月瓣反流性杂音相比要迟一点）隆隆样血流杂音（功能性杂音）。此杂音可发生在增强的 S_3 之后，不出现收缩期前的加重。

• 几乎所有能增加房室瓣跨瓣血流的情况（如二尖瓣关闭不全、动脉导管未闭、心内分流或完全性房室传导阻滞）均可在无房室瓣器质性狭窄时产生短暂的舒张中期隆隆样血流杂音。

7. 连续性杂音

连续性杂音应与往复性杂音（主动脉狭窄伴关闭不全）相鉴别。AR 时，在 S_2 前收缩期杂音逐渐减弱，而动脉导管未闭的连续性杂音在 S_2 时达到响度峰值。冠状动-静脉瘘、静脉营营音、Valsalva 窦瘤破裂等的杂音在舒张后期达到高峰。肺动脉闭锁时，支气管血管扩张所致的杂音可在胸部、腋部及背部的任何部位闻及。当连续性杂音在后胸部最响时，应考虑下列情况：

1）主动脉缩窄。

2）肺动-静脉瘘。

3）末梢肺动脉狭窄。

小结如下：

• 连续性杂音应与往复性杂音（主动脉瓣狭窄伴关闭不全）相鉴别。AR 时，在 S_2 前收缩期杂音逐渐减弱，而动脉导管未闭的连续性杂音在 S_2 时达到响度峰值。

（三）床边区别不同类型杂音的生理方法

几种床边生理动作可以用于鉴别杂音的类型（表 1-5）。

1. Valsalva 动作

可用 Valsalva 动作区分左侧或右侧心脏杂音。在动作最用力的阶段，由于静脉回流减少，多数杂音会减弱，但两种十分重要的情况除外：

1）肥厚型梗阻性心肌病的杂音会增强。

2）二尖瓣脱垂的杂音可能会持续更长时间（也可能会增强）。

Valsalva 动作放松后静脉回流血量突然增加，右心系统的杂音会立即出现（1~2个心动周期以内），而左心系统的杂音会在数个心动周期内逐渐恢复。因此，可以采用此种方法区分主动脉瓣狭窄与肺动脉瓣狭窄，以及 AR 与肺动脉瓣关闭不全。

2. 呼吸

正常呼吸也可用于区分右侧与左侧心脏杂音。一般来说，右心系统的杂音会在吸气时增强（三尖瓣关闭不全时常与之相反）。但当 RV 重度衰竭时，RV 输出量不会在吸气时相应增加，因此，肺动脉瓣或三尖瓣杂音此时不会在吸气时增强。

3. RR 间期的长度

RR 间期长度的变化（如心房颤或频发室性期前收缩时）对心脏杂音有特殊的影响，可为床旁诊断提供重要依据。一般来说，收缩期喷射性杂音（如主动脉瓣或肺动脉瓣狭窄）在长 RR 间期后增强，而反流性杂音（二尖瓣或三尖瓣关闭不全）不会增加。肥厚型梗阻性心肌病的收缩期杂音在室性期前收缩时因心肌收缩力增加而增强，但由于 LV 流出道梗阻增加，外周动脉搏动强度减弱。

4. 握力运动

等长运动（如握力运动）使体循环血压增加（后负荷），会使 AR 或二尖瓣反流性杂音增强，也使室间隔缺损的杂音增强，但对主动脉瓣狭窄的杂音无影响，肥厚型梗阻性心肌病的杂音会减弱。

5. 下蹲

快速地下蹲时静脉回流一过性快速增加并使外周阻力持续增加，后者会使 AR 或二尖瓣反流性杂音增强。由于 LV 血容量和外周阻力增加，肥厚型梗阻性心肌病的杂音会减弱。当患者站立后，LV 容积下降，外周阻力减小，肥厚型梗阻性心肌病的杂音会增强。

6. 亚硝酸异戊酯

对多数患者来讲，应用亚硝酸异戊酯是简单、经济和安全的（急性心肌梗死及重度颈动脉狭窄者除外，这些患者应避免出现血压下降）。亚硝酸异戊酯会使体循环血管快速扩张、血压短暂下降（30~45 s），接着会出现反射性心动过速、静脉回流增加和心排血量增加。所有狭窄性病变引起的杂音（包括肥厚型梗阻性心肌病）都会增强。由于 LV 后负荷下降，二尖瓣反流性杂音会减弱（处于血管扩张期）。AR 杂音可消失，但二尖瓣狭窄的杂音会因流经二尖瓣的血流增加而增强，特别是在心动过速期。二尖瓣脱垂的收缩期杂音持续时间会延长（最初 LV 容积下降时），但响度不一定增加，原因是 LV 内压也下降了。亚硝酸异戊酯主要用于鉴别下列疾病（表 1-5，表 1-6）：

1）小的室间隔缺损（杂音减弱）与肺动脉瓣狭窄（杂音增强）。

2）主动脉瓣狭（增强）与二尖关闭不全（减弱）。

3）AR（减弱）与二尖狭窄（增强）。

4）AR（减弱）与肺动脉瓣关闭不全（增强）。

5）二尖瓣关闭不全（减弱）与三尖瓣关闭不全（增强）。

小结如下：

• Valsalva 动作放松后静脉回流血量突然增加，右心系统的杂音会立即出现（1~2 个心动周期以内），而左心系统的杂音会在数个心动周期内逐渐恢复。

• 收缩期喷射性杂音（如主动脉瓣或肺动脉瓣狭窄）在长 RR 间期后增强，而反流性杂音（二尖瓣或三尖瓣关闭不全）不会增强。

•亚硝酸异戊酯可使所有的狭窄性病变引起的杂音增强，包括肥厚型梗阻性心肌病的杂音。

（四）其他杂音

乳腺的血管性杂音可为连续性的，易与动脉导管未闭相混。当用力将听诊器压向胸壁时，杂音可以消失。生理性静脉营营音在颈部最响，也可向心前区传导，可被误认为时动脉导管未闭或房室瘘。静脉营营音以坐位或立位时最响，活动颈部或压迫颈静脉会影响杂音的响度。

小结如下：

•生理性静脉营营音在颈部最响，也可向心前区传导，可被误认为是动脉导管未闭或房室瘘。

•静脉营营音易变，以坐位或立位时最响，卧位时杂音减弱。

不是所有心脏杂音都能靠心脏听诊发现。近年多普勒超声证明，有的二尖瓣、主动脉瓣、三尖瓣关闭不全或狭窄，杂音心脏听诊是听不出来的。详细原因与机制尚不清楚。

心脏听诊杂音程度和心脏病理改变不完全一致，一般说来收缩期杂音越粗糙代表病变越严重，但不尽然，舒张期杂音粗细更不能代表病变轻重。因为杂音的构成受多种因素的影响。如杂音受血流速度、血液黏度、心肌收缩力、病变严重性、心脏压力阶差等影响。因此不能根据杂音推测病变程度。

心脏听诊时必须听肺脏。心脏疾病可影响肺脏，使肺充血及/或淤血；肺脏疾病又可影响心脏，发生肺源性心脏病。所以，心脏听诊必须听肺脏，听肺脏也必须听心脏，心脏听诊时先听心脏，后听或同时听肺部，主要听肺部有无干性或湿性啰音，有无哮鸣音，有无胸腔积液，有无气胸，有无肺实变（管状呼吸音）等，特别要注意肺底湿性啰音及其粗糙程度，捻发音及细小肺底湿性啰音为肺淤血或间质性肺炎或老年肺；湿性啰音超过肺门或满布肺野，为肺水肿标志；哮鸣音为支气管痉挛，多见于支气管性哮喘。

表 1-5　呼吸与体位对心音及附加音的影响

心音	呼	吸	进气	松弛	平卧抬腿	突然坐下	蹲下	侧卧	等长握力	PR间期	亚硝酸	升压药
S_1	↑	↓	↓	↑						长S_1↓ 短S_1↑	↑	↓
S_2、A_2、P_2	↑	↓	↓	↑							A_2↓P_2↑	不定
A_2－P_2间期	缩小	增加	缩小			缩小						
左S_3　S_4	↑	—		↓	左侧反应↑	↑	↓	左↑	左↑		↑	—
右S_3　S_4	↓	↑		↓	右侧反应↑						↑	—
二尖瓣 OS	↓	↑									↑	—
三尖瓣 OS	↓	↑									↑	—
A_2－OS间期						增加					缩小	增加
二尖瓣脱垂喀喇音	延迟	提早							延迟并↓		提早	延迟

续表

瓣膜 PE	↑并延迟	↓并提早								
血管 PE	—	—								
主动脉喷射音	—	—								

注：↑增强↓减弱，—无影响，亚硝酸＝亚硝酸异戊酯

（引自：都本洁，刘桂蕊，李彬之，等．实用心脏病学基础．北京：中国医药科出版社，1993：148）

表 1-6　正常心音与病理心音与心电图关系及意义

心音	与心电图的关系	发生机制	临床意义
S_4	与 P-Q 波同时或在 P 后 0.10 s	心房张力（收缩）及/或心室壁振动	常见于心房肥大，收缩期负荷的病理情况，左右心室顺应性减低
S_1（$M_1 T_1$）	QRS 终末部分或 R 后 0.02～0.04 s	左右房室瓣关闭（不同时）室壁张力增高	许多病理及生理因素使 S_1 强度改变，二尖瓣狭窄时 S_1（M_1）延续并加强
喷射音	S-T 开始部分	主动脉瓣或肺动脉瓣突然扩张，半月瓣凸入主动脉或肺动脉	见于主动脉或肺动脉扩张及其瓣膜狭窄
收缩期喀喇音	通常为 ST 终末部分，但变化很大	二尖瓣叶在收缩期突然翻入左心房	多有心脏异常（二尖瓣脱垂、心肌病），随呼吸及体位变化者也见于心外原因，如胸膜心包病变
S_2（$A_2 - P_2$）	T 波终末部分或稍后	A_2 与 P_2 关闭不同时	A_2 强度改变与主动脉压力有关，在 LBBB 及主动脉烟狭窄时延迟；P_2 强度改变与移动脉压力有关，在 RBBB，肺动脉狭窄及右心搏血量大时 P_2 延迟
开瓣音（OS）	T-P 段起始部分，S_2 之 A_2 开始后 0.03～0.14 s	异常二尖瓣或三尖瓣开放（或关闭）	见于二尖瓣狭窄，较少见于三尖瓣狭窄，偶见于二尖瓣关闭不全，房间隔缺损，心房肿瘤
S_3	在 T-P 后中部 S_2 之 A_2 后 0.15～0.24 s	心室快速充盈，心室扩张	属于正常心音，青少年儿童常见，病理性 S_2 见于心衰、心肌炎、心肌病、冠心病、容量负荷过重、高排血量等

（引自：都本洁，刘桂蕊，李彬之，等．实用心脏病学基础．北京：中国医药科技出版社，1993：149）

（程　标　付明欢　施　勇）

第二节　冠状动脉循环的生理学

一、冠脉循环的持点

（一）循环路径短、血流通过快

据测定，血液从主动脉根部起，经过全部的冠状血管到达右心房，只需几秒钟。

（二）血流量大

心脏重量 300 g 左右，约占体重 1/200，但冠状循环血量占心输出量的 5%～10%。

人在安静状态时，冠脉血流量为 300～400 ml/min。运动时可增加 5 倍。

（三）血压较高

冠状动脉直接开口于主动脉根部，血液流经的途径又短，因而冠状动脉内的血压接近于颈总动脉压，比其他脏器内同样直径的动脉内的血压要高些。

（四）冠状循环血中动静脉氧差较大

在静息状态下心肌的氧耗量为 27 ml/min，占全身总氧耗量的 12%，但心肌血流量在安静时只占心输出量的 5% 左右，因此从血中摄取较多的氧，故动-静脉氧差较大，比其他器官大两倍。如冠状窦血中氧含量为 5～6 ml/100 ml 血液，其他器官静脉血氧含量约为 14 ml/100 ml 血液。

（五）冠状循环阻力低

由于心脏不断的做功耗能很大，如休息状态心率每分钟 70 次，24 h 功率将近 1 W（J/s）或 77.5 J，故耗能很高。心肌代谢高，代谢产物多，因此冠状血管处于比较舒张的状态。冠状微循环中动-静脉氧差大，由于 PO_2 低，得以进一步舒张，所以在正常情况下冠状循环的供氧和心的需氧已达到相当紧张的状态。

二、冠状动脉支配的生理学意义

冠脉血流严重不足导致心肌缺血、心功能下降甚至心肌梗死。微动脉 40～150 μm，毛细血管 4～6 μm（2 500 根/mm²），每个心肌细胞伴一个毛细血管。弥散距离（8～10 μm），只有部分 1/4～1/3 毛细血管开放，可动员数倍量开放，侧支对心肌保护作用有限，但在慢性缺血的条件下，侧支循环也可取代阻塞的冠状动脉，从而保护心肌。

三、冠状动脉血流的生理特点和调节

冠脉血流量与心肌氧耗密切相关。心脏的重量只占体重的 0.5%，对于一个 70 kg 的人来说，心肌的总血流量相当于 250 ml/min，占人体排量的 5% 左右。心肌活动所需的能量，几乎完全依靠有氧代谢来提供。血流中的氧 70% 被心肌摄取，而其他器官平均对血中氧的摄取约 22%。

由于心肌细胞中肌红蛋白结合氧的容量小，而心肌氧耗高，故心肌组织内的氧储备非常小，氧张力很小，突然停止供血的最初几次心跳就可以因缺氧引起收缩功能障碍。

心肌氧耗与冠脉血流量之间为线性关系，心肌一旦缺血或心肌氧耗增加，只能以增加冠脉血流量来满足心肌对氧的需求。

心肌氧耗约占全身氧耗的 12%，反映了心肌代谢强度的高水平，主要维持心肌做功，心肌张力（收缩时的发展张力）是心肌氧耗的主要决定因素之一。二者之间呈线性关系，心率加倍氧耗也加倍，心肌张力、心率及心肌收缩性（心肌收缩速度）占心肌氧耗的 70% 以上。心内膜/心外膜下血流之比约为 1.2：1 或更多。冠脉的血流

70%～80%发生在舒张期。因此舒张压和心率是决定心肌内血流的两个非常重要的因素。右冠脉受心肌收缩对心肌血管的挤压作用小。

小结如下：

· 冠状循环血量占心输出量的5%～10%。人在安静状态时，冠脉血流量为300～400 ml/min。运动时可增加5倍。

· 冠状循环血中动静脉氧差较大，比其他器官大两倍。如冠状窦血中氧含量为5～6 ml/100 ml血液，其他器官静脉血氧含量约为14 ml/100 ml血液。

· 冠状微循环中动－静脉氧差大，由于PO_2低，得以进一步舒张，所以在正常情况下冠状循环的供氧和心的需氧已达到相当紧张的状态。

四、冠脉血管的功能

所有冠脉血管（包括冠状动脉、静脉和毛细血管等）都可以作为传导和代谢的一个单位并具有半渗透膜的作用。

（一）输送血液功能

所有血管均可传送血液，使血液保持在一个固定的空间，这些血管能够自动进行扩张和收缩，改变其渗透性，并能对各种刺激进行反应，以满足机体的需要。

（二）阻力功能

正常情况下，主动脉压为90 mmHg*时，左心室冠脉可流过90～180 ml/min血液，这个比值（主动脉压/血流量）称为血管阻力。它可受多种因素影响。虽然大冠状动脉也可发生轻度改变对血管总阻力有些影响；但阻力变化的主要部位是心肌内直径为10～140 μm的小血管。

（三）容量功能

在心室收缩时，静脉血液流向冠状窦，而心肌内小动脉血液逆向流入心外膜大冠脉。由于基底部大冠脉在心脏收缩之前就有血液进入，反流的血液就将大冠脉血管充盈，使其扩张，这些血管储存了能量和血液，在舒张期起了容量功能的作用。

（四）半透膜功能

表现为两个方面：①内皮细胞是一个半透膜，一些物质如脂质、糖、氧气通过内皮细胞从血管外进入血管内；②存在于毛细血管。虽然有些物质可以在大血管进行交换，但交换的主要场所是在毛细血管，氧气、离子和各种营养物质进入心肌，而二氧化碳和代谢产物的排出，均通过血浆和毛细血管内皮细胞来实现。

（五）代谢功能

冠脉血管能生长和修复被损害部分，进行新陈代谢，保持血管功能的完整和对各

---

* 1 mmHg=0.133 kPa。

种物质刺激的反应性，均由于血管壁有代谢功能并组成一个代谢单位。

小结如下：

· 正常情况下，主动脉压为 90 mmHg 时，左心室冠脉可流过 90~180 ml/min 血液，这个比值（主动脉压/血流量）称为血管阻力。它可受多种因素影响。

· 虽然大冠脉也可发生轻度改变对血管总阻力有些影响；但阻力变化的主要部位是心肌内直径为 10~140 μm 的小血管。

五、影响冠脉循环的因素

（一）有效灌注压

指直接对心肌进行灌注的压力。冠脉有效灌注压指冠状动脉与右心房之间的压差。在正常时，冠状动脉压与主动脉压大致相等。由于右心房压力很低，故可忽略，因此，有效灌注压可用主动脉压来代替。

有效灌注压（P）与冠脉血流量（CBF）之间呈一定关系：当 P 在 60~150 mmHg，CBF 保持相对稳定；P>150 mmHg 或 P<60 mmHg 时，CBF 随 P 的升降而增减。灌注压在 60~150 mmHg 之间波动，冠脉血流随血压变化调节很快维持在原来水平，但当冠脉有狭窄，灌注压临界值将比 60 mmHg 高才能保证冠脉正常血流，因而临床病理情况，保持适当血压，对保证病变冠脉血流很重要。

（二）血管阻力

冠脉阻力（R）、流量（CBF）与压力（P）的关系可用下列公式表示：CBF∝P/R。

冠脉阻力分为内在和外在成分。内在成分主要指血管本身的紧张性（冠状小动脉口径）；而外在成分则是心肌对血管的挤压力（心肌收缩挤压力）。①冠状小动脉口径：其口径的改变是由血管平滑肌舒缩状态所决定。许多神经体液和药物均通过调节冠脉血管口径而影响冠脉循环。冠脉血管对冠脉阻力影响很大，在主动脉压不变情况下，血管口径增加 1 倍，冠脉流量增加 16 倍。②心肌收缩挤压力：冠脉流量在心肌收缩期减小，舒张期增加。收缩期左室心肌血液灌注量只相当于舒张期 7%~15%。在静息状态下，冠脉血管的外挤压力相当于冠脉总阻力的 25%，心动过速时可达 55%。

（三）心肌代谢的调节

冠脉循环的一个显著特点是心肌代谢的水平与冠脉血流大小之间密切对应，即冠脉流量随心肌耗氧量的增减而增减。

许多因素如物理的（心肌收缩力、心率等）、体液的（肾上腺素、去甲肾上腺素）、自主神经（交感、副交感）均可调节冠脉循环；但与心肌代谢相比，处于次要位置或通过心肌代谢途径而影响冠脉循环。例如交感神经和迷走神经对冠脉血管的直接作用是收缩和舒张，但在整体心脏，刺激交感神经却使冠脉舒张，血流量增加，而刺激迷走神经却使冠脉收缩，血流量减小。整体上所呈现的作用是由于交感、迷走神经通过心肌代谢的作用而间接影响冠脉循环的结果。

心肌代谢调节冠脉循环主要是通过代谢产物作用于冠脉血管口径来实现的，这些代谢产物有腺苷、组胺、乳酸、CO_2、H^+、K^+等。其中腺苷对血管扩张作用最为重要。

小结如下：

• 有效灌注压（P）与冠脉血流量（CBF）之间呈一定关系：当P在60～150 mmHg，CBF保持相对稳定；P>150 mmHg或P<60 mmHg时，CBF随P的升降而增减。

• 冠状小动脉口径：其口径的改变是由血管平滑肌舒缩状态所决定。许多神经体液和药物均通过调节冠脉血管口径而影响冠脉循环。冠脉血管对冠脉阻力影响很大，在主动脉压不变的情况下，血管口径增加1倍，冠脉流量增加16倍。

• 心肌收缩挤压力：冠脉流量在心肌收缩期减小，舒张期增加。收缩期左室心肌血液灌注量只相当于舒张期7%～15%。在静息状态下，冠脉血管的外挤压力相当于冠脉总阻力的25%，心动过速时可达55%。

• 冠脉循环的一个显著特点是心肌代谢的水平与冠脉血流大小之间密切对应，即冠脉流量随心肌耗氧量的增减而增减。

• 心肌代谢调节冠脉循环主要是通过代谢产物作用于冠脉血管口径来实现的，这些代谢产物有腺苷、组胺、乳酸、CO_2、H^+、K^+等。其中腺苷对血管扩张作用最为重要。

（程标）

第三节　冠状动脉循环的病理生理学

由于各种心血管疾病均可引起心肌相对或绝对的缺血、缺氧，从而导致心肌收缩性的减弱、心肌肥大等一系列病理生理改变。

一、心肌缺血时血流动力学改变

心肌供血不足常由于冠脉供血不足所引起。这主要见于冠心病冠状动脉狭窄所引起。根据Poiseuile公式 $Q=xr^4\Delta P/8\eta L$，令 $R=\eta L/r$，那么 $Q=\Delta P/R$。式中Q为流经某段血管的流量；ΔP 为该段血管的两端压差；R为该段血管阻力；r为血管半径；η 血液黏滞度；L为血管长度。由于长度对流量影响较小，故可忽略。从式中看出，由于流量与血管半径的四次方成正比，故血管管径对流量和压力影响最大。冠脉狭窄后，管径变小，引起了血流动力学的改变：①冠脉狭窄处血管阻力增大，狭窄远端血管扩张，压力下降，它代表了心肌有效灌注压的下降。②冠脉能量损失，损失的部位主要在狭窄端出口，在那儿发生血流分离，产生涡流。能量损失的主要表现为 ΔP 的增大。③冠脉储备耗竭，其耗竭随冠脉狭窄程度的加重而增大，耗竭的部位首先发生于心内膜，其次才向心外膜发展。因此，心内膜最早受心肌缺血的影响。④冠脉流量减少。在单支血管狭窄的实验中发现，冠脉狭窄程度与血流量呈反"S"形曲线：冠脉流量在狭窄程度小于85%前一直保持稳定；在狭窄程度大于85%后呈急剧下降；大于95%后又缓慢下降。因此，曲线分为三部分：平稳部分（<85%），急剧下降部分（85%～95%），缓慢下降部分（>95%）。在正常情况下，心肌能最大限度地利用血中的氧（摄取血氧含量的70%～75%）。运动、心动过速使心肌耗氧量增加时，通过神经体液调节，扩张冠脉增加血流量以进行代偿。冠脉具有强大的储备。冠脉狭窄使血流量发生改变，冠脉储备不断耗竭，造成两者特征性的反"S"形曲线。冠脉狭窄程度小于85%时，首先动用心内膜小冠脉血管储备，此时心内膜小冠脉血管扩张，阻力下降，并远远小于心外膜大冠脉血管阻力通过其扩张，保持了冠脉血流量的稳定，构成了"S"形曲线的平稳部分。冠脉狭窄程度在85%～95%时，随着心内膜血管的扩张，冠脉储备进一步耗竭，心内膜小血管阻力减小，心外膜大血管阻力增大，使两者基本相等。心外膜大血管阻力轻度改变便可引起冠脉阻力的变化，继而引起流量的急剧变化，构成"S"形曲线的急剧下降部分；冠脉狭窄程度大于95%后，心内膜血管已完全扩张，失去自动调节作用，此时主要靠心外膜血管调节。一方面心外膜血管进一步狭窄，使其阻力不断增大血流量进一步减小；另一方面，缺血区产生的心肌代谢产物使心外膜最大限度地进行代偿性扩张，使血流量增加，两者作用结果使冠脉流量下降缓慢，构成"S"形曲线缓慢下降部分。此时冠脉血管最后一部分储备耗竭。

小结如下：

• 冠脉储备耗竭，耗竭随冠脉狭窄程度的加重而增大，耗竭的部位首先发生于心内膜，其次才向心外膜发展。因此，心内膜最早受心肌缺血的影响。

• 冠脉狭窄程度与血流量呈反"S"形曲线：冠脉流量在狭窄程度小于85%前一直保持稳定；在狭窄程度大于85%后呈急剧下降；大于95%后又缓慢下降。

• 冠脉狭窄程度大于95%后，心内膜血管已完全扩张，失去自动调节作用，此时主要靠心外膜血管调节。

冠脉储备动用越多直到耗竭（阻力血管最大扩张），超过这一临界点的，进一步狭窄必将影响冠脉血流，据报告，在静息的情况下（只要低水平冠脉血流），冠脉主干直径狭窄到80%～90%才引起血流下降，但为了保证心肌最大血流而阻力血管最大扩张情况下（冠脉储备已全部动用）。实际上，狭窄达到45%～50%就会发生这一血流下降。

狭窄的动态性质，冠脉狭窄2/3以上属偏心性狭窄。狭窄外正常动脉壁收缩而使管腔变得更小。因此，狭窄的程度是可变动的，研究证明，冠脉管腔（直径）狭窄50%，若血管收缩使外径再减少10%，其对血管的影响将是增加到80%～85%，整个横切面的狭窄将达到90%以上。

二、心肌电生理变化

心肌细胞在缺血早期，首先是动作电位时程缩短，振幅减小和升支上升速度减慢；随后静息电位明显减小和激活时间延长；继而出现复极化不应状态。约在冠脉闭塞15 min后，细胞完全丧失反应能力。心肌缺血后，其兴奋性逐渐消失。冠脉闭塞后1～

3 min，兴奋阈值降低，随后阈值急速增高，约在闭塞 5 min，阈值常增高达 10 倍之多，自正常组织向缺血组织移行，兴奋阈值越来越高。缺血心肌的绝对不应期和相对不应期缩短，缩短程度在 40~50 ms。

缺血时心室传导系统也发生变化。冠脉闭塞 30 min 后，缺血区浦肯野纤维的最大舒张期电位减小，致使动作电位振幅和升支上升速度降低，动作电位时程缩短。在希氏束和左右束支，冠脉结扎 20 min 至 2 h 内就出现传导障碍，轻的为单纯传导时间延长，重的为完全性传导阻滞。

冠脉结扎 2 min 内，心室室颤阈急剧降低，随后又不断增高，直至 15 min 时恢复到结扎前的水平。缺血心肌室颤阈的变化与自发性室颤之间有明显的时间关系。在冠脉闭塞 3~6 min，室颤发生率最高。冠脉闭塞 4~8 h 开始至第五天，心律失常虽属常见且很明显，但自发性室颤并不多见。室颤的易发性同相邻部位的心肌兴奋性恢复不一致有关。心肌在梗死时所呈现的兴奋性、不应期和传导性不均一等都对室颤阈有影响。

小结如下：

• 冠脉闭塞后 1~3 min，兴奋阈值降低，随后阈值急速增高，约在闭塞 5 min，阈值常增高达 10 倍之多。

• 心肌缺血后，其兴奋性逐渐消失。约在冠脉闭塞 15 min 后，细胞完全丧失反应能力。

• 在希氏束和左右束支，冠脉结扎 20 min 至 2 h 内就出现传导障碍，轻的为单纯传导时间延长，重的为完全性传导阻滞。

• 在冠脉闭塞 3~6 min，室颤发生率最高。冠脉闭塞 4~8 h 开始至第五天，心律失常虽属常见且很明显，但自发性室颤并不多见。

三、心肌代谢的改变

（一）心肌缺血时对脂肪的分解利用减小

正常心肌活动时所消耗的能量，主要来自线粒体内的脂肪酸氧化。当心肌缺血缺氧后，由于线粒体膜上的肉毒碱酰基转换酶的活力降低，故脂肪酰辅酶 A 不能进入线粒体；而 NADH 的浓度升高，β 氧化不能进行，影响心肌对脂肪的分解利用。游离脂肪酸及其中间产物堆积于心肌细胞内。

（二）心肌对葡萄糖的利用增加

由于脂肪酸代谢发生障碍，心肌对葡萄糖的摄取和利用增强，糖原分解增强。此时，能源主要来源于糖酵解和磷酸肌酸。

上述代谢异常，可导致：

1. 能量产生减少

心肌在有氧代谢时，1 分子葡萄糖可产生 38 个 ATP 分子；而在无氧酵解时仅产生

2 个 ATP 分子。

2. 乳酸增加

糖酵解的产物丙酮酸在缺氧时因 NADH 增多而 NAD 减少，故不能进入三羧酸循环。在乳酸脱氢酶的作用下，丙酮酸转化为乳酸，并在细胞内和细胞外间隙聚集起来，从而引起细胞内外酸中毒。

3. 游离脂肪酸增高

心肌缺血可引起交感神经兴奋，通过 β 受体，使体内脂肪组织分解，血中游离脂肪酸增高，心肌内游离脂肪酸也随之增高。游离脂肪酸增高有下列危害：它能损害心肌细胞膜的完整性，使细胞内钾离子丧失，引起心律失常；它使心肌细胞膜的通透性增加并抑制心肌收缩力；它可影响氧化磷酸化的过程，使心肌耗氧量增加。

4. 酸中毒

心肌缺血缺氧后，H^+ 浓度增加、pH 值下降。这是由于缺血时乳酸不能随血液带走，故乳酸堆积；缺血时心肌产生 CO_2 不能及时随血液带走，故 CO_2 潴留于心肌细胞内；心肌缺氧，脂肪的合成和分解均加强，这一过程可产生 H^+。心肌酸中毒后，可对心肌活动产生许多不利影响：H^+ 浓度增高可使心肌 Na^+ 内流减少，使动作电位的幅度及上升速率降低，传导减慢；细胞内 H^+ 浓度升高可抑制磷酸果糖激酶，使糖原分解受障碍，ATP 生成减少；细胞内 H^+ 浓度升高，影响线粒体功能和促使溶酶体破裂，造成对心肌的损害，抑制心肌收缩力。

小结如下：

• 心肌缺血时，能源主要来源于糖酵解和磷酸肌酸。心肌在有氧代谢时，1 分子葡萄糖可产生 38 个 ATP 分子；而在无氧酵解时仅产生 2 个 ATP 分子。

• 心肌缺血时，它可影响氧化磷酸化的过程，使心肌耗氧量增加。

• 心肌缺血时，它使心肌细胞膜的通透性增加，细胞内 H 浓度升高，影响线粒体功能和促使溶酶体破裂，造成对心肌的损害，抑制心肌收缩力。

• 心肌缺血时，酸中毒，H^+ 浓度增高可使心肌 Na^+ 内流减少，使动作电位的幅度及上升速率降低，传导减慢。

• 心肌缺血时，血中游离脂肪酸增高，它能损害心肌细胞膜的完整性，使细胞内钾离子丧失，引起心律失常。

四、心脏功能的变化

心肌缺血时，由于心肌代谢的变化，引起了乳酸在细胞内的堆积，导致心肌细胞内酸中毒，pH 值下降，H^+ 升高。升高的 H^+ 与 Ca^{2+} 在钙蛋白分子受体部位发生竞争，使肌动蛋白与肌球蛋白间的作用被干扰，影响兴奋－收缩偶联，结果使心肌收缩功能下降；另一方面细胞内 pH 值下降时，肌浆网对局部 Ca^{2+} 浓度的敏感性也会下降，从而改变心肌的收缩性能。因为引起心肌纤维收缩的 Ca^{2+}，一部分来自横管系统，一部分由肌浆网释放而来，而从肌浆网游离出来的 Ca^{2+} 是心肌收缩的始动因子，在心肌缺血时，肌浆网对局部 Ca^{2+} 浓度不敏感，因而引起心脏功能的变化。心肌缺血时由于心室收缩功能受到影响，左心室排空不全，进而引起舒张末期容量增加，所以它不仅影响收缩性，同时也会改变左心室的舒张性即舒张末期压与容积。

心脏功能的降低程度取决于缺血的程度，梗死的范围和面积，侧支循环的代偿。动物实验发现，单支冠状动脉狭窄小于 85％ 前，心脏功能无明显异常。当大于 85％ 后，心脏的收缩和舒张功能均出现异常。冠脉完全阻断 15 s 后，心肌收缩功能就出现下降。一般说，当心肌梗死的面积超过左心室的 8％ 时，左心室舒张功能下降；大于 10％ 时，心脏射血分数降低；大于 23％ 时，便出现心力衰竭；超过左心室 40％ 时，则发生心源性休克。

小结如下：

• 心肌缺血时由于心室收缩功能受到影响，左心室排空不全，进而引起舒张末期容量增加，所以它不仅影响收缩性，同时也会改变左心室的舒张性即舒张末期压与容积。

• 心脏功能的降低程度取决于缺血的程度，梗死的范围和面积，侧支循环的代偿等。

• 当心肌梗死的面积超过左心室的 8％ 时，左心室舒张功能下降；大于 10％ 时，心脏射血分数降低；大于 23％ 时，便出现心力衰竭；超过左心室 40％ 时，则发生心源性休克。

五、心肌缺血后功能与结构的改变

（一）心肌功能的可逆性恢复改变

1. 心肌顿抑状态

心肌缺血再灌注后，缺血心肌供血虽能迅速恢复，但仍存在暂时的舒缩功能障碍，其时间从 10 min 到数日不等。这种心肌缺血后局部心肌功能暂时丧失称之为"心肌顿抑状态"。顿抑状态具有下列特点：①顿抑状态持续时间与心肌缺血时间呈正相关；②缺血后顿抑状态具有累加作用，反复心肌缺血可使收缩功能进行性下降，严重时可引起心肌细胞坏死，心功能不可逆转；③运动诱发的心肌缺血，其缺血区心肌也可处于顿抑状态；④心肌顿抑状态为可逆性损害并可恢复正常的舒缩功能。

缺血后心肌顿抑状态的长短决定着心功能的恢复速度和程度，具有重要的基础和临床意义。无论在心外科的心脏停搏，还是内科心肌梗死后泵功能恢复，不稳定心绞痛局部室壁运动异常，均应考虑心肌顿抑状态的作用和恢复。

2. 心肌冬眠状态

心肌冬眠是指由于冠脉血流减少而引起心肌和左室功能持续受损。当冠脉供血改善或心肌耗氧量减少，心功能可部分或全部恢复正常；当心肌供氧和耗氧矛盾继续恶化,将引起暂时或持久的临床缺血症状和心肌坏死。心脏在静息时因冠脉血流减少而相应做功减少,以便自身保护。

心肌冬眠有下列特点:①临床无明显症状,尽管冬眠状态的冠脉已经缺血,但临床常表现为无痛性心肌缺血;②伴有左心功能不全,静息时左心功能异常是由于慢性持续的严重心肌缺血所致,心功能不全可用核素心室造影、X 线心室造影、二维超声心动图及示踪剂正电子发射扫描来检测;③心功能不全时相应体表的 ECG 无 Q 波,且 R 波正常;④具有可逆性,恢复冠脉血供或使用减少心肌耗氧量的药物,可使心功能不全好转或恢复。

很明显,冬眠状态是由于心肌严重缺血。它最常见于冠状动脉严重狭窄,这种狭窄就单支血管讲至少要大于 75%,动物实验表明:冠脉静息血流量在血管狭窄大于 85%以上才出现减少。随着血流量的减少,心脏的收缩和舒张功能才出现降低。

心肌冬眠常见于临床不稳定心绞痛、稳定型心绞痛、心肌梗死后再狭窄、不明原因的左心功能不全、意外心脏骤停的存活者等。由于该现象常存在于上述许多临床综合征之中且未引起人们注意,直至 1980 年后,人们才广泛认识到静息时无痛性心肌缺血伴左心功能不全是很常见的。

小结如下:

• 心肌缺血再灌注后,缺血心肌供血虽能迅速恢复,但仍存在暂时的舒缩功能障碍,其时间从 10 min 到数日不等。这种心肌缺血后局部心肌功能暂时丧失称之为“心肌顿抑状态”。

• ①顿抑状态持续时间与心肌缺血时间呈正相关;②缺血后顿抑状态具有累加作用,反复心肌缺血可使收缩功能进行性下降,严重时可引起心肌细胞坏死,心功能不可逆转;③运动诱发的心肌缺血,其缺血区心肌也可处于顿抑状态;④心肌顿抑状态为可逆性损害并可恢复正常的舒缩功能。

• 心肌冬眠是指由于冠脉血流减少而引起心肌和左室功能持续受损。当冠脉供血改善或心肌耗氧量减少,心功能可部分或全部恢复正常;当心肌供氧和耗氧矛盾继续恶化,将引起暂时或持久的临床缺血症状和心肌坏死。

• ①临床无明显症状。尽管冬眠状态的冠脉已经缺血,但临床常表现为无痛性心肌缺血;②伴有左心功能不全。静息时左心功能异常是由于慢性持续的严重心肌缺血所致,心功能不全可用核素心室造影、X 线心室造影、二维超声心动图及示踪剂正电子发射扫描来检测;③心功能不全时相应体表的 ECG 无 Q 波,且 R 波正常;④具有可逆性。恢复冠脉血供或使用减少心肌耗氧量的药物,可使心功能不全好转或恢复。

• 冬眠状态是由于心肌严重缺血。它最常见于冠状动脉严重狭窄,这种狭窄就单支血管讲至少要大于 75%。

• 心肌冬眠常见于临床不稳定心绞痛、稳定型心绞痛、心肌梗死后再狭窄、不明原因的左心功能不全、意外心脏骤停的存活者等。

• 静息时无痛性心肌缺血伴左心功能不全是很常见的。

（二）心功能不全的心肌结构改变

一般认为心肌缺血在 30 min 以内的心肌改变尚属可逆性，而大于 30 min 的心肌缺血改变多为不可逆性。

1. 可逆性改变

1）线粒体：最早是线粒体呼吸功能受抑制，ATP 减少，基质颗粒减少或消失；但线粒体的嵴仍保存完整；继之，基质电子密度增重，嵴内腔扩张，呈线粒体固缩状态，随后线粒体明显肿胀，内腔扩张，基质变薄，其嵴破坏变得短而少，并出现细小絮状致密物。

2）肌膜：缺血早期细胞膜因能源缺乏而致钠钾泵失调，使细胞内水肿，肌膜下多数囊泡形成，肌浆网及横管扩张，润盘间隙也可有不同程度的扩张。但本阶段并无超微结构的明显缺损。

3）肌纤维：肌节呈高度挛缩状改变，以后部分肌节出现松弛，I 带增宽，但排列整齐。此外，胞内糖原颗粒明显减少，脂滴相对增加。一旦恢复供血，上述各种变化均可消失。

2. 不可逆性改变

出现以下几个特征性改变，即可认为发生了不可逆性改变：①线粒体肿胀，出现无定形致密颗粒。按其组成可将这些颗粒分为：由蛋白质和磷脂组成的大絮状物，由磷酸钙组成的小环状致密物，由钙和磷脂组成的大球状致密物三类。②肌膜在电镜下再现许多微小缺损，严重时核染色质呈溶解状态。③肌纤维显著呈波浪状，局部可有灶状肌纤维脱失，以上各点尤以肌膜缺损最为重要。心肌缺血 24 h，光镜下胞质嗜酸性均质状态，胞核溶解消失或固缩。

小结如下：

• 心肌缺血在 30 min 以内的心肌改变尚属可逆性，而大于 30 min 的心肌缺血改变多为不可逆性。

• 心肌缺血 24 h，光镜下胞质嗜酸性均质状态，胞核溶解消失或固缩。

六、心肌病变的分布和演变规律

（一）心肌病变的分布和演变规律

由于缺血区各地带的缺血程度和先后不同，心肌结构改变的分布和演变也不同。缺血中心区缺血发生最早、最严重，故不可逆性改变也由最中心开始，然后逐渐向外扩展。当心肌梗死时，由于心内膜下层心肌的血液供应来自心外膜侧以及受压和温度较高的影响，不可逆性改变先从心内膜下开始，逐渐向心外膜侧扩展。

坏死区的周围为缺血区，此区的细胞改变都是可逆性的，有的完全丧失了舒缩性能，有的还保存部分功能。若此区细胞能及时改善血液供应，就可完全使之恢复；但同时由于受到缺血性损害，如不能及时改善供血，又极易演变为不可逆性改变，它是一个"易变区"。故目前认为及时挽救这个"中间地带"，防止向不可逆性方面发展，是限制心肌梗死面积降低死亡率的可行而重要的措施。

（二）心肌病变演变的决定因素

"中间地带"心肌细胞病变的可逆与否，取决于氧的供应和代谢产物清除情况，即取决于缺血区血液供应情况。

1. 侧支循环的建立和发展

缺血区由于心肌缺血、缺氧和代谢产物以及扩血管活性物质的作用，使缺血区血管扩张，阻力下降，加之此区血流急剧减少，血管内压下降，从而造成缺血区压力明显低于周围区压力，这样，就可使血液经过侧支循环流入缺血区，这是缺血心肌自我调节的重要局部代偿机制。建立这种局部代偿机制的条件是：①在阻塞血管的远端与周围血管之间必须存在解剖上的侧支循环。②周围区（未梗死区）的血管压力和阻力必须高于缺血区（梗死区）。如果周围区由于血管扩张，阻力下降，或是由于血压降低，导致两区的压力接近，即可使这种自我局部调节机制终止。若周围区血管过度扩张，压力低于缺血区，则出现血液从缺血区流入周围区即造成"窃血"现象。

"窃血现象"：当冠脉一个分支发生狭窄，其近端的阻力血管已最大扩张以保证正常血流量，若此时给予强扩血管药物（或运动），这种刺激将使其他肌肉内阻力血管扩张，增加血流。而狭窄远端的血流不能再增加，反而减少。窃血现象可出现心肌缺血的损害，易发生在心内膜下心肌，冠脉患者使用大剂量扩血管药物（如潘生丁）时有缺血症状的加重，这提示，合理使用扩血管药物治疗提供参考。

2. 原来供血冠状动脉再通

供应梗死区的冠状动脉血管由于血栓自溶，或给予溶血栓药物，或血管痉挛解除，可使原血管再通，应该指出原阻塞的血管即使恢复了血液供应，也远非正常供血。这是因为：①病变管腔保存严重的病理性狭窄，一旦心肌组织需氧量增加时，会使受损的缺血细胞因缺血、缺氧而坏死。②在管腔病变处常易再次形成血栓或出血而发生阻塞。③管腔病变平滑肌增厚，内皮细胞受损伤，故对任何局部或全身性刺激，都可使处于严重狭窄的冠脉发生痉挛或收缩，造成出血、血栓形成而再次发生梗死。

3. 周围未梗死区对缺血区和营养物质的直接弥散

由于缺血区氧分压下降，氧可借助氧分压梯度差，从未缺血区直接向缺血区组织中弥散，以供缺血区心肌细胞的需要。这种弥散作用取决于缺血区和未缺血区之间的氧分压梯度，氧分压梯度越大，弥散作用越强，这就是吸入高压氧治疗缺血性心脏病的基本原理，即借吸入高压氧提高血浆物理溶解带氧量，以增加非缺血区和缺血区的氧压差，从而保证氧向缺血区直接弥散作用。但这种弥散在缺血组织水肿组织压升高时，可妨碍气体的弥散作用。故一方面可用高渗葡萄糖、甘露醇通过脱水而减轻组织水肿降低组织压，另一方面可增加缺血区营养底物的供应。

小结如下：

• 缺血中心区缺血发生最早、最严重，故不可逆性改变也由最中心开始，然后逐渐向外扩展。

• 当心肌梗死时，由于心内膜下层心肌的血液供应来自心外膜侧以及受压和温度较高的影响，不可逆性改变先从心内膜下开始，逐渐向心外膜侧扩展。

• 坏死区的周围为缺血区，此区的细胞改变都是可逆性的，有的完全丧失了舒缩性能，有的还保存部分功能。若此区细胞能及时改善血液供应，就可完全使之恢复；但同时由于受到缺血性损害，如不能及时改善供血，又极易演变为不可逆性改变。为"中间地带"区域。

• 及时挽救这个"中间地带"，防止向不可逆性方面发展，是限制心肌梗死面积降低死亡率的可行而重要的措施。①侧支循环的建立和发展；②原来供血冠状动脉再通；③周围未梗死区对缺血区和营养物质的直接弥散。

七、缺血性心脏病心功能不全的代偿机制

缺血性心脏病时心功能不全的代偿机制与其他病因引起的心功能不全机制相似，主要是动员前负荷储备，交感－儿茶酚胺系统兴奋，残存心肌肥大以及钠、水潴留等。

(一) 动员前负荷储备

在心肌缺血或梗死后，迅速发生左室舒张末压（LVEDP）升高，左室舒张末期容积增大，发挥 Frank－Starling 效应，使心输出量增加，这种代偿，随心肌梗死面积的增大而增大，它是在心肌梗死急性期维持心功能的重要代偿机制。但心肌梗死面积过大时，这种代偿虽然表现明显，此时却丧失了代偿意义，反而变为促进心力衰竭的因素。这是因为：①心肌过度被拉长，超过了 Frank－Starling 效应的界限，发生了肌源性扩张，心肌收缩力不仅不能增加，反而减弱。②心肌过度扩张，使心肌耗氧量增加，加剧了心肌供氧与耗氧的矛盾。③促进缺血区或梗死区的收缩性膨出。

(二) 交感神经－儿茶酚胺系统兴奋

心肌缺血数秒即可发生交感神经兴奋，30 min 这种应激活动达高峰。另外，血中儿茶酚胺也释放，在心肌梗死后 36 h 达高峰。交感－儿茶酚胺系统的兴奋是一种代偿性反应，主要表现在：①在一定时期内可维持未受损心肌的紧张性，增加心功能、提高心输出量。②使血液重新分配，保证缺血心肌的血液供应，同时儿茶酚胺可通过蛋白激酶促进心肌细胞对葡萄糖的利用，以提供能源。但是，交感－儿茶酚胺系统兴奋代偿也有不利的一面，这是因为：①心肌收缩力的增强和心率加快使心肌耗氧量增加。②儿茶酚胺可改变血液分布，促使血流从心内膜层转向心外膜层，从而加重心内膜下的缺血和坏死。③加重心肌电生理的不稳定性。④增加糖酵解和脂肪分解，导致乳酸和脂肪酸的产生和蓄积。

(三) 未梗死心肌的肥大代偿

心肌梗死后，未梗死心肌可发生肥大以增加心功能的代偿，尤其在心肌梗死后期，

这种肥大代偿更加重要。在一定限度内,心肌肥大程度与心功能改善呈正相关。发生心肌肥大的主要机制是由于单位质量残存心肌的功能亢进和负荷增大。一方面通过对生物膜的机械性牵张刺激;另一方面通过ATP的减少和ADP、腺苷类物质增多的化学刺激,促进细胞内DNA和蛋白质的合成,促使心肌发生肥大,心输出量因而增加。但这种代偿方式是有一定限度的,超过限度时,就失去其代偿意义。这是由于:①心肌肥大和间质增加,可使心室舒张顺应性降低,影响心脏充盈。②肥大心肌的肌球蛋白ATP酶同工酶I向V转化,致使肌球蛋白ATP酶活性降低,对ATP的利用能力降低。③过度肥大心肌的肌质网对Ca^{2+}的摄取和释放障碍。

(四)钠、水潴留,血容量增加

钠、水潴留和血容量增加是心功能代偿的心外机制。其发生机制是因肾血流量降低,使肾小球滤过减少,利钠激素分泌减少,同时肾素血管紧张素—醛固酮系统兴奋,一方面加重肾血管收缩,使肾小球滤过率进一步降低,另一方面钠、水重吸收增加,导致钠、水潴留,血容量增加和静脉回心血量增大,从而提高心输出量,但这种代偿方式在部分心肌丧失舒缩功能的情况下,其代偿意义是极其有限的。因为此时心脏的储备功能特别是容量储备几乎耗竭,增加容量负荷不但不能改善心功能,反而导致心功能的进一步恶化。

在多数情况下,心肌梗死后机体通过上述各种代偿机制,心功能会逐渐得到改善,基本可以满足静息状态下需要,而不出现心力衰竭。但此时心脏的储备功能极其有限,甚至接近完全耗竭,故如受到任何减少冠脉血流量或增加心肌耗氧量的因素作用时,都可由代偿状态转向失代偿而发生心力衰竭。另外,伴有冠状血管狭窄性病变者,其心肌血流量的调节,由于狭窄血管的扩张严重受到限制主要靠升高冠状动脉灌注压来调节。一个心肌梗死面积较大的患者在恢复出院之后,如果遇到任何因素如过饱、情绪激动、寒冷、劳累等,或由于冠脉灌注压的轻度降低,或冠脉一时性痉挛,或心肌耗氧量的突然增加,都可因绝对或相对供血不足发生失代偿,而出现心力衰竭。每发生一次心力衰竭,都会有一批新的残存心肌发生坏死,这样又会使心功能进一步恶化,从而形成恶性循环。

小结如下:

• 在心肌缺血或梗死后,迅速发生左室舒张末压(LVEDP)升高,左室舒张末期容积增大,发挥Frank—Starling效应,使心输出量增加。

• 心肌缺血数秒即可发生交感神经兴奋,30 min这种应激活动达高峰。另外,血中儿茶酚胺也释放,在心肌梗死后24~36 h达高峰。

• 心肌梗死后,未梗死心肌可发生肥大以增加心功能的代偿,尤其在心肌梗死后期,这种肥大代偿更加重要。

• 钠、水潴留和血容量增加是心功能代偿的心外机制。

• 心脏的储备功能极其有限,甚至接近完全耗竭,故如受到任何减少冠脉血流量或增加心肌耗氧量的因素作用时，都可由代偿状态转向失代偿而发生心力衰竭。

• 心肌梗死面积较大的患者在恢复出院之后，如果遇到任何因素如过饱、情绪激动、寒冷、劳累等，或由于冠脉灌注压的轻度降低，或冠脉一时性痉挛，或心肌耗氧量的突然增加，都可因绝对或相对供血不足发生失代偿，而出现心力衰竭。

八、再灌流损伤

（一）再灌流综合征

近年来发现组织损伤不但发生在缺血缺氧的当时，更重要的是发生在血管短时急性阻塞后血管再通时，或者说缺血缺氧已引起损伤，但血管再通时，使缺血缺氧的损伤得以出现，此时所引起的综合表现称为"再灌流综合征"。这一问题具有重要的临床意义，因为临床上解决缺血缺氧的一个重要措施是使血管再通，但有的病人即使解除了血管阻塞，但病情并未好转，有的甚至反而恶化，最后导致死亡，临床上很多病理过程与此有关，如休克、器官移植、心脏手术、断肢再植、脏器梗死及溶栓治疗等均可能出现再灌流综合征现象，因此近年来对这问题引起了高度重视。

1. 再灌流损伤的影响因素

1）缺血缺氧的时间：实验发现，再灌流损伤与缺血缺氧的时间长短有关。如结扎动物冠脉时间小于 2 min 或大于 10 min，解除冠脉阻塞后心电图无明显改变，如结扎 5~10 min，结扎解除后很快出现心电图的变化，有的动物发生室颤死亡。因此，缺血时间过短或过久均可不发生再灌流综合征

2）再灌流时的压力与温度：低温（25℃）低压 50 mmHg 再灌流时损伤最小，心功能亦恢复较快，水肿轻，再灌流时压力越高，心肌损伤越严重

3）灌流液的成分：灌流液中 Ca^{2+} 减少及 K^+ 增加有助于防治再灌流的发生。

4）其他：侧支循环的建立、心肌本身的温度、血小板功能的情况等均与再灌流综合征有关。

2. 再灌流对心脏功能的影响

1）对心肌代谢的影响：短时间缺血后再灌流，可使心肌代谢迅速改善并恢复正常；但较长时间缺血后再灌流反而可使心肌代谢障碍更加明显。它使细胞内 ATP 和总核酸含量进一步降低，而心肌也不能随供血的恢复增加其用氧量。这是由于再灌流后 Ca^{2+} 大量进入线粒体，使氧化磷酸化功能恶化，再灌流时所产生的氧自由基还可降低肌质网的钙摄取，导致 Ca^{2+} 在细胞浆内堆积。

2）对心功能的影响：再灌流损伤对心功能的影响，依据心肌缺血持续时间和程度的不同出现下列两种结果。①当心肌缺血时间超过 30 min 且较严重时，恢复该区域供血，不但无效益，反而可能造成更严重的损伤，导致不可逆性坏死，此时心功能急骤降低，其原因主要是由于心肌坏死，有效收缩成分减少及收缩不协调等。②短暂缺血（一般在 15 min 内）后再灌流供血，心功能要延迟性恢复，即心肌在一个较长时间内处

于"无功能状态"。

3）再灌流性心律失常：缺血心肌部分或全部恢复血液灌流的过程中所发生的心律失常称之为再灌流性心律失常。再灌流可诱发各种形式的心律失常，最常见的是室性心律失常，表现为快速性自搏心律，阵发性心动过速和心室颤动，当右冠状动脉阻塞引起的下壁梗死再灌流后，可出现心动过缓、房室传导阻滞和低血压。

再灌流性心律失常发生的基本条件是再灌流区必须存在功能上可以恢复的心肌细胞，这种心肌细胞存在越多，心律失常发生率越高。其次，与再灌流前缺血的时间有关，实验证明，阻断犬冠脉 15～45 min 再灌流，心律失常发生率最高，缺血时间过长或过短，其发生率都降低。另外，尚与缺血心肌面积的大小、缺血程度和再灌流的恢复速度有关。缺血心肌面积越大，再灌流恢复越快，心律失常发生率也越高；否则，缺血心肌面积越小，再灌流恢复慢或有侧支循环代偿，则心律失常发生率较低。

小结如下：

• 再灌流损伤的影响因素：①缺血缺氧的时间；②再灌流时的压力与温度；③灌流液的成分；④其他：侧支循环的建立、心肌本身的温度、血小板功能的情况等均与再灌流综合征有关。

• 当心肌缺血时间超过 30 min 且较严重时，恢复该区域供血，不但无效益，反而可能造成更严重的损伤，导致不可逆性坏死，此时心功能急骤降低。

• 短暂缺血（一般在 15 min 内）后再灌流供血，心功能要延迟性恢复，即心肌在一个较长时间内处于"无功能状态"。

• 再灌流区必须存在功能上可以恢复的心肌细胞，这种心肌细胞存在越多，心律失常发生率越高。

• 阻断犬冠脉 15～45 min 再灌流，心律失常发生率最高，缺血时间过长或过短，其发生率都降低。

• 缺血心肌面积越大，再灌流恢复越快，心律失常发生率也越高。

3. 再灌流对心肌超微结构的影响

1）再灌流缺血区的水、Na^+、Cl^- 和 Ca^{2+} 的含量明显增加，心肌细胞急剧肿胀，心肌挛缩加重；肌膜和肌原纤维断裂，节段性溶解和断裂，凝聚带形成，肌浆空泡形成；有些线粒体明显肿胀甚至破裂消失，线粒体内 Ca^{2+} 大量聚积形成致密颗粒。上述表现都属于心肌中不可逆的改变。

2）再灌流可使微血管内皮细胞肿胀加重和胞浆形成突起物伸向管腔，内质网扩张成大小不一的空泡。这样，一方面可直接引起管腔变窄甚至阻塞；另一方面为血小板、白细胞的聚集及纤维蛋白的沉积提供条件，从而促进血栓形成和管腔阻塞。因此，即使心肌恢复再灌流后，由于上述微血管的变化，仍可使部分心肌不能得到血液供应，出现"无再灌流"现象。这种微循环再灌流损伤以心内膜下表现最为明显，另外，若再灌流前有严重血管损伤，再灌流可导致该部位出血，此称再灌流性出血。因为心肌坏死区常较血管出血区大，且出血多发生在再灌流前血管严重损伤处，故这种再灌流性出血不会增大心肌梗死范围。

以上再灌流性损伤与灌流前缺血时间长短密切相关。缺血时间越长，再灌流性损伤越明显，且各种改变之间又相互影响，形成恶性循环，最终将导致细胞的可逆性改变。

小结如下：

· 肌膜和肌原纤维断裂，节段性溶解和断裂，凝聚带形成，肌浆空泡形成；有些线粒体明显肿胀甚至破裂消失，线粒体内 Ca^{2+} 大量聚积形成致密颗粒。

· 若再灌流前有严重血管损伤，再灌流可导致该部位出血，此称再灌流性出血。因为心肌坏死区常较血管出血区大，且出血多发生在再灌流前血管严重损伤处，故这种再灌流性出血不会增大心肌梗死范围。

（二）再灌流性损伤发生的机制

再灌流性损伤发生的机制尚不完全清楚，可能与以下因素有关：

1. 离子和水分布异常

再灌流前心肌由于缺血所致的能量供应严重不足，细胞维持离子和水的平衡调节功能遭到破坏，再灌注后，细胞对离子和水的这种失控现象更加明显，Na^+、水过度蓄积，导致细胞和线粒体的急性肿胀甚至破裂，钙的大量涌入细胞，出现更为严重的超负荷，并在线粒体内沉积形成致密颗粒。

2. 氧自由基产生增加

当心肌缺血缺氧时，由于 ATP 不能利用，故依次降解为 ADP 和 AMP，AMP 后产生腺苷，后者很快弥散至细胞，再进一步分解为次黄嘌呤。次黄嘌呤在黄嘌呤氧化酶的作用和供氧的情况下，可变成黄嘌呤并产生自由基。当心肌缺血时，黄嘌呤脱氢酶转变为黄嘌呤氧化酶，同时因 ATP 水解产生大量次黄嘌呤，但由于心肌缺血时供氧不足，次黄嘌呤转变为黄嘌呤的反应难以进行；但当再灌流后，由于分子氧得到供应，故本反应过程重新活跃起来，从而产生大量自由基。心肌缺血再灌流后，如再给予高压氧，可能会进一步加重再灌流性损伤，这是因为溶于膜脂质基质中的氧量增加，可进步激活脂质过氧化反应，从而加重对细胞膜的再灌流损伤。

3. 局部心肌电生理紊乱

心肌再灌注后，由于冲洗作用，使细胞膜电生理功能稍有恢复；但局部心肌传导延缓，室颤阈降低，易形成再灌流折返性心律失常。

4. 代谢产物的大量释放和产生

心肌缺血时，由于氧与血供中断，有氧氧化代谢障碍，酵解加强，致使大量代谢产物如乳酸、脂酰肉毒碱和脂酰辅酶 A 等蓄积；另外细胞内钾外逸，细胞外钾增加。当缺血心肌一旦获得再灌流后，上述物质被突然冲洗和释放，从而引起电位的急剧不稳定，使室颤阈值降低及心肌不应期缩短，为再灌流心律失常的发生提供了电生理基础。

（程　标）

第四节　冠状动脉生理功能评价

一、冠脉血流储备

（一）定义

冠脉血流储备（CFR）是反映冠状动脉血流动力学的主要指标，是指处于最大扩张状态下的冠脉血流量与基础状态下冠脉血流量的比值，其反应了冠状动脉循环潜在的供血能力。

（二）CFR 的意义

CFR 正常值为 3.5～5，造影正常的具有胸痛以及冠心病危险因素的成人中所测 CFR 值 2.7±0.6。

CFR<2 其诊断可逆性心肌缺血的敏感度为 86%～92%，其诊断特异性为 89%～100%，准确度为 89%～96%，CFR 受心外膜血管和微循环两者的共同影响。当 CFR 异常时，无法区分是何种因素异常，故临床上应用时，适用于评价冠脉没有狭窄时的微循环功能（如 X 综合征）。

CFR 也可用来评价急性心梗患者的微循环状况，有研究把 CFR>1.3 作为微循环正常的临界值。相对 CFR（rCFR）这样一个概念，rCFR 是具有狭窄的冠脉的最大血流和正常冠脉的最大血流之比，其正常值 0.8～1.0。研究表明，rCFR 不受血压和心率的影响。

rCFR 局限性，rCFR 测定的前提是各部分心肌的微循环功能必须是一致的，因此，对于心梗后以及左室局限活动异常，心肌纤维化的患者，rCFR 没有意义。对三支病变因无法找到正常参考血管，也无法正常计算 rCFR。

二、血流储备分数

血流储备分数（FFR）评估病变对冠脉生理的影响，应用于各种冠脉疾病甚至复杂病变中以评估病变和指导 PCI 治疗。FFR 不受血流动力学因素（如血压、心率以及心肌收缩力等）影响，可用于多支血管病变且重复性较好，其临床应用广泛。FFR 不足：如急性心梗、微循环病变、左室肥厚、左房压高（>10 mmHg）的患者中，FFR 结果与病变狭窄程度不符等。另外，如果注射腺苷剂量不足，可能会低估病变。

目前对于无相关缺血客观依据或影像学检查与无创功能性检查结果不一致的临界值病变推荐采用 FFR 指导介入治疗。对于 FFR<0.75 的病变进行再血管化治疗，而

FFR>0.80 的病变可积极药物治疗，在 FFR 居于 0.75～0.80，建议增加充血药物剂量重复检查，如仍然为 0.75～0.80，则由术者综合患者整体情况选择治疗方案，就目前证据而言，FFR 0.75～0.80 的病变，积极血运重建的策略似乎更具优势。

FFR 常用于临界病变、多支血管病变、左主干病变、分叉病变、串联病变、弥漫性病变、急性冠脉综合征。

三、微循环阻力指数

微循环阻力指数（IMR）是指特异性反映冠脉微循环阻力的指标，通过温度稀释法测出冠脉血流和微循环两端的压力阶差，压力阶差除以血流速度就是微循环的阻力指数，正常值<25，>30 视为异常。

IMR 的意义：

因 CFR 两大缺点：①CFR 评估整个冠脉系统的血流情况，包括心外膜血管和微循环；②CFR 受血流动力学（如血压、心率等）的影响。IMR 评估微循环功能有其优越性，目前 IMR 用于随访心肌梗死，评价心脏移植以及对于影响微循环病变（如糖尿病、高胆固醇血症等）的药物治疗的随访等。

IMR 在评估患者是否存在微循环功能障碍方面可特异性地反映冠脉微循环功能状况，不受心外膜狭窄血管的影响，包括：①评估 AMI 患者预后；②预测 AMI 患者早期心力衰竭；③IMR 也可以作为一些研究的中间指标，较临床终点指标敏感；IMR 是目前较公认的定量评价冠脉微循环状态的有创方法。

FFR、CFR、IMR 三者结合，将为冠心病患者的诊治提出更加合理的决策。

第五节　老年人心血管系统的解剖生理特征

随着人体老化的进程，同其他器官一样，老年人的心血管系统在解剖、组织结构及生理功能上都发生衰老性改变。了解老年人心血管系统的解剖及生理变化特点，对临床工作者正确理解和处理老年心血管问题至为重要。心脏老化又称"老化心""老年心"等。心脏老化的过程从心肌组织的超微结构开始，最终导致大体解剖形态变化，并进而影响心脏生理功能的改变。与心血管系统有关的生物衰老、微调能力降低，即老化，表现在生理储备能力降低和脆性增加，导致生存能力下降。衰老本身不致病，但降低发病门槛，加快降低发病的阈值，增龄应对内外攻击的易损性增加。衰老与明确有定义的已知疾病无关。衰老与高血压、动脉粥样硬化不同，但衰老对亚临床疾病影响有关。增龄又因活动减少、肥胖，与生活方式、疾病相关，对正常衰老的认识意义重大。

一、心脏重量的变化

研究证实，心脏不同于其他器官，重量是随着年龄而增加的。Lingbach 通过对

7112 例不同年龄心脏正常患者的尸检，结果发现 30 岁以后男性心脏重量每年增加 1 g，女性每年增加 1.5 g，平均重量可分别达到 400 g 和 350 g，但 90 岁以后心脏重量可减少。女性心脏重量的增加发生在 40~70 岁，可能与绝经期血压轻度升高有关，年龄和性别对心脏重量的影响可能部分受性激素的调节。左心室和右心室游离壁的厚度与年龄的关系是相对不变的，而室间隔厚度在男性或女性中都随年龄增长有所增长。

二、心腔的变化

老年人心脏从基底到顶点的长度变短，主动脉根部右移和扩张，左心房扩大，心脏的几何形状发生改变，使二尖瓣腱索失去作用，后叶轻度突出貌似二尖瓣脱垂。但老年人左心室容积与各年龄组相比，变化不大。增龄在左心室收缩期和舒张期内径大小变化不大，或许略有减少，左心房在年龄（30~70 岁）随年龄增长而明显增长，左房大常导致房颤。

三、心包膜、心内膜及心瓣膜的变化

老年人心包膜下的脂肪沉着增加，分布不均匀，心包胶原束随年龄增长而变直，心包变厚、僵硬而使老年人左心室舒张期顺应性降低。增龄是导致心包胶原的波状带变质，心包也会增厚导致心包变硬，影响老年人心脏舒张期顺应性，增龄心包膜、心外膜脂肪层增加，特别是在女性和肥胖人群中，UCG 中的无回音区域和 X 线下表现类似于心包渗出液。

老年人心内膜包括瓣叶、瓣环及其纤维支架，由于长期受血流压力和应力的影响可出现进行性增厚，主要累及左侧房室，因该部位在人的一生当中承受着较右侧房室更大的血流压力。老化心瓣膜的增厚以瓣膜关闭的边缘部分最明显，呈结节性增厚，瓣膜基底部增厚和钙化，瓣膜联合处可发生粘连。

主动脉瓣由于受血流影响最大，改变也最明显，除瓣膜增厚及僵硬外，另一个主要变化为钙化。二尖瓣的改变较主动脉瓣轻，二尖瓣环的钙化在 70 岁前不多见，但 90 岁以上的女性，40％伴有此改变，男女之比为 1∶4。由于二尖瓣环与房室结及房室束相近，二尖瓣环钙化的老年人房室传导阻滞的发生率较高。由于受血流动力影响较轻，三尖瓣虽可出现类似二尖瓣的改变，但较轻。肺动脉瓣即使到 90~100 岁，也可保持其透明及柔韧性。上述瓣膜改变可单独或合并存在。据研究，80 岁左右老年人 90％有老年性瓣膜关闭不全。二尖瓣及主动脉瓣改变均可出现收缩期或舒张期杂音，或类似联合瓣膜病杂音。但瓣膜老化不及后天性器质瓣膜病对血流动力学的影响大，在临床上无重要意义。但在有器质性瓣膜病或伴发其他前后负荷突然增加时，更易发生充血性心力衰竭。主动脉瓣、二尖瓣增厚，瓣膜叶和瓣环中胶原的沉积和变性，脂质的聚集和钙化。超声心动图（UCG）显示主动脉瓣硬化、瓣膜增厚，但并不伴有影响血流动力学障碍，主动脉瓣的退行性钙化可能导致主动脉瓣狭窄，这也是目前被认为引起需要瓣膜手术的主动脉瓣狭窄的最常见原因。与年龄有关的钙沉积聚集在二尖瓣环，

UCG 显示，二尖瓣钙化与二尖瓣反流的程度有关系，但与二尖瓣狭窄几乎无关，二尖瓣钙化与房室传导阻滞和束支传导阻滞的高发生率有关。瓣环增龄也会增加，主要在主动脉瓣环，瓣环扩张与年龄相关的瓣膜反流程度随年龄增加而增加，年龄是单独主动脉反流的最强的危险因素。特发性主动脉瓣环扩张是主动脉反流的常见原因。主动脉直径随增龄也可增加，尤其是主动脉根部，在 30～70 岁可以增加 22%。

增龄可导致系统收缩压和动脉阻力增加，在老年人终末期肾衰竭患者常出现主动脉瓣前叶、二尖瓣环和冠状动脉的心脏钙化三联症，也称老年型钙化综合征。

总之，老年人增龄心脏几何构型尤其是心腔变化，如：长轴缩短，收缩期舒张期左室内径的轻微减小，主动脉根部扩张和右移，左房扩大以及二尖瓣钙化，主动脉瓣反流等。

四、心脏传导系统的老化

心脏传导系统的老化使细胞数量减少，而出现纤维化、脂肪浸润，特殊传导组织发生损失。自 50～60 岁起窦房结和结间束内的起搏细胞数量减少，至 75 岁的老年人，心脏起搏细胞可减少到仅及青壮年期的 10% 以下，纤维也明显减少，代之以胶原、弹性纤维组织的增加。70 岁左右时房室结开始出现脂肪浸润，至 90 岁时可达 18%，脂肪细胞浸润由结的外周向中间及深层细胞侵入结内，结中央纤维发生胶原硬化。房室束及束支的变化与房室结基本相同，传导纤维丧失一半以上，脂肪浸润出现较晚，侵入传导束内的脂肪细胞多为单个细胞分散存在，较少形成脂肪团块或条带，纤维增生程度远较房室结轻。老年人传导系统的这些改变，可增加心脏传导阻滞、窦房暂停的发生率，心率偏慢。窦房结体积随着年龄的增长逐渐减少，起搏细胞的数量逐渐减少（70 岁时可减少 90%），而大部分被脂肪细胞所取代，房室结的细胞适当减少，远端传导系统轻微减少，老年窦房结对钙通道阻断药的敏感性增加。

五、老年性心脏淀粉样变

与年龄有关的心脏淀粉样物质的蓄积已被公认。60 岁以前不多见，以后随增龄而增加。淀粉样变性可沉积于传导系统的各个部位。累及老年人的心脏淀粉样变性有三种特殊类型：单纯的心房淀粉样变性、主动脉淀粉样变性、老年全身性淀粉样变性。心房的淀粉样物质主要沉积于心内膜下，而心室的淀粉样物质主要沉积于围绕心肌纤维的间质中。在冠状动脉，淀粉样物质主要沉积于其内膜和中层，以弥漫性病变为主。对于老年性心力衰竭、心律失常患者，应考虑到心脏淀粉样变性的存在。老年心脏的淀粉样变性，多在 90 岁以上人群的心脏中，60 岁之前这种变化并不普遍，它可以参与左室的舒张功能降低。

六、心肌细胞的老化

1. 心肌细胞肥大，被认为是压力反射和后负荷增加的反应之一，与年龄有关的细胞肥大标志着消耗的过程。

2. 心肌细胞变性，年龄增长导致的心肌细胞损失（细胞凋亡和细胞坏死）要比心脏再生能力强，人一生中，心脏的心肌细胞的总数减少 50%。

老年人心脏在形态、功能及代谢方面与青壮年人心脏差别的背景是心肌细胞的老化。有学者认为，老年心脏的特点是心肌损耗的复合体。

（一）脏器及组织水平上老年人心脏的形态学特点

正常心肌结缔组织占 20%～30%。心肌结缔组织含量是否随增龄而变化仍有争议。有研究发现，心肌纤维化灶在 1 cm² 以下时只与年龄因素有关；在 3 cm² 以上时与冠状动脉硬化有关。但微小纤维化灶也可见于青年人心肌炎以后的心肌，此种状态可能保持至老年。心肌中弥漫纤维化灶，表现为间质胶原的增加，虽然缺血和高血压都可以加速纤维化过程，但是纤维化与它们任何一个都没有独立的联系。

老年心脏的任何部位均可发生脂肪浸润，但以右心室、右心房明显，几乎波及心壁的全层，甚至形成脂肪心。严重的脂肪心可能成为过度体力负荷时引起心脏性猝死的原因。脂肪心的严重程度可分为：Ⅰ级（轻度），靠心外膜侧 1/3 的心室壁有脂肪浸润；Ⅱ级（中度），靠心外膜侧 2/3 的心室壁有脂肪浸润；Ⅱ级（重度），整个心室壁直至心内膜均有脂肪浸润。脂肪心的严重程度，一般随增龄而加重。

（二）老年心脏的心肌间质变化

心肌内血管动脉硬化一般随增龄而加重，尤以冠状动脉明显。70 岁以上老年人都有中等动脉、小动脉或微动脉内膜增厚。此肥厚系细胞和纤维性内膜与内膜透明样变性所致，部分内膜向腔内突出形成"垫样损伤"。此变化血管易受血流异常、血液凝固和纤维蛋白溶解等因素的影响，从而使血小板易黏附在血管壁上，形成血栓。

七、血管的老化

（一）动脉结构的衰老变化

血管硬变增加，钙化增加，尤其心内膜下明显。随年龄的增长，主动脉脉内直径、长度和壁厚均增加，可导致弯曲扩张和右移的主动脉，在 X 线胸片中可见。

（二）老年的动脉血管的功能改变

氧化亚氮（NO）是一种心血管扩张药，老年血管 NO 酶活性高，但产生 NO 较少。老年主动脉对 NO 的直接供体（硝普钠）呈现舒张性，但对通过 NO 介导发挥作用的试剂（乙酰胆碱）的反应却不敏感，也许减少精氨酸蛋白表达从而减弱衰老引起的动脉功能改变，可望是个有前途的领域。与年轻人比，老年人的动脉是收缩且僵直。

动脉壁硬变可以通过无创的脉冲速度（PWV）、收缩压等测量，PWV 在 20～80 岁的增加 2 倍，且独立于血压变化。增强指数是另一个反映动脉硬化度指标，从 20～80 岁增长 4 倍，说明收缩压随年龄的增长而增加。

Framingham 研究中，男性 60 岁以前收缩压每 10 年升高 5 mmHg，60 岁以后收缩压每 10 年升高 10 mmHg，舒张压性别变化不大，在 70~80 mmHg。随着年龄增长，运动能力下降，左室负荷增加，外周血流分布的改变，可能是其机制。这些变化减少了顺应性，增加了血管阻力，从而导致收缩压升高，但对舒张压无明显影响。

（三）衰老和动脉粥样硬化

衰老引起的动脉硬化不同于动脉粥样硬化，区别是与增龄引起的整个血管均一的变化相比，动脉粥样硬化表现是非均一的、复杂的。衰老可引起血管管腔扩张，而动脉粥样硬化（AS）则相对管腔变窄，AS 的严重程度与血液湍流和剪切力有关。而年龄相关的变化无此关系，总之，衰老引起的动脉硬化，与通常所讲的动脉粥样硬化有差别。糖尿病（DM）、动脉粥样硬化（AS）增加血管硬度，加之年龄 PWV、SBP、DBP 对心脏影响会成倍增高。主动脉粥样硬化的其他表现，SBP 增加、脉压大、易卒中、肾衰竭和心脏疾病等危险因素外，脉压波导致左室肥厚，心肌早期纤维化。

小结如下：

• 心脏的几何形状发生改变，使二尖瓣腱索失去作用，后叶轻度突出貌似二尖瓣脱垂。

• 老化心瓣膜的增厚以瓣膜关闭的边缘部分最明显，呈结节性增厚，瓣膜基底部增厚和钙化，瓣膜联合处可发生粘连。

• 二尖瓣环的钙化在 70 岁前不多见，但 90 岁以上的女性，40% 伴有此改变，男女之比为 1∶4。二尖瓣环钙化的老年人房室传导阻滞的发生率较高。

• 80 岁左右老年人 90% 有老年性瓣膜关闭不全。二尖瓣及主动脉瓣改变均可出现收缩期或舒张期杂音，或类似联合瓣膜病杂音。

• 瓣膜老化不及后天性器质瓣膜病对血流动力学的影响大，在临床上无重要意义。但在有器质性瓣膜病或伴发其他前后负荷突然增加时，更易发生充血性心力衰竭。

• 心包变厚、僵硬而使老年人左心室舒张期顺应性降低。

• 75 岁的老年人，心脏起搏细胞可减少到仅及青壮年期的 10% 以下。

• 房室束及束支的变化与房室结基本相同，传导纤维丧失一半以上。

• 老年人传导系统的这些改变，可增加心脏传导阻滞、窦房暂停的发生率，心率偏慢。

• 对于老年性心力衰竭、心律失常患者，应考虑到心脏淀粉样变性的存在。

• 70 岁以上老年人都有中等动脉、小动脉或微动脉内膜增厚。

（程　标）

第六节　老年人心血管系统的功能老化特点

随着增龄，心脏及血管的解剖组织老化必将引起心血管功能的变化。

一、心室顺应性的变化

衰老时心脏的胶原沉积增多被认为是衰老时心室顺应性下降的原因，可在心前区闻及第四心音，休息时左心室充盈压可正常，甚至与年轻人相同。20~80岁，舒张早期的充盈率可下降达50％，而且老年人在调整体位以及改变静脉回流时，舒张终末期容量亦发生改变，这也是心室顺应性降低所致。因此，与年龄相关的心脏肥厚和左心室顺应性降低，使老年心脏与高血压病性心脏改变相似。

舒张功能改变，E/A比值降低，研究表明，左室舒张期充盈度的改变，是衰老的原始生物作用还是老龄化的人类心脏的本质表现，不能用其他生理和病理学解释。正常老年人（65~100岁），E/A，女性0.65~1.45，男性，0.64~1.56，在此范围外与年龄无关。对交感神经刺激引起的收缩性和舒张性反应也随年龄增长而降低，心房性奔马律（S_4）在75岁以上的老年人体格检查中是经常见到的，改变的舒张期充盈度或许在正常老年受试者活动能力下降中发挥重要作用，表现为舒张性心力衰竭阈值越低，老年人心力衰竭的预后越差。

二、心排出量的增龄性变化

心脏输出的血液量是衡量心脏功能的基本指标。由于研究对象的选择及所采取的方法不一样，有关运动时心脏功能的变化，结论不一致。老年人进行用力运动时，心率增加减少。对60~80岁，且除外隐性冠心病的老年人，研究表明静止时心脏容量和心排出量不降低；运动时每搏量增加大于年轻人，以代偿心率增加幅度的减少。最大心排出量由于心排出量增加得到代偿，无增龄性下降。近年来，超声心动图和放射性核素技术为研究老年人的心功能提供了简单、精确的无创性手段

三、心肌收缩力的增龄性变化

老年人左心室射血时间及射血前期均随增龄而延长，舒张期在某种程度上缩短，左心室内压最大上升速率减少，由于心脏的神经调控能力随着增龄而减少，心脏合成的去甲肾上腺素极少，因此单位心肌组织的儿茶酚胺含量少于年轻人。已知衰老心脏对压力的承受能力较年轻人差。EF、FS等左室收缩性指标的检测，不存在年龄相关性改变，在老年人群室壁运动异常不被考虑为一种正常现象，老年人中意外室壁运动异常，女性约0.4％，男性约0.5％。增龄对心力衰竭的患病率和病死率增加，因心肌梗死机制与衰老无关，但全身应激反应受损是因为衰老。同样，老年人耐受急性高血压的能力也降低。老年心衰对药物如阿托品、β受体激动剂等敏感性降低，HFpEF在老年人中常见，与舒张功能、高血压和动脉硬化相关。

四、心脏瓣膜功能的增龄性变化

除非合并器质性心脏病，单纯随着增龄而出现的瓣膜增厚和僵硬，一般不引起严重的血流动力学障碍。在某些老年人，超声心动图上可见二尖瓣前叶 EF 斜率下降。EF 斜率下降除提示左心室舒张早期充盈率下降外，也与瓣膜本身变化有关。关于瓣膜在增龄时解剖变化已如前述。

五、增龄时需氧能力的变化

（一）年龄与最大耗氧量

用最大耗氧量（VO_2max）估测某一指定年龄个体限制需氧工作能力的因素尚有争论，而且不同年龄的个体是否受相同的因素限制，尚不清楚。VO_2max 的定义是在两个连续的工作负荷中，耗氧量呈高稳定状态。随着成年人的年龄增长，最大做功能力降低随生活方式、身体状况和存在显性或隐性疾病而不同。

（二）与年龄有关

VO_2max 下降的因素随着年龄增长，肌肉重量可减少，老年人减少 $10\%\sim12\%$，即使体重不变，肌肉重量仍降低。按总体重 VO_2max 标准化，却不能精确说明肌肉重量的差异。除非肌肉重量的年龄差异或运动时分流到肌肉中的血液被除外，否则氧耗量峰值降低，不能认为是与年龄有关的中枢循环功能的降低，因为在运动期间，肌肉利用的氧气和血流增加 10 倍以上。

六、增龄时窦房结功能的变化

随着最大心率对张力反应的减弱，窦房结的自主性也减弱。随着增龄，窦房结纤维组织增加，结内肌纤维减少。一般认为，窦房结的自动性是结内肌纤维的功能，这可以解释随着年龄增长，结内肌纤维减少而致心率或心律紊乱，或因窦房结的减慢使其他部位易发生心律失常。老年人休息时心率下降，40 岁时平均 72 次/分，50 岁时 68 次/分，60 岁时 66 次/分，70 岁时 62 次/分，80 岁时则 59 次/分。老年人运动时最大心率也随年龄而下降，运动后恢复到静息心率的时间延长。经食管心房起搏测定，健康老年人窦房结恢复时间为 $(1\,057.34\pm191.49)$ ms，而青年人为 (960.98 ± 149.43) ms，$P<0.01$；窦房结传导时间用期前收缩心房刺激法测定，老年人为 (152.5 ± 41.13) ms，青年人为 (106.67 ± 15.28) ms，$P<0.01$。

七、增龄时心肌的生物电活动

衰老时，心律变化与窦房结的易变性及自动性功能降低有关。一方面，窦房结自动性功能的降低具有适应特征，能防止心脏过度紧张；另一方面，限制了其可能有的功能。老年人各代谢器官功能衰退，内环境稳定能力降低，易出现能量代谢和酸、碱、电解质等物质代谢紊乱。在老年人自律传导性系统退行性变的基础上易出现异位兴奋性及低位节律点兴奋性增高、传导障碍等心律失常。

八、增龄时心率调节的变化

（一）静息心率

前面已述，随着增龄，老年人静息心率有所下降。但老年人心率变化的范围可很大，因此，一般较难通过老年人的脉搏记录估测急性感染的发病。随着年龄的增长，最高心率下降。老年人由于化学感受器及压力感受器的敏感性减弱，以及迷走神经张力的增强，使其通过反射来控制心率的情况有所改变。低氧血症和高碳酸血症引起的心率增快敏感性较成年人为小。

（二）应激心率

老年人对 β 受体兴奋性、异丙肾上腺素的正性变时性心率效应的反应性降低，35岁以下受试者的心率加速反应能力较 50 岁以上者高出 4.6 倍。老年异丙肾上腺素心动过速效应的减退，可能为其对该药减压效应的反射性代偿能力降低之故。双侧迷走神经阻断后，低龄鼠产生的心动过速效应较老龄鼠更为明显；而毒蕈碱激动剂的致心动过缓作用亦以低龄鼠反应明显，提示老年迷走反射性心率变化减退。

男性心率（220－年龄），女性心率乘以 0.85 系数校正。随着年龄每增长 10 岁，固有心率下降 5~6 次/分，所以 80 岁的静息心率并不会比固有心率低。老年人使用阿托品心率增加比年轻人使用阿托品的 1/2 还要少。拟交感药如异丙肾上腺素，年轻人用药后心率增加 25 次/分，老年人只增加 10 次/分。老年人群 24 h 动态心电图发现房性早搏发生率达 88%，在运动实验中，>80 岁的老年人有 50% 出现单纯性室早，这些变化被认为是一个正常衰老过程。

九、心音的变化

心音的强度可反映心肌收缩的力量及开始出现心音时，心腔内压的变化速度，因为这是心音产生的动力。老年人心音强度一般无明显改变。但老年人常有肺气肿、脊柱后侧凸起引起胸廓变形，使老年人心脏位置发生变化，这些因素可使心音强度被掩盖，即使对于无明显心脏疾患或血流动力学异常改变的老年人，也会使听诊时心音变弱或变遥远。第一心音分裂者约占 10%，主动脉瓣第二心音较肺动脉瓣响，少数可听到微弱的第四心音。不少老年人在心尖和主动脉瓣区听到柔和的吹风样收缩期杂音。

十、冠脉循环的增龄性变化

伴随着增龄，可发生多种血流动力学变化，进而影响冠脉循环。主要有主动脉压、心排出量、主动脉或冠脉血管的弹性等。老年时，冠脉血管上分布的交感肾上腺能神经纤维减少，交感神经相对降低而迷走神经相对亢进，同时增龄时窦房结功能下降，因而老年人每搏量一般比年轻人稍减少，运动负荷时的最大每搏量也随着年龄增长而减少，冠脉血流量不能与运动时血流量需求增加相适应。增龄时心排出量的减少除与每搏量减少有关，还与全身骨骼肌的张力和活动度下降有关；与周围静脉回心的血流速度减慢有关，以上均导致心排出量减少，使冠脉循环血量相对减少。

十一、运动中年龄对心血管反应的作用

老年人最大氧耗量下降（$VO_{2\,max}$），每10年下降3％～8％，老年人与年龄相关的运动时心排量下降，$VO_{2\,max}$下降幅度为40％。研究发现，心排量、EF和舒张末期容积随年龄增长并不改变或轻微降低趋势。Frank－Starling储备的年龄相关性下降，与在老年人中观察到的增加的左室舒张期硬度是一致的。老年人每搏量下降，与舒张期容积有关，收缩期储备功能也是随着年龄的增长而降低，减少的每搏量部分也是因为增加的后负荷，与年轻者比，老年人收缩压、主动脉阻力和全身血管阻力在运动过程中是升高的。在对老年冠心病患者评估中，要认识到室壁运动正常的出现是不正常的，即使EF轻微的下降。

增龄时，心肌内冠脉血管床也是相对减少的，正常生理状况下，心肌内冠脉的毛细血管的密度非常大，据测量可达到2 500个/mm²，远远超过骨骼肌。冠脉的储备能力是相当大的，但其能量主要依靠有氧代谢供应，如前所述，由于冠脉的动静脉血氧差已经很大，应激时只能依靠冠状动脉的扩张提高冠脉循环血量，但是老年人由于心肌的纤维化、硬化，小冠状动脉的硬化致使血管床减少，小血管狭窄等使冠脉储备能力明显受损。当机体突然增加活动量，使心肌需氧量在短时间内大大增加时，缺血缺氧的症状会变得突出。

小结如下：

· 与年龄相关的心脏肥厚和左心室顺应性降低，使老年心脏与高血压病性心脏改变相似。

· 老年人左心室射血时间及射血前期均随增龄而延长，心脏的神经调控能力随着增龄而减少，衰老心脏对压力的承受能力较年轻人差。

· 单纯随着增龄而出现的瓣膜增厚和僵硬，一般不引起严重的血流动力学障碍。

· 老年人窦房结恢复时间为（1 057.34±191.49）ms，而青年人为（960.98±149.43）ms，$P<0.01$；窦房结传导时间用期前收缩心房刺激法测定，老年人为（152.5±41.13）ms，青年人为（106.67±15.28）ms，$P<0.01$。

· 老年人各代谢器官功能衰退，内环境稳定能力降低，易出现能量代谢和酸、碱、电解质等物质代谢紊乱。在老年人自律传导性系统退行性变的基础上易出现异位兴奋性及低位节律点兴奋性增高、传导障碍等心律失常。

· 老年人静息心率有所下降。

· 对于无明显心脏疾患或血流动力学异常改变的老年人，也会使听诊时心音变弱或变遥远。第一心音分裂者约占10％，主动脉瓣第二心音较肺动脉瓣响，少数可听到微弱的第四心音。老年人在心尖和主动脉瓣区听到柔和的吹风样收缩期杂音。

· 伴随着增龄，心排出量减少，使冠脉循环血量相对减少。应激心率，老年人对β受体兴奋性、异丙肾上腺素的正性变时性心率效应的反应性降低。

（程　标）

第二章

老年新型冠状病毒肺炎

自 2019 年 12 月新型冠状病毒肺炎（COVID-19）疫情发生以来，确诊病例的危重症人群中老年人居多。我国老年人数量多，老年人免疫功能弱，是传染病的易感人群和高危易发人群。现在正处于疫情防控关键期，国家卫生健康委员会在官网发布《关于做好老年人新型冠状病毒感染肺炎疫情防控工作的通知》。通知指出，本次疫情的危重症人群中老年人居多，要充分认识疫情在老年群体中扩散蔓延的严峻形势，将老年人的疫情防控作为当前的重要工作来抓，尽最大努力减少重症和死亡病例。

第一节　病毒学特征

新型冠状病毒（SARS-CoV-2）是变异的 RNA 病毒，它通过表面的 S-蛋白与人上皮细胞的 ACE2 分子结合，侵入细胞后利用细胞的物质不停地复制繁衍出下一代的病毒。机体炎症反应攻击被病毒感染的肺组织，故出现肺炎改变。患者被感染后 96 个小时左右即可在人呼吸道上皮细胞内发现 SARS-CoV-2。

病毒在离开宿主（人或动物）后，在环境中仍可存活（SARS 的经验是可存活 3 天）。病毒对紫外线和热敏感，56℃ 30 分钟、乙醚、75％乙醇、含氯消毒剂、过氧乙酸和氯仿等脂溶剂均可有效灭活病毒。我们可以针对病毒的这些特性，对不同的物品选择合适的方式进行消杀。

第二节　流行病学

与非传染慢性病相比，传染病一定有传染源、传播途径和易感人群。了解流行病学特点，就是为了从这三个方面阻断。

目前所见传染源主要是新型冠状病毒感染的患者，无症状感染者也可能成为传染源。居家隔离的意义就在于，避免处于感染潜伏期的人群传播病毒。

经呼吸道飞沫和接触传播是主要的传播途径。在相对封闭的环境中长时间暴露于高浓度气溶胶情况下存在经气溶胶传播的可能。患者的呼吸道飞沫混合在空气中，形成气溶胶，被他人吸入后也可导致感染；若飞沫沉积在物品表面，可通过直接接触污染人的手，污染的手再接触口腔、鼻腔、眼睛等黏膜，如挖鼻孔、揉眼睛等，也可导致感染,从而进行传播,所以勤洗手、勤通风、及时消毒物品表面很有必要。对于阻断粪口传播,主要的方式是对食物、饮水做加热处理。餐前一定要洗手,不要生食、所有食物都煮熟、水要煮开、餐具要餐前消毒。冲水时要盖好马桶盖,避免粪便中的病毒传播。厕所必须要通风。

人群普遍易感。老年人因为免疫功能退化,呼吸道纤毛运动能力减低,巨噬细胞等免疫细胞功能减退,故易感性增加。患有基础疾病特别是高血压、冠心病、糖尿病的老年人,一旦感染容易发展为重症。因此合并基础疾病的患者在新型冠状病毒肺炎死亡患者中占到较大比例。

第三节 发病机制

SARS-CoV-2 感染人体方式与 SARS 类似;SARS 病毒的 S-蛋白通过与人的 ACE2 蛋白相互结合来感染人的呼吸道上皮(ACE2 在呼吸道和消化道最丰富);已经证明的 SARS 病毒 S-蛋白与 ACE2 互作的 5 个关键氨基酸,在 SARS-CoV-2 中有 4 个发生变异,但变化后的氨基酸,却整体性上非常完美的维持了 SARS 病毒 S-蛋白与 ACE2 蛋白互作的原结构构象,对人体蛋白的互作区(RBD 区)的结合自由能仍然非常强大。新型冠状病毒感染后人体免疫系统激活,炎症反应启动,炎症细胞趋化,炎症因子渗出,出现肺实变。

第四节 临床表现

基于目前的流行病学调查,新型冠状病毒肺炎潜伏期 1～14 d,多为 3～7 d。在钟南山院士团队的观察病例中疾病潜伏期中位数只有 3 d,最长达到了 24 d,不能排除"超级传播者"的存在。新型冠状病毒感染者以发热、乏力、干咳为主要表现。部分患者仅低热、轻度乏力等 1 周左右痊愈,少数患者伴有鼻塞、流涕、咽痛和腹泻等症状。重症患者多在发病一周后出现呼吸困难和/或低氧血症,严重者快速进展为急性呼吸窘迫综合征、脓毒症休克、难以纠正的代谢性酸中毒和出凝血功能障碍。值得注意的是重症、危重症患者病程中可为中低热,甚至无明显发热。钟南山院士团队基于目前最大规模样本分析发现只有 43.8%患者在早期表现出了发热症状,但住院后出现发热症状的占 87.9%。他们还在论文中指出,检测新型冠状病毒感染患者病例,不能过分侧重于是否发烧。

老年人临床表现可能不典型,可出现以谵妄、意识障碍等症状为首发或早发症状。随着确诊病例的不断上升,逐渐出现了以心血管系统症状,如心慌、胸闷等为首发症状就诊的新型冠状病毒肺炎患者。在新型冠状病毒肺炎患者中约有 12%的患者被诊断为病毒相关的心脏损伤。患有基础疾病的老年人更加容易感染新型冠状病毒,特别是高血压、冠心病、糖尿病的患者,且一旦感染容易发展为重症,这可能是由于患者心脏储备功能较差,对重症肺炎的耐受力更低,更容易发生血压波动、心衰、心律失常,导致病情恶化。

新型冠状病毒感染可能成为慢性病急性加重的诱因，如冠心病患者出现胸闷、心悸的不稳定心绞痛表现，心衰患者出现心累气紧加重表现。心脑血管疾病加重后致死率增高，这并非病毒感染直接导致。

合并多种慢性病的老年人群，各器官功能储备差。如合并冠心病、老年心脏瓣膜病的患者心功能差、合并慢支炎肺气肿的患者肺功能差、合并衰弱肌少、营养不良等老年综合征的老年人身体整体储备能力差，故新冠病毒肺炎容易发展为重症肺炎，而老年人用药过程中的肝肾易损性增加，所以更容易发生多器官功能不全，最终导致病情恶化。

第五节　体格检查

轻症患者可无阳性体征；重症患者可出现呼吸急促，双肺闻及湿啰音，呼吸音减弱，叩诊呈浊音，触觉语颤增强或减弱等。

第六节　实验室检查

实验室检查方面，发病早期外周血白细胞总数正常或减低，淋巴细胞计数减少，部分患者可出现肝酶、LDH、肌酶和肌红蛋白增高；部分危重者可见肌钙蛋白增高。多数患者C反应蛋白（CRP）和血沉升高，降钙素原正常。老年人的免疫力低，可能在新型冠状病毒感染的基础上合并细菌感染，出现降钙素原升高等细菌感染的表现。严重者D-二聚体升高、外周血淋巴细胞进行性减少。在鼻咽拭子、痰、下呼吸道分泌物、血液、粪便等标本中可检测出新型冠状病毒核酸。为提高核酸检测阳性率，建议尽可能留取痰液，实施气管插管患者采集下呼吸道分泌物，标本采集后尽快送检。

第七节　影像学检查

因患者年龄、免疫力、扫描时所处的病程节段、基础疾病及药物干预而异，其影像学表现病灶主要分布（胸膜下、沿支气管血管束为主，可分布于胸膜下、亚段、段、叶、多叶、跨叶、双侧肺）、数量（3个以上多发病灶多见、偶有单发或双病灶）、形状（斑片状、大片状、结节状、团状、蜂窝样或网格状、条索状等）、密度（多不均匀，呈磨玻璃密度与小叶间隔增厚混杂铺路石样改变、实变及支气管壁增厚等）及伴发征象（充气支气管征、极少数病例出现少量胸腔积液和纵隔淋巴结肿大等）各异。多数患者胸部影像学方面，早期呈现多发小斑片影及间质改变，以肺外带明显。进而发展为双肺多发磨玻璃影、浸润影，间质增厚，可见铺路石征，未受累的肺正常，严重者可出现肺实变，结节伴晕征及胸腔积液少见，支气管改变，淋巴结大罕见。总之，新型冠状病毒肺炎早期表现刺梨征与晕结征，中期表现灰雪征与石膏征，晚期表现蝙蝠翼征象；严重程度由云絮征象向石膏征象发展，非对称或对称地在胸膜下的肺外周带梯形及环带状分布；病变发展路径即肺实质－肺间质－全器官－ARDS；孤立与多发刺梨征与蝙蝠翼征为特征性CT表现。

武汉大学中南医院一线数据分享：

一、典型CT/X线影像表现

1. 双肺多发、斑片状、亚段或节段性磨玻璃密度影，被细网格状或小蜂窝样小叶间隔增厚分隔成"铺路石样"改变，CT扫描层厚越薄，磨玻璃密度影与小间隔增厚显示越清晰；高分辨率CT（HRCT）呈现细网格状或小蜂窝样小叶间隔增厚内稍高密度磨玻璃密度改变、边缘模糊。X线分辨率较CT差，基本上表现为边缘模糊的磨玻璃密度影（图2-1）。

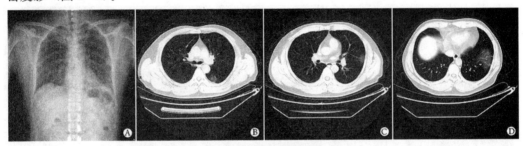

图2-1 典型CT/X线影像表现（一）

2. 双肺多发、斑片状或大片状实变，并少许网格样或蜂窝状小叶间隔增厚，以中下叶为著，老年人或重症患者多见（图2-2）。

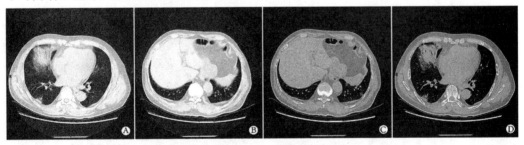

图2-2 典型CT/X线影像表现（二）

3. 新型冠状病毒肺炎CT特异性征象：刺梨征、晕结征、云絮征、灰雪征、石膏征、蝙蝠翼征、白肺征、刀鞘征、支气管及血管集束征（图2-3）。

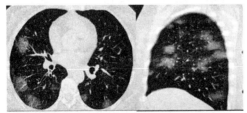
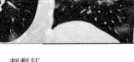
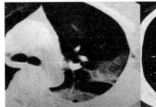
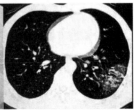

刺梨征　　　　　　　　　　　　　　灰雪征

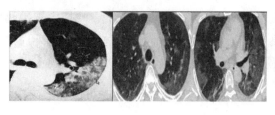 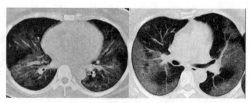

石膏征   蝙蝠翼征

图 2-3　新型冠状病毒肺炎 CT 特异性征象

二、不典型 CT/X 线影像表现

1. 双肺单发、多发或广泛胸膜下网格样或蜂窝样小叶间隔增厚、支气管壁增厚、迂曲粗条索影，可见散在数个斑片状实变，偶尔可伴有少量胸腔积液或纵隔淋巴结增大，多见于老年人（图 2-4）。

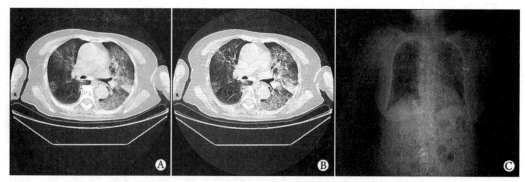

图 2-4　不典型 CT/X 线影像表现（一）

2. 单发或多发小叶中心实性结节或实变、周围围绕磨玻璃密度影（图 2-5）。

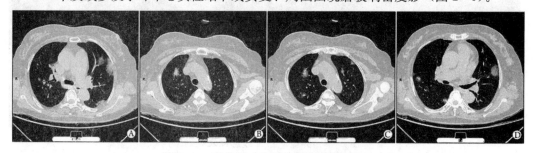

图 2-5　不典型 CT/X 线影像表现（二）

三、CT 影像分期因发病时间及机体对病毒反应而不同的分期

1. 超早期

通常指曾暴露于病毒污染环境中（与患者接触史、家庭、单位或医务人员聚集性发病环境内）1~2 周内尚无任何临床表现、实验室检查阴性和咽拭子 SARS-CoV-2 阳性。主要影像表现为单发、双发或散在数个局灶性磨玻璃密度影、小叶中心结节及周围环绕斑片状磨玻璃密度影、斑片状实变影及其内见支气管充气征等，以中下叶胸

膜下为著（图2-6）。

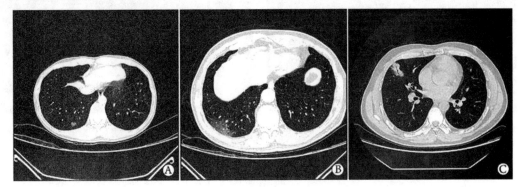

图2-6 超早期CT影像

2. 早期

指出现临床表现（发热、咳嗽、干咳等）后1~3 d，此期病理学机制为肺泡间隔毛细血管扩张充血、肺泡腔内液体渗出和小叶间隔间质水肿。表现为单发或散在多发斑片状或团状磨玻璃密度影，被蜂窝样或网格样增厚小叶间隔分隔（图2-7）。

3. 快速进展期

出现临床表现后第3~7 d，此期病理学机制为肺泡腔内聚集大量富细胞渗出液、间质内血管扩张渗出、二者均导致肺泡及间质水肿进一步加重，纤维素样渗出经肺泡间隔将每个肺泡联通起来形成融合态势。CT表现为融合大片较淡的实变影、其内可见充气支气管征（图2-8）。

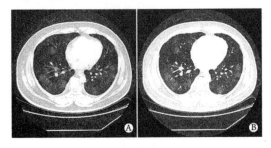

图2-7 早期CT影像

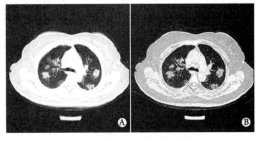

图2-8 快速进展期CT影像

4. 实变期

出现临床表现7~14 d，此期主要病理机制应该是肺泡腔纤维素性渗出、肺泡壁毛细血管充血消退。CT影像学表现为多发斑片状实变密度、范围较上一期稍缩小（图2-9）。

5. 消散期

出现临床表现2~3周内、病变范围进一步缩小。CT表现为斑片状实变或条索影，随着时间延长，可见网格状增厚小叶间隔、支气管壁增厚扭曲成条索状及少许散在斑片状实变（图2-10）。

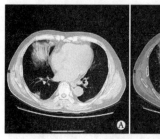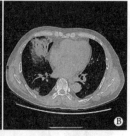
图 2-9　实变期 CT 影像

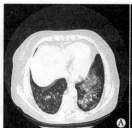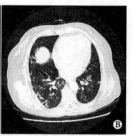
图 2-10　消散期 CT 影像

注：图 1-10 引自《新型冠状病毒（2019-nCoV）感染的肺炎诊疗快速建议指南（标准版）》

钟南山院士发表的研究中发现一些感染患者中存在正常的放射学表现，仅靠 CT 确诊新型冠状病毒感染准确率为 76.4%。

第八节　诊断和评估

一、诊断标准

（一）疑似病例

1. 流行病学史

（1）发病前 14 天内有武汉市及周边地区，或其他有病例报告社区的旅行史或居住史。

（2）发病前 14 天内曾接触过来自武汉市及周边地区，或其他有病例报告社区或有发热或有呼吸道症状的患者。

（3）有聚集性发病。

（4）与新型冠状病毒感染者有接触史。新型冠状病毒感染者是指病原核酸检测阳性。

2. 临床表现

（1）发热和/或呼吸道症状。

（2）具有肺炎影像学特征；早期呈现多发小斑片影及间质改变，以肺外带明显。进而发展为双肺多发磨玻璃影、浸润影，严重者可出现肺实变，胸腔积液少见。

（3）发病早期白细胞总数正常或降低，或淋巴细胞计数减少。

有流行病学史中的任何一条，且符合临床表现中任意 2 条。无明确流行病学史的，符合临床表现中的 3 条。

（二）确诊病例

疑似病例，具备以下病原学证据之一者：

1. 呼吸道标本或血液标本实时荧光 RT-PCR 检测新型冠状病毒核酸阳性。

2. 呼吸道标本或血液标本病毒基因测序，与已知的新型冠状病毒高度同源。

（注意：有确诊病例提示粪便等标本中可检测出新型冠状病毒核酸）

二、临床分型

（一）轻型

临床症状轻微，影像学未见肺炎表现。

（二）普通型

具有发热、呼吸道等症状，影像学可见肺炎表现。高危因素为以下任何一条：持续高热；高龄；有严重基础疾病；前后两次对比肺部 CT 进展迅速。

（三）重型

符合下列任何一条：

1. 呼吸窘迫，RR≥30 次/分。

2. 静息状态下，指氧饱和度≤93％。

3. 动脉血氧分压（PaO_2）/吸氧浓度（FiO_2）≤300 mmHg。

4. 肺部影像学显示 24～48 h 内病灶明显进展＞50％者按重型管理。

（四）危重型。

符合以下情况之一者：

1. 出现呼吸衰竭，且需要机械通气。

2. 出现休克。

3. 合并其他器官功能衰竭需 ICU 监护治疗。

三、鉴别诊断

主要与流感病毒、副流感病毒、腺病毒、呼吸道合胞病毒、鼻病毒、人偏肺病毒、SARS 冠状病毒等其他已知病毒性肺炎鉴别，与肺炎支原体、衣原体肺炎及细菌性肺炎等鉴别。此外，还要与非感染性疾病，如血管炎、皮肌炎和机化性肺炎等鉴别。老年人群，尤其是合并心脏基础疾病患者需要鉴别急性冠脉综合征、心衰等鉴别。

第九节 传染病管理

乙类传染病按甲类报告，2 h 网络直报；疑似立即隔离（单间），间隔 24 h 两次新型冠状病毒核酸检测阴性可以解除隔离；通知院内专家 2 h 会诊后仍考虑疑似，立即采集标本查病毒核酸，并转定点医疗机构；确诊病例转定点医疗机构负压担架和负压救护车转运。

第十节 治疗

一、根据病情确定治疗场所

老年人患病临床表现不典型，且容易发展成为危重症，应高度警惕，只要出现疑似症状，比如发热、咳嗽、咳痰、呼吸困难，甚至仅仅是乏力和纳差，都应该及时佩戴好口罩前往综合性医疗机构发热门诊就近就医。合并多种疾病的老年人医院就诊前，预先在纸上写好慢性、急性诊断和所有用药（包括保健品），携带既往病历（图2-11）。

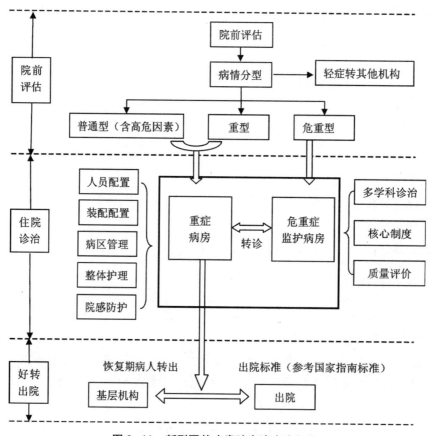

图2-11 新型冠状病毒肺炎诊疗流程图

注：引自《重型新型冠状病毒肺炎诊疗与管理共识》

1. 如果所居住社区未发生疾病社区传播，且无接触史，症状轻微，经咨询医生，可考虑先进行居家隔离。安排通风良好的单间隔离，拒绝一切探视，单独用餐，不共饮共食，老人用物专门准备，和家人共处时应戴口罩。如需照顾，最好固定一位身体健康且无慢性疾病的家庭成员照顾。

2. 疑似及确诊病例应在具备有效隔离条件和防护条件的定点医院隔离治疗，疑似病例应单人单间隔离治疗，确诊病例可多人收治在同一病房。

3. 危重型病例尽早收入 ICU 治疗。

二、治疗措施

1. 一般治疗

轻型和普通型可仅接受一般治疗。

1）卧床休息，保证充足营养及热量，在平时饮食的基础上加量，饮食不足及慢性消耗性基础疾病的老年患者，建议增加商业化肠内营养剂，每天额外能量补充不少于 500 kcal*，多吃新鲜蔬菜水果，保持充足水分摄入；维持内环境稳定，密切监测生命体征、出入量和指氧饱和度。老年患者尤其是合并心脑血管基础疾病的老年患者可能出现心脏损害，建议心电监护，并监测心功能。

2）监测指标：血常规、尿常规、大便常规、CRP、肝肾功能、心肌损伤标志物、凝血功能、血气分析，必要时监测细胞因子，复查胸部影像学。老年患者应定期复查心电图，尽早发现可能的心脏损害。

3）有效氧疗：鼻导管吸氧、面罩给氧、经鼻高流量氧疗。

4）抗病毒治疗：可试用 α 干扰素雾化吸入（成人每次 500 万 U 或相当剂量，加入灭菌注射用水 2 ml，每日 2 次）；"重组人干扰素 ω"喷鼻剂在抗击 SARS 中发挥了关键作用，在目前缺乏特效药物的情况下，部分一线医护人员用来预防感染；洛匹那韦/利托那韦（200 mg/50 mg，每粒）每次 2 粒，每日 2 次、利巴韦林静脉注射（建议与干扰素或洛匹那韦/利托那韦联合应用，成人每次 500 mg/次，每日 2~3 次静脉输注，疗程不超过 10 d）、磷酸氯喹（成人 500 mg，每日 2 次，疗程不超过 10 d）、阿比多尔（成人 200 mg，每日 3 次，疗程不超过 10 d）。要注意洛匹那韦/利托那韦相关腹泻、恶心、呕吐、肝功能损害等不良反应，同时要注意和其他药物的相互作用。对于合并心脑血管疾病的老年患者，不推荐与利伐沙班和阿托伐他汀合用，且可能引起血浆总胆固醇和甘油三酯浓度大幅度升高。抗病毒药物瑞德西韦可以干扰病毒聚合酶，2 期临床实验结果证实该类药物长期使用的安全性，个案报道该类药物可能对新型冠状病毒有效，目前正在中国进行多中心、随机、双盲、对照 Ⅲ 期临床试验，该试验结果将解答瑞德西韦是否具有有效性。

5）抗菌药物治疗：避免盲目或不恰当使用抗菌药物，尤其是联合使用广谱抗菌药物。对于抵抗力差、合并细菌感染的老年患者及时选用合适抗生素。

6）心肌保护治疗：治疗过程中出现急性心肌损伤，可合理应用心肌保护药物，如辅酶 Q、维生素 C、肌酸激酶、极化液等。

7）合并急性心肌梗死治疗流程：对于 NSTEMI 患者，以强化抗栓治疗为主；对

---

* 1 kcal=4.186 kJ。

于 STEMI 患者，首选溶栓治疗，有条件具备负压导管室可在严密防护下进行急诊 PCI 治疗。拟行急诊 PCI 患者在条件允许下可使用负压型救护车将患者转运至有急诊 PCI 资质和指定隔离导管室的定点医院。坚持就近治疗、安全防护、溶栓优先、定点转运、远程会诊的五个原则。

8）心身疾病治疗：患者常存在焦虑恐惧情绪，应进行心理状态评估、疏导和治疗。

2. 特殊治疗

主要针对重型和危重型病例的治疗。

1）治疗原则：在一般治疗基础上，积极防治并发症，治疗基础疾病，预防继发感染，进行器官功能支持。

2）呼吸支持：呼吸支持主要包括氧疗、经鼻高流量氧疗（HFNC）、无创机械通气（NIV）、有创机械通气和体外膜氧合（ECMO）等方式。治疗时根据患者病情的严重程度，采取不同的呼吸支持策略。

（1）PaO_2/FiO_2 200～300 mmHg 时：建议首选 HFNC，也可选择鼻导管或面罩吸氧。HFNC 的加温、加湿功能可以保护气道黏膜，增强黏膜纤毛的清理能力；同时，HFNC 可以通过增加功能性残气量来增加整体区域性呼气末肺阻抗，较之传统氧疗方式具有明显优势。当患者接受标准氧疗（鼻导管或面罩吸氧）后呼吸窘迫和（或）低氧血症无法缓解时，应考虑 HFNC 或 NIV。建议 HFNC 参数设置为流速 40～50 L/min，FiO_2 100%，治疗期间密切观察生命体征和氧合情况。若短时间（2 h）内病情无改善甚至恶化，应及时进行气管插管和有创机械通气。

（2）PaO_2/FiO_2 150～200 mmHg 时：建议首选 NIV。NIV 初始参数设置为吸气相气道正压（IPAP）8～10 cmH_2O^*，呼气相气道正压（EPAP）5～8 cmH_2O，FiO_2 100%。建议行 NIV 时密切观察 2 h，若 Vt≤9 ml/kg 则继续 NIV 治疗，若 Vt>12 ml/kg 则立即停止 NIV 改为气管插管有创机械通气；若 Vt 9～12 ml/kg 则继续 NIV 密切观察 6 h，若 Vt≤9 ml/kg 则继续 NIV，若 Vt>9 ml/kg 则停止 NIV 改为气管插管有创机械通气。

（3）PaO_2/FiO_2<150 mmHg 或初始实施 HFNC 或 NIV 治疗达到气管插管有创机械通气标准时，给予以下措施：①建议气管插管后实施有创机械通气。有创机械通气采用"肺保护性通气策略"。初始设置 Vt 为 6 ml/kg（理想体重）。Vt 设定后在行机械通气时需监测压力指标，将吸气平台压控制在 30 cmH_2O 以下，若平台压>30 cmH_2O，需按照 1 ml/kg 速度逐步降低 Vt，直至吸气平台压<30 cmH_2O 或 Vt 降低至 4 ml/kg。根据 ARDSnet 推荐的 FiO_2 与呼气末正压通气（PEEP）关系，选择合适的 FiO_2 及 PEEP 将 SpO_2 维持在 88%～95%。②建议行肺复张治疗。对于可肺复张的患者均应实

---

* 1 cmH_2O=0.1 kPa。

施肺复张，目前常用的肺复张方法主要有 3 种，建议使用最熟悉的肺复张方法。控制性肺膨胀法：采用持续气道正压方式，设置正压水平为 30～45 cmH$_2$O，持续 30 s；PEEP 递增法：压力控制模式，将气道压力上限设置在 35 cmH$_2$O，将 PEEP 每 30 s 上升 5 cmH$_2$O，高压水平也上升 5 cmH$_2$O，当气道高压达到上限 35 cmH$_2$O 水平时，仅提高 PEEP 水平直至 35 cmH$_2$O，维持 30 s；压力控制法：同时提高高压水平和 PEEP 水平，高压水平一般升至 40～45 cmH$_2$O，PEEP 15～25 cmH$_2$O，维持 1～2 min。③ PaO$_2$/FiO$_2$ 持续在 150 mmHg 以下时建议实施俯卧位通气，通气时间≥12 h。④当保护性肺通气和俯卧位通气效果不佳，存在 FiO$_2$>60%、PaO$_2$/FiO$_2$<100 mmHg、Pplat>35 cmH$_2$O、PaCO$_2$>50 mmHg 且 pH 值<7.25 时，建议行 ECMO 治疗，治疗模式选择应用 VVECMO。

3）ECMO：ECMO 能够为危重型新型冠状病毒肺炎引起的急性呼吸窘迫综合征（ARDS）患者提供挽救性治疗。在没有明显禁忌证并具备辅助指征的情况下应及时启动 ECMO 治疗。ECMO 启动时机：在最优的通气条件下（FiO$_2$≥0.8，潮气量为 6 ml/kg，PEEP≥10 cmH$_2$O），如果无禁忌证，且满足以下条件之一即可启动 ECMO：①PaO$_2$/FiO$_2$<50 mmHg 超过 3 h；②PaO$_2$/FiO$_2$<80 mmHg 超过 6 h；③FiO$_2$=1.0，PaO$_2$/FiO$_2$<100 mmHg；④动脉血 pH 值<7.25 且 PaCO$_2$>60 mmHg 超过 6 h，且呼吸频率>35 次/min；⑤呼吸频率>35 次/分时，血 pH 值<7.2 且平台压>30 cmH$_2$O；⑥严重漏气综合征；⑦合并心源性休克或者心脏骤停。ECMO 没有绝对的禁忌证，然而，仍有一些与 ECMO 预后不良相关的情况，可以认为是相对禁忌证：①合并无法恢复的疾病，如严重大脑功能障碍中枢神经系统严重损伤，恶性肿瘤晚期等；②存在抗凝的禁忌，如新型冠状病毒肺炎引起肝功能衰竭合并严重出凝血功能障碍，大出血，近期出现或者扩大的颅内出血等；③在较高机械通气设置条件下（FiO$_2$>0.9，平台压>30 cmH$_2$O），机械通气 7 d 或更长时间；④年龄，无特定年龄禁忌证，但随着年龄的增长，死亡风险增加；⑤伴有严重多器官功能衰竭；⑥如果需要循环辅助行 VA EC-MO 支持，主动脉瓣中－重度关闭不全，急性主动脉夹层也为禁忌证；⑦药物免疫抑制（中性粒细胞绝对计数<0.4×10^9/L）；⑧存在周围大血管解剖畸形或者病变，无法建立 ECMO 血管通路。

ECMO 模式选择：ECMO 主要有静脉－静脉（VV）和静脉－动脉（VA）两种模式，对于同时存在呼吸循环衰竭的患者需要根据心功能的情况合理选择辅助模式，比如静脉－动脉－静脉（VAV）ECMO 模式，VV ECMO 适用于单纯呼吸衰竭的患者，VA ECMO 可以同时提供循环支持和呼吸支持，新型冠状病毒肺炎患者以呼吸衰竭为主，当出现循环衰竭时应判断其原因，以决定 ECMO 的模式。VV ECMO：呼吸支持首选模式，新型冠状病毒肺炎患者初期心功能大多正常，VV ECMO 为呼吸支持首选模式。通常使用股静脉和颈内静脉血管通路，股静脉作为引流通路，颈内静脉作为灌注通路。右侧股静脉以及右颈内静脉走行相对较直，常作为 VV ECMO 置管首选通路。在 VV ECMO 时应严密监测右心功能，当出现右心衰竭时，保守治疗无效可改为 VA

模式。

VA ECMO：存在心源性休克或者出现心脏骤停时首选，当新型冠状病毒肺炎患者存在心源性休克或者出现心脏骤停时需要应用 VA 模式。VA ECMO 一般选择股静脉和股动脉作为血管通路。经股动脉置管 VA ECMO 氧合血往往很难供应机体上半身，导致机体出现上半身缺氧。静脉插管选择颈内静脉或股静脉，插管尖端位于右心房中部可以部分缓解上半身缺氧。如仍不能缓解，可以进行 VAV ECMO 辅助。

VAV ECMO：出现上半身缺氧是建立 VAV ECMO 的适应证，通常需要在右颈内静脉再置入一根插管与 ECMO 动脉环路相连接。这种模式中动脉血液被分成两部分，分别回输到右心房和主动脉系统，相当于联合了 VA ECMO 和 VV ECMO 在同一个环路中，同时提供心肺支持。应用时，应分别监测这两部分灌注管路流量，以达到心肺同时支持的目的。

4）循环支持：充分液体复苏，改善微循环，必要时进行血流动力学监测。液体复苏后仍存在休克应使用血管活性药物，初始血压目标为 MAP 成人≥65 mmHg。在通过液体和血管升压剂达到目标 MAP 后仍有灌注不良和心功能障碍，要考虑强心剂如多巴酚丁胺。

去甲肾上腺素是成人患者的首要用药，也可添加肾上腺素或血管加压素来达到目标 MAP。由于存在快速心律失常的风险，应将多巴胺储备给特定的低速心律失常风险的患者或者那些心动过缓的人。在患冷休克的儿童中（较常见），肾上腺素被认为是一线用药，而去甲肾上腺素则用于温休克患者（较少见）。

5）防止静脉栓塞性疾病：年龄是老年人静脉血栓的独立危险因素，老年人活动量较少，长期卧床的人群更多，静脉栓塞性疾病（包括深静脉血栓形成和肺栓塞）的发生率会大大增加。对长期卧床或出现单侧下肢肿胀、胸闷胸痛的患者可给予低分子肝素抗凝预防和治疗 DVT 形成。

6）其他治疗：糖皮质激素可以抑制炎症反应，但由于其免疫抑制作用，会延缓冠状病毒的清除，因此根据患者病情，建议短期（3～5 d）、适量［剂量不超过相当于甲泼尼龙 1～2 mg/（kg·d）］使用；可静脉给予血必净 100 ml/次，每日 2 次治疗；可使用肠道微生态调节剂，维持肠道微生态平衡，预防继发细菌感染；有条件情况下，对有高炎症反应的危重患者，可以考虑使用体外血液净化技术。

临床证据表明，对于大多数感染性休克患者，平均动脉压维持在 65 mmHg 左右即可，但对于有高血压病史的患者，维持更高的平均动脉压可降低急性肾损伤风险。应特别注意，在容量管理上，应保持满足组织灌注的最低血容量，以避免容量过负荷，防止加重肺损伤。将改善组织灌注作为目的，存在容量反应性并不提示一定需要扩容治疗。此时作为血流动力学治疗中的压力目标，中心静脉压越低越好。此外，还应当注意，很多老年重症患者由于肺部病变严重，且呼吸支持条件高，容易出现急性肺源性心脏病，应密切监测右心功能，应用改善氧合的肺保护通气策略，以降低肺循环阻力。

新型冠状病毒感染重症患者体内炎性因子及炎性介质明显升高，短期内可发展为ARDS、MODS，人工肝可有效清除体内炎性因子及炎症介质，李兰娟院士在两位危重患者中使用李氏人工肝治疗后，细胞因子明显降低，患者症状很快得到改善。

干细胞技术正积极地参与到新型冠状病毒肺炎的治疗中，王福生院士主持由北京302医院牵头开展间充质干细胞（MSC）治疗新型冠状病毒感染肺炎患者的相关临床研究，调查间充质干细胞治疗 SARS-CoV-2 感染的肺炎患者的安全性和有效性。这项多中心试验将招募 40 名患者。以治疗组为例，对 20 例患者进行静脉输注一轮（3次）(1.5~3.0) ×10^6 细胞/kg MSCs。

冠状病毒通过血管紧张素转换酶 2（ACE2）侵入靶细胞，ACE2 分子是 SARS-CoV-2 感染的关键分子，通过结合 ACE2 分子有可能影响 SARS-CoV-2 感染人体细胞的过程，目前有不少针对病毒受体 ACE2 的药物研发企图阻断病毒入侵，但这些药物是否有疗效仍有待证实。

国药中国生物已完成对部分康复者血浆的采集工作，开展新冠病毒特免血浆制品和特免球蛋白的制备。经过严格的血液生物安全性检测，病毒灭活，抗病毒活性检测等，已成功制备出用于临床治疗的特免血浆，在中国生物武汉生物制品研究所、国药集团武汉血液制品有限公司、武汉市江夏区第一人民医院、武汉血液中心、中科院武汉病毒研究所、中国食品药品检定研究院的紧密合作下，投入临床救治重症患者。康复者血浆治疗适用于病情进展较快、重型和危重型患者。

3. 中医治疗

本病属于中医疫病范畴，根据患者不同临床阶段进行辨证论治。根据患者个体情况可选择中成药治疗，中药注射剂可与中药汤剂联合使用。

三、不同临床分型患者的具体治疗推荐意见

关于糖皮质激素和抗病毒治疗等药物的使用，目前的临床研究证据并不充分，但基于临床经验和个案报道而推荐。

（一）普通型（含重症高危因素）

普通型后期病情加重，如出现持续高热、呼吸困难等，则予以鼻导管给氧，指脉氧监测，以及小剂量糖皮质激素治疗（甲泼尼龙 40 mg/d，2~3 d 后减为 20 mg/d，总时间 5 d 左右），抗病毒治疗（阿比多尔 200 mg，tid，洛匹那韦 200 mg/利托那韦 50 mg，2 片，bid，α 干扰素 500 万 U+灭菌注射用水 2 ml 雾化吸入，bid），静脉用抗生素及其他支持治疗。

（二）重型

鼻导管或面罩给氧可以纠正缺氧，建议：

1) **激素**（甲泼尼龙 40~80 mg/d，分次给药，每 2~3 d 根据症状、体温等逐步减量或者停用。如：每天用 40 mg，bid；2~3 d 后可以改为早 40 mg 和晚 20 mg；然后

20 mg，bid；最后 20 mg，Qd。总时间 7～10 d）。

2）抗病毒治疗（阿比多尔 200 mg，tid，洛匹那韦 200 mg/利托那韦 50 mg，2 片，bid，α 干扰素 500 万 U+灭菌注射用水 2 ml 雾化吸入，bid）。

3）静脉用抗生素

4）保护和修复气道（沐舒坦 300 mg/d，ivgtt）及其他支持治疗。

需要经鼻高流量或无创呼吸机通气：

1）监测动脉血气、体温。

2）糖皮质激素（甲泼尼龙 80～160 mg/d，分次给药，每 2～3 d 根据症状、体温等逐步减量，具体减量见轻度缺氧标准，总时间 7～10 d）。

3）静脉用抗生素。

4）抗病毒治疗（阿比多尔 200 mg，tid，洛匹那韦 200 mg/利托那韦 50 mg，2 片，bid，α 干扰素 500 万 U+灭菌注射用水 2 ml 雾化吸入，bid）。

5）保护和修复气道（沐舒坦 300 mg/d，ivgtt），营养支持及其他支持治疗。

（三）危重型

1. 呼吸支持

（1）有创机械通气治疗适应证：①年龄<50 岁、无基础疾病，无创呼吸机 6～8 h 后 SPO_2<90％；②年龄≥50 岁有基础疾病，无创呼吸机 24～48 h 后 SPO_2<90％；有创机械通气治疗，如效果差可同时采取俯卧位通气（每天应进行 12 h 以上）治疗。如果上述治疗不能改善危及生命的缺氧状态，有条件者，可以考虑体外膜肺氧合（ECMO）治疗。

（2）体外膜肺氧合治疗适应证与禁忌证：①常规机械通气无法改善的严重低氧血症；pH 值<7.2；Murray 肺损伤评分>2.5。②有严重免疫抑制、无法恢复的神经系统损伤或呼吸系统恶性肿瘤、年龄>70 岁者应慎重。③任何无法使用全身抗凝剂为绝对禁忌证。

2）抗炎减少炎症渗出：甲泼尼龙 80～160 mg/d，分次给药；具体减量见轻度缺氧标准，总时间 7～10 d。

3）抗病毒治疗：阿比多尔 200 mg，tid，洛匹那韦 200 mg/利托那韦 50 mg，2 片，bid，α 干扰素 500 万 U+灭菌注射用水 2 ml 雾化吸入，bid。

4）保护和修复气道：沐舒坦 300 mg/d，ivgtt。

5）对症支持治疗。

6）合并休克的治疗：出现持续性低血压，在充分容量复苏后仍然需要血管活性药来维持平均动脉压（MAP）≥65 mmHg，以及血乳酸浓度>2 mmol/L。

早期休克的临床表现包括：烦躁不安、面色苍白、紫绀、冷汗、心率快、脉搏细速等，严重者可出现意识淡漠、点头呼吸、皮肤花斑、尿量减少 [<0.5 ml/（kg·h）] 等。

（1）液体复苏：推荐在 3 h 内予以 30 ml/kg 体重的晶体快速静脉滴注，液体复苏的目标为维持 MAP≥65 mmHg，血乳酸明显下降。

复苏液体可以选择生理盐水、平衡盐等，必要时也可以使用白蛋白作为补充。

对于年龄≥65 岁或有基础心脏疾患的患者，液体复苏应更加谨慎。推荐使用补液实验或被动抬腿实验评估患者容量反应性，降低大量快速补液导致的急性左心衰竭等的风险。

对于容量复苏后血流动力学仍然不稳定者，进一步的液体治疗策略应当在更为精细的血流动力学监测下进行，包括：中心静脉压监测、有创动脉压监测、氧代谢分析、床旁 B 超及连续性脉搏指示的心输出量监测（PiCCO）等。

血管活性药物运用：推荐使用去甲肾上腺素作为首选血管活性药物，其他可以选择多巴胺、多巴酚丁胺、间羟胺等，也可使用垂体后叶素。

四、解除隔离和出院标准

1. 体温恢复正常 3 天以上。

2. 呼吸道症状明显好转。

3. 肺部影像学显示急性渗出性病变明显改善。

4. 连续两次呼吸道病原核酸检测阴性（采样时间间隔至少 1 d），可解除隔离出院或根据病情转至相应科室治疗其他疾病。

五、疫苗

截至目前没有一种经过官方证实有效的疫苗。疫苗研发有其必要的过程，国家对疫苗人体临床试验有严格的管理规定，要经过Ⅰ、Ⅱ、Ⅲ三期的研究阶段。目前全世界的科学家都在政府的大力支持下，快马加鞭地研发新型冠状病毒疫苗。即使新型冠状病毒出现变异，目前大数据研究发展迅速，一旦有新变异出现，可以马上通过生物信息学或大数据挖掘找到共用的靶抗原、发病机制或受体，可以快速指导疫苗的改良。

第十一节 预后

多数预后良好，少数重症，死亡以老年人和存在慢性疾病者为主。钟南山院士团队的研究发现感染新型冠状病毒患者进入 ICU、需要有创通气和死亡的患者比例分别为 5.00%、2.18% 和 1.36%。彭志勇团队的研究中 138 例确诊新型冠状病毒肺炎的住院患者，26% 的患者需要 ICU 住院治疗，总死亡率为 4.3%。最新的流行病学调查结果显示，60 岁以上患者占 31.2%，重症及危重型患者占 18.5%，粗病死率为 2.3%，低于 SARS（9.6%）和 MERS（34.0%）；但 60 岁及以上的死亡患者占比高达 81%，主要是老年患者及合并症患者，如合并心血管疾病、糖尿病、慢性呼吸道疾病、高血压病等疾病。

第十二节　预防

新型冠状病毒具备人与人之间传播的能力。

易感人群：人群普遍易感，老年人感染后危重症发生率高、死亡率高。

可能的传染源：病毒感染者，潜在病毒携带者（有武汉接触史者），目前官方已经通过各种途径找出了潜在病毒携带者和已知与该类患者密切接触的人群并进行有效隔离。但人群中还有大量与潜在病毒携带者接触过但不自知者，该类人群目前尚不能被识别但存在极大传播病毒风险，因此自我隔离非常重要。

可能的传播途径：飞沫传播及接触传播为主要传播途径，粪口传播、气溶胶传播潜在可能，切断传播途径是预防老年人群感染的关键。

预防措施包括：

1. 冠状病毒以飞沫传播为主，传染病流行期间，老年人应减少不必要的外出，尽量不到人流密集和空气流通不畅的公共场所，如必须去应戴口罩；在自己咳嗽或打喷嚏时，用纸巾将口鼻完全遮住，并将用过的纸巾立刻扔进封闭式垃圾箱内，防止病菌传播。

2. 正确、及时洗手：在咳嗽和打喷嚏后；在制备食品前后；饭前、便后；手脏时；处理动物或动物排泄物后均应注意洗手。可用肥皂和水或者含有酒精的洗手液洗手。

3. 保持健康的生活方式，加强体育锻炼，注意休息，避免过度劳累，多吃蔬菜水果，多喝水，增强机体免疫力。

4. 不要食用野生动物及已患病的动物和其制品；要从正规渠道购买冰鲜禽肉，食用禽肉蛋奶时要充分煮熟。

5. 尽可能避免与有呼吸道疾病症状（如发热、咳嗽或打喷嚏等）的人密切接触。

6. 老年人应尽量住单间，家中若有疑似或确诊病例，老人在家也应在家人指导下佩戴 N95 或医用外科口罩。首选 N95 口罩，其次外科口罩或医用口罩，尽量不适用普通一次性口罩或棉口罩。有心肺疾患的老年人因 N95 口罩密封性好，不能长时间耐受，可选用医用外科口罩。

7. 开窗通风，有条件使用空气消毒机；通风时转移老人，注意保暖。每日对物品表面清洁、消毒。不要触摸他人个人物品，注意消毒；老人日用品也应消毒。外出购买的物品有条件应表面消毒后使用。新型冠状病毒对热敏感、可用 75% 酒精、含氯消毒剂、过氧化氢消毒液、氯仿等脂溶剂进行消毒。

8. 老年人患病本身临床表现不典型，所以只要出现疑似症状，比如发热、咳嗽、咳痰、呼吸困难，甚至仅仅是乏力和纳差，都应该及时佩戴好口罩前往综合性医疗机构发热门诊就近就医。

9. 特殊人群更加强关注，对于有 COPD、支气管哮喘、支气管扩张等肺部慢性基础疾病的患者家属更应该加强关注原有呼吸道症状变化，注意测体温。对于长期家庭氧疗的老年人，还应该注意监测血氧饱和度。

老年人群多合并心脑血管疾病，需要长期服用药物、定期门诊随诊，且病情变化快，随时有就医需求。对该类患者建议如下：

1. 定期心内科门诊复诊的患者，如无紧急就诊需求，应暂缓来院就诊。

但出现以下情况必须就医：

急性冠脉综合征：胸闷、胸痛，持续不缓解等。

心力衰竭：呼吸困难、不能平卧、尿量减少、下肢水肿等。

心动过速/过慢：心率过快≥150 次/分，或过慢≤50 次/分。出现头晕、黑蒙、胸闷、晕厥等不适。

高血压急症：血压突然和显著升高（一般超过 180/110 mmHg），伴有面色苍白、烦躁不安、多汗、心率增快等。

起搏器：起搏器电池耗竭、起搏器工作异常（如植入起搏器后自测心跳多次明显＜60 次/分），出现心衰症状，出现 ICD 放电等。

2. 如确需至医院就诊，建议：

1）应减少长途奔波，就近选择能满足需求的、门诊量较少的医疗机构，尽量避免乘坐公共交通工具前往医院，可选择乘坐私家车或具有消毒措施的出租车。

2）尽量减少陪同人员数量，应全程佩戴医用外科口罩或 N95 口罩，避免医院内交叉感染。

3）提前熟悉医院科室布局和步骤流程，尽可能减少就诊时间。

4）随时保持手卫生，准备便携含酒精成分免洗洗手液。在路上和医院时，人与人之间尽可能保持距离（至少 1 m）。

5）只做必需的、急需的医疗检查和医疗操作，其他项目可择期补做。

6）尽可能避开发热门诊、急诊等诊室。

7）接触医院门把手、门帘、医生白大衣等医院物品后，尽量使用手部消毒液，如果不能及时手部消毒，不要接触口、眼、鼻。

8）返家后，立即更换衣服，流水认真洗手，衣物尽快清洗。

9）若出现可疑症状（包括发热、咳嗽、咽痛、胸闷、呼吸困难、乏力、恶心呕吐、腹泻、结膜炎、肌肉酸痛等），根据病情及时就诊，并向接诊医师告知过去 2 周的活动史。

（陶雪飞　程　标）

第三章

老年新型冠状病毒肺炎的心脏病变与临床

老年人感染新型冠状病毒临床表现可能不典型，随着确诊病例的不断上升，逐渐出现了以心血管系统症状，如心慌、胸闷等为首发症状就诊的新型冠状病毒肺炎患者。在新型冠状病毒肺炎患者中约有 12% 的患者被诊断为病毒相关的心脏损伤。患有基础疾病的老年人更加容易感染新型冠状病毒，特别是高血压、冠心病、糖尿病的患者，且一旦感染容易发展为重症，这可能是由于患者心脏储备功能较差，对重症肺炎的耐受力更低，更容易发生血压波动、心衰、心律失常，导致病情恶化。因此，了解老年人群感染新型冠状病毒后的心脏病变及临床特征，早期识别和处理，对改善老年人感染新型冠状病毒的预后有重要意义。

第一节　病原学及致病机制

一、冠状病毒的种属、结构及一般生物学特性

冠状病毒属于套病毒目、冠状病毒科、冠状病毒属的一类病毒，2012 年国际病毒学分类委员会将冠状病毒科分为 α、β、γ 和 δ 共 4 大类，其中 β 属冠状病毒可分为 A、B、C、D 4 个谱系，迄今为止认为，冠状病毒科病毒仅感染脊椎动物，多引起人和动物呼吸道、消化道症状，肝脏和神经系统症状也偶有报道，并广泛分布于人类及其他哺乳动物和鸟类。冠状病毒感染具季节性，多在冬春季发病。已知有六种冠状病毒可引起人类疾病。其中四种病毒，229E、OC43、NL63 和 HKU1 普遍存在，通常会在具有免疫能力的个体中引起普通感冒症状。其他两种病毒即严重的急性呼吸综合征冠状病毒（SARS-CoV）和中东呼吸综合征冠状病毒（MERS-CoV），起源于人畜共患病，有时甚至与致命疾病有关。SARS-CoV 是 2002~2003 年在中国广东省严重急性呼吸综合征暴发的病因。MERS-CoV 是导致 2012 年中东地区严重呼吸道疾病暴发的病原体。其中 229E、OC43、NL63 和 HKU1 尚未出现死亡病例，SARS-CoV 的致死率为 9%，MERS-CoV 的致死率为 36%。

冠状病毒外形近似球形，电镜下冠状病毒形似"皇冠"，病毒直径 60~200 nm，由核衣壳和包膜构成，前者为碱性磷蛋白，其中央区能够与 RNA 结合，形成卷曲的核衣壳螺旋，后者包括 3 种糖蛋白突起，分别为 S 蛋白、E 蛋白、M 蛋白，参与病毒的装配及芽生。冠状病毒为包膜病毒，对理化因子耐受性较差，在体外仅可存活约 24 h，

常用消毒方法如紫外线、含氯消毒剂、碘伏、0.1%过氧乙酸等都可在短时间内将病毒灭活；该病毒在低温下可冻存数年，但对热敏感，35℃即可使之受到抑制。

二、SARS-CoV-2 的结构、生物学特性和致病机制

2019 年 12 月出现原因不明的肺炎患者与中国武汉海鲜批发市场暴露有关。通过对肺炎患者样本进行无偏测序，发现了以前未知的 β 冠状病毒。从感染患者的气道上皮细胞分离出了一种新型冠状病毒，命名为 SARS-CoV-2，该冠状病毒与 MERS-CoV 和 SARS-CoV 不同，SARS-CoV-2 是感染人类的冠状病毒家族的第七个成员。通过全基因组测序证明 SARS-CoV-2 属于乙型冠状病毒属，与 SARS-CoV、MERS-CoV 属于同一属。有研究发现该病毒与 SARS-CoV（非典）有 79.5% 的序列相似性，而与蝙蝠冠状病毒的同源性则高达 96%，推测新型冠状病毒可能来源于蝙蝠。鉴于冠状病毒的高流行性和广泛分布、遗传多样性及基因组的频繁重组、增加的人和动物之间互动，新型冠状病毒很有可能由于频繁的跨物种感染和偶尔的外溢事件而定期发生在人类本身。新型冠状病毒与 SARS 病毒和 MERS 病毒的基因序列平均分别有～70% 和～40% 的序列相似性，但它们与宿主细胞作用的关键 spike 基因（编码 S 蛋白）差异较大。其和 SARS-CoV S 蛋白 HR1 区（融合抑制剂的靶点区）和 HR2 区（融合抑制剂的衍生区）非常相似。但 SARS-CoV-2 新型冠状病毒不等于 SARS 病毒，两者的基因特征有明显区别。电镜下观察发现 SARS-CoV-2 阴性粒子一般呈球形，但有些呈多边形。直径在 60～140 nm。病毒颗粒有明显的棘突，为 9～12 nm，导致病毒呈现了日冕状。观察到的形态与冠状病毒科相一致。

三、SARS-CoV-2 致病机制

SARS-CoV-2 受体结合位点与 SARS 病毒的受体结合位点很相似，可能是它进入新的宿主（可能是某一种野生动物）后，其受体结合位点发生突变，从而可以像 SARS 病毒一样感染人类。推测 SARS-CoV-2 可能和 SARS-CoV 冠状病毒感染后的发生机制有相似之处，可以致急性呼吸窘迫综合征和多器官功能衰竭。XU 等通过生物学分析发现武汉新型冠状病毒的 S 蛋白与 SARS 冠状病毒（SARS-CoV）的 S 蛋白结构相似，也可通过 S 蛋白与宿主细胞表面的 ACE2 蛋白分子相互作用，从而感染宿主的上皮细胞。随后，在多种细胞因子和化学趋化因子，如 TNF-α、IL-1、IL-6、IL-12、IFN-α、IFN-β 等介导下发生一系列级联反应，发生"细胞因子风暴"导致急性肺损伤（ALI）或急性呼吸窘迫综合征（ARDS）；部分合并多器官功能衰竭，机理尚不清楚。

几乎所有的人类病毒感染均可累及心脏，引起病毒性心肌炎。病毒损伤和病毒感染后自身免疫应答是病毒性心肌炎发生发展的主要机制。病毒经肠道或呼吸道感染后，可经血液进入心肌，急性期病毒大量在宿主心肌细胞中复制，直接导致心肌细胞损伤、凋亡和坏死。随后病毒感染形成抗病毒免疫清除病毒。当病毒与心肌组织存在共同的抗原或免疫介导的心肌细胞损害，使一些自身抗原如心肌肌凝蛋白暴露或释放时，通

过激活自身反应 T 细胞和诱导抗心肌自身抗体产生从而造成免疫损伤。显微镜下表现为心肌纤维之间与血管四周的结缔组织中单核细胞浸润。心肌细胞可有变性、溶解或坏死。病变如在心包下则可合并心包炎，成为病毒性心包心肌炎。病变可涉及心肌与间质，也可涉及心脏的起搏与传导系统，是心律失常的发病基础。病毒的毒力越强，病变范围越广。

目前尚无这次新型冠状病毒感染过程中心脏相关的病理资料。但是从系列病例报道中发现了新型冠状病毒感染的心脏损害表现，SARS 尸检也发现死者部分心肌细胞胞质内可见 SARS 病毒样颗粒，少部分心肌细胞空泡变性，提示病毒具有直接损害心肌的作用。

第二节　新型冠状病毒引起心脏损伤的依据

黄朝林等人首先报道了 41 例新型冠状病毒肺炎患者，其中大多数患者有华南海鲜批发市场的接触史。患者的临床表现包括发热、干咳、呼吸困难、肌肉酸痛、疲劳、白细胞计数正常或下降以及肺炎的影像学证据。严重的情况下可能会发生器官功能障碍［例如休克、急性呼吸窘迫综合征（ARDS）、急性心肌损伤和急性肾损伤］。截至 2020 年 1 月 22 日 24 时，在国家卫健委公布的 17 例死亡病例中，有 2 名患者没有心血管基础疾病，但在疾病进展过程中出现了明显的心脏损伤，1 例表现为心肌酶谱持续异常和心电图 ST 段改变，1 例表现为突发心率进行性下降，心音闻不及。侯涛发布的对 2020 年 1 月 1 日至 2020 年 1 月 22 日期间的 84 名新型冠状病毒肺炎患者的分析中也指出，在治疗过程中出现心肌酶升高，特别是心肌激酶（CK）及心肌激酶同工酶（CKMB）的升高，提示患者病情严重并预示患者病情有恶化倾向。彭志勇等在 138 例患者中，有 64 例（46.4%）患有 1 种或多种合并症。高血压［43（31.2%）］、糖尿病［14（10.1%）］、心血管疾病［20（14.5%）］和恶性肿瘤［10（7.2%）］是最常见的合并症。与非 ICU 患者（$n=102$）相比，ICU 患者（$n=36$）年龄明显更大［中位年龄：51 岁（IQR，37~62）vs 66 岁（IQR，57-78）；$P<0.001$］，并且更有可能患有潜在合并症，包括高血压［21/36 例（58.3%）vs 22/102 例（21.6%）］，糖尿病［8/36 例（22.2%）vs 6/102 例（5.9%）］，心血管疾病［9/36 例（25.0%）vs 11/102 例（10.8%）］和脑血管疾病［6/36 例（16.7%）vs 1/102 例（1.0%）］。138 例患者的常见并发症包括休克［12（8.7%）］、ARDS［27（19.6%）］、心律失常［23（16.7%）］和急性心肌损伤［10（7.2%）］。与非 ICU 患者相比，ICU 住院患者更容易出现这些并发症。在 ICU 住院患者中，有 4 例（11.1%）接受了高流量鼻导管吸氧（high-flow），15 例（44.4%）接受了无创通气治疗（NIV），17 例患者（47.2%）需要进行有创机械通气，其中 4 例患者接受了 ECMO 作为补救治疗。共有 13 例患者接受了升压药治疗，2 例患者接受了肾脏替代治疗。截至 2020 年 2 月 3 日，研究纳入的 138 例患者中，26% 需要 ICU 住院，34.1% 出院，6 例患者死亡（4.3%），并且有 61.6% 的患者仍在住院。住院期间的主要并发症包括 ARDS、心律失常和休克。这些实验室异常与以前

在 MERS-CoV 和 SARS-CoV 感染患者中观察到的异常相似。钟南山院士团队基于目前最大规模样本分析发现 25.2% 的患者至少有一种潜在的疾病（即高血压、慢性阻塞性肺病）。住院期间最常见的并发症是肺炎（79.1%），其次是 ARDS（3.37%）和休克（1.00%）。

第三节 易感性

基于"北京市 2003 年 SARS 临床病例资料数据库"中 1 291 例数据完整的患者资料，胡盛寿院士等发现 SARS 患者中合并心脑血管病的比例为 17%，然而彭志勇等基于 138 例 SARS-CoV-2 肺炎住院患者的回顾分析中有 64 例（46.4%）患有 1 种或多种合并症。高血压［43（31.2%）］、糖尿病［14（10.1%）］、心血管疾病［20（14.5%）］。与新型冠状病毒肺炎的患者平均年龄较大有关，SARS 患者中平均年龄 37 岁，SARS-CoV-2 肺炎中位年龄 47.0 岁，老年患者合并心脑血管疾病等慢性疾患，往往导致免疫功能下降和紊乱，最终导致更易感染。

因此，中老年患者，尤其是合并心脑血管疾病的患者对新型冠状病毒更加易感，需要在新型冠状病毒肺炎中更加提高警惕。

第四节 严重程度和死亡风险

基于目前的数据，新型冠状病毒肺炎患者常见并发症包括休克［12（8.7%）］、ARDS［27（19.6%）］、心律失常［23（16.7%）］和急性心肌损伤［10（7.2%）］。与非 ICU 患者相比，ICU 住院患者更容易出现这些并发症。

我国 2003 年以来 SARS 的数据显示重症患者中除高龄外，高血压和糖尿病似乎也是重要的危险因素。在校正了年龄和职业后，合并心脑血管病的 SARS 患者出现 ARDS 和多器官功能衰竭（MODS）的比例，分别是既往无心脑血管疾病患者的 1.82 倍和 1.97 倍。在新型冠状病毒肺炎中发现类似的结果：与非 ICU 患者（$n=102$）相比，ICU 患者（$n=36$）年龄明显更大［中位年龄：51 岁（IQR，37～62）vs 66 岁（IQR，57—78）；$P<0.001$］，并且更有可能患有潜在合并症，包括高血压［21/36 例（58.3%）vs 22/102 例（21.6%）］，糖尿病［8/36 例（22.2%）vs 6/102 例（5.9%）］，心血管疾病［9/36 例（25.0%）vs 11/102 例（10.8%）］和脑血管疾病［6/36 例（16.7%）vs 1/102 例（1.0%）］。患有基础疾病的老年人更加容易感染 SARS-CoV-2，特别是高血压、冠心病、糖尿病的患者，且一旦感染容易发展为重症。因此合并心血管基础疾病的患者在新型冠状病毒肺炎死亡患者中占到较大比例。

2020 年 1 月 22 日，在国家卫健委公布的 17 例死亡病例中，有 6 名（35%）患者有高血压病史，3 名（17%）患者有冠状动脉支架术后病史。

因此，心脑血管疾病患者更容易在新型冠状病毒感染后发展为重症患者，死亡风险更高，需要更加及时的诊治，和更加积极的处理策略。

第五节 心血管系统影响的机制

肺炎导致的心血管事件涉及病原体及药物治疗等诸多环节。首先，不同肺炎病原体导致损伤的机制不同（具体如表3-1、图3-1所示），损伤后导致的心血管疾病包括心肌炎、冠心病、心律失常、心力衰竭等。

表3-1 不同肺炎病原体及心脏损伤的机制

病原体	心脏损伤机制
病毒	直接损害心肌，造成病毒性心肌炎
	导致炎症风暴，产生急性冠脉综合征、心律失常等心血管事件
肺炎链球菌	直接侵犯心肌，造成心肌微损伤
	造成心肌离子紊乱及电生理异常
	以肺炎链球菌溶血素依赖的方式损伤心肌细胞
	导致粥样硬化斑块的发展和不稳定
	促进心肌细胞坏死和巨噬细胞浸润
	增强血小板活性
肺炎衣原体	刺激冠状动脉形成粥样硬化斑块，增加原有病变的不稳定性
肺炎支原体	造成心肌早期炎症反应
脑膜炎奈瑟菌	直接侵犯心肌组织
	促进血栓形成
土拉弗朗西斯菌	在菌血症时定植到心肌组织，导致心肌微损伤
	促进心肌细胞凋亡
	刺激免疫细胞浸润和炎症介质的表达
	造成左室功能不良和电生理异常

除了病原体对心肌细胞的损伤之外，治疗CAP的抗生素和抗病毒药物也被证明存在心脏毒性，最重要的副作用当属药物引起的QT间期（QTc）延长及尖端扭转型室速（TdP）。抗感染药物中引起QT间期延长的最常见药物为大环内酯类、氟喹诺酮类和咪唑类抗真菌药物（见表3-2）。

表3-2 可能导致QT间期延长的CAP治疗药物

药物类别	代表药物
大环内酯类	红霉素、克拉霉素、螺旋霉素、阿奇霉素
氟喹诺酮类	左氧氟沙星、莫西沙星、司帕沙星
咪唑类	氟康唑、伊曲康唑、酮康唑

尽管目前仍然缺乏针对新型冠状病毒深入的研究，但结合感染患者尤其是重症患者的临床表现和实验室检查指标，仍然可以推测新型冠状病毒感染可能通过多种机制影响心血管系统。

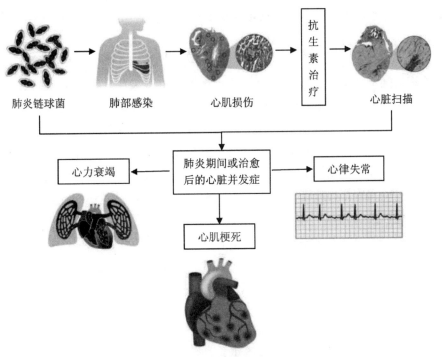

肺炎链球菌　　肺部感染　　心肌损伤　　抗生素治疗　　心脏扫描

心力衰竭　←　肺炎期间或治愈后的心脏并发症　→　心律失常

心肌梗死

图 3-1　肺炎相关心脏损伤的机制

注：引自 Restrepo MI, Reyes LF. Pneumonia as a cardiovascular disease. Respirology. 2018 Mar；23（3）：250-259

一、低氧血症

严重的新型冠状病毒感染导致的肺炎可能引起明显的气体交换障碍，最终导致低氧血症。而低氧，尤其是明显的低氧血症，明显减少了细胞代谢所需的能量，增加无氧酵解，使细胞内产生酸中毒和氧自由基，破坏细胞膜的磷脂层。随着缺氧的持续，细胞内的钙离子浓度明显升高，导致包括细胞凋亡在内的一系列细胞损伤，同时，低氧还会诱导炎症反应，诸如炎症细胞浸润和细胞因子的释放，导致组织进一步缺血。

二、炎症

SARS-CoV-2 与 SARS-CoV、MERS-CoV 相似之处在于均会引起患者体内 Th1 反应增强、促炎因子释放增多，但 SARS-CoV-2 感染患者体内也发现了 IL-4、IL-10 水平的上升，表明其 Th2 反应也有一定升高。在来自柳叶刀杂志的文章中，SARS-CoV-2 感染患者 52% 出现 IL-6 水平升高，86% 患者 C 反应蛋白升高。钟南山院士团队的研究同样发现大多数患者表现出 C 反应蛋白水平升高，与非严重病例相比，严重病例具有更显著的数据异常，C 反应蛋白水平升高更明显（$P<0.05$），提示患者存在明显的炎症状态。随着近年来的不断研究发现，炎症在心血管疾病的发生发展以及预后中都发挥着重要作用，针对炎症靶点的治疗尝试也同样取得了重大进展。炎症细胞浸润和细胞因子的释放不仅可以直接导致心肌损伤和凋亡，同样也会影响既

往动脉粥样硬化性心血管疾病患者的斑块稳定性，增加潜在心血管事件的风险。

三、药物相关性心脏损伤

随着感染病例增多，药物治疗相关性心脏损害值得关注。洛匹那韦和利托那韦为蛋白酶抑制剂，是《新型冠状病毒肺炎诊疗方案》中推荐的抗病毒治疗药物，对于合并冠心病患者，这两种药物并不推荐与利伐沙班和阿托伐他汀合用。此外两者会使血浆总胆固醇和甘油三酯浓度较大幅度升高，引起高甘油三酯血症和高胆固醇血症，因此对于有动脉粥样硬化等心血管基础疾病患者的抗病毒治疗方案应考虑到相关问题。阿比多尔是一种非核苷类广谱抗病毒药物，体外实验证明有抗SARS冠状病毒的作用，在《武汉协和医院处置2019新型冠状病毒感染策略及说明》中推荐在新型冠状病毒肺炎患者中使用。但阿比多尔若和阿奇霉素、喹诺酮类等抗生素联用，可能增加心力衰竭的发生率，出现呼吸困难、咳嗽咳痰等症状，与肺炎病情加重较难区分，容易延误对心脏损害的诊断与治疗。

四、应激/焦虑

新型冠状病毒感染，尤其是重症感染，是一个明显的应激过程，同时患者由于恐惧，会产生明显的焦虑状态。而这些躯体和心理的应激过程，导致儿茶酚胺的大量释放，导致直接的心肌毒性作用以及微循环障碍和血管痉挛，最终引起心肌的抑制，诱发心律失常。因此，对于感染者的心理状态和评估和干预同样值得重点关注。

五、ACE2

肾素－血管紧张素（ACE）系统与心血管疾病的发生发展密切相关，而血管紧张素转换酶2（ACE2）是ACE的同源物，在包括高血压、动脉粥样硬化性心血管疾病、心力衰竭等心血管疾病中扮演重要角色。ACE2通过将部分血管紧张素Ⅱ（ang Ⅱ）转化为 ang（1~9）或者 ang（1~7），而后者在体内对心血管疾病具有调节血压、抗动脉粥样硬化的形成和改善心功能等重要作用。因此，ACE2可以通过降解血管紧张素Ⅱ以及升高 ang（1~7）从而产生心血管系统的保护作用。然而，如果 ACE2途径受到严重影响，其对抗 RAS系统的心血管保护作者也可能会被削弱。

同时研究发现，ACE2同样是 SARS－CoV 和 SARS－CoV－2 感染的重要靶点。ACE2的表达具有高度的组织特异性，主要表达与心血管、肾脏和胃肠道系统，在肺细胞中少量表达。因此，除了冠状病毒通过肺上皮细胞的 ACE2受体导致肺炎外，我们也需要关注心肌组织中可能的病毒作用。Oudit 等通过鼠的动物研究和 SARS 患者的尸检研究发现，SARS－CoV 感染可以导致心肌损伤伴随 ACE2 的表达明显降低，35%（7/20）的 SARS－CoV 感染患者的心肌组织中发现了 SARS－CoV 病毒 RNA，同时发现了明显的巨噬细胞浸润和心肌损伤，并且出现 SARS－CoV 心肌受累证据的患者中，ACE2表达同样明显降低。

第六节　新型冠状病毒感染的心脏表现

肺炎患者均有可能出现心血管并发症。据统计，因社区获得性肺炎（CAP）入院的患者 30% 可出现心血管相关的并发症，如新发心力衰竭事件或原有心力衰竭恶化、心律失常、心肌梗死或脑卒中等。并且，这种心血管并发症可长期持续存在，甚至长达 10 年以上（如图 3-2）。

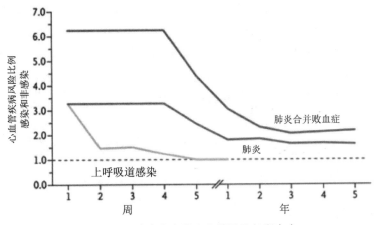

图 3-2　肺炎患者的心血管风险长期存在

正是由于上述潜在的作用机制，SARS-CoV-2 感染可能对心血管系统产生一系列影响：

一、高血压

对于高血压患者，由于应激和焦虑等导致的儿茶酚胺升高，以及 ACE2 途径的影响等，都可以导致血压升高，但同时由于潜在的摄入不足、发热、出汗等，导致容量不足和电解质紊乱，同样可以引起血压下降；因此，对于高血压患者需要严密监测血压水平，去除影响血压波动的诱因，必要时调整药物治疗。Huang 等人发布的武汉最早确诊的 41 名入住 ICU 的新型冠状病毒肺炎患者的收缩压平均值为 145 mmHg，明显高于非 ICU 患者的收缩压平均值（122 mmHg）。

二、冠心病

既往明确冠心病的患者，在 SARS-CoV-2 感染期间更应格外注意。应激、炎症状态等都可以导致斑块稳定性下降，并且在减少氧供的同时增加耗氧，从而加重心肌缺血；因此，积极的纠正低氧血症和炎症状态，控制过快的心率和稳定血流动力学至关重要，长期的二级预防药物仍应坚持。但对于合并明显的肌肉损伤（肌酸激酶显著增高）的患者，他汀治疗需要谨慎，必要时停用，从而避免引起相关并发症。合并不稳定心绞痛或 STEMI 的新型冠状病毒患者心脏储备功能较差，对重症肺炎的耐受力更低，更容易发生心功能不全，导致病情恶化。

三、心力衰竭

对于既往心力衰竭的患者，任何的感染都可能引起心衰加重，新型冠状病毒感染可能诱发心功能不全加重，对于合并有严重心功能不全的患者，心脏功能是影响病情发展的一大因素，因此预防显得格外重要。此外因存在端坐呼吸、气短等症状诊断为心衰的患者，在此期间应注意复查肺部 CT，以鉴别和排除是否存在新型冠状病毒相关性肺炎。在既往 SARS 的经验中，超声心动图多显示心室顺应性减低，左心室射血分数降低，区域性室壁运动异常，而没有明显的心脏结构改变。部分患者表现为心脏的舒张功能会出现轻度减退，但收缩功能相对正常，且大多都会随着 SARS 的痊愈而恢复。SARS-CoV-2 是以肺部急性炎症反应为特征，临床上表现的严重程度主要决定于肺叶受累数量、程度和速度，以及原心肺功能状态。当肺部急性大面积受累会造成肺泡氧合和弥散功能损伤，肺顺应性下降，肺通气与灌注比例失调，肺血管床有效容积减少，可造成右心排血受限和明显缺氧，缺氧会引起肺血管痉挛收缩，最终引起肺动脉高压、心功能衰竭。

四、心肌损伤

鉴于在甲型 H1N1 流感以及中东呼吸综合征冠状病毒引起的肺炎中均有合并心肌炎的报道，不能排除新型冠状病毒肺炎患者中部分患者同时并发心肌炎，严重者同时合并循环功能障碍。SARS-CoV-2 感染的部分患者可出现肝酶、LDH、肌酶和肌红蛋白增高；部分危重者可见肌钙蛋白增高，急性心肌损伤发生率为 7.2%。Huang 等观察的新型冠状病毒肺炎患者中有 12% 诊断为病毒相关的心脏损伤，主要表现为 hs-cT-nI 水平上升（>28 pg/ml），5 人中 4 人收入 ICU，占到 ICU 患者总数的 31%。随着确诊病例的不断上升，逐渐也出现了以心血管系统症状，如心慌、胸闷等，为首发症状就诊的新型冠状病毒肺炎患者。在国家卫健委公布的 17 例死亡病例中，有 2 名患者没有心血管基础疾病，但在疾病进展过程中出现了明显的心脏损伤，1 例表现为心肌酶谱持续异常和心电图 ST 段改变，1 例表现为突发心率进行性下降，心音闻不及。侯涛发布的对 2020 年 1 月 1 日至 2020 年 1 月 22 日期间的 84 名新型冠状病毒肺炎患者的分析中也指出，在治疗过程中出现心肌酶升高，特别是心肌激酶（CK）及心肌激酶同工酶（CKMB）的升高，提示患者病情严重并预示患者病情有恶化倾向。以上观察结果提示新型冠状病毒不仅侵犯肺脏，部分患者尤其是重症患者可能同时累及心脏，并可能引起急性病毒性心肌炎。SARS 患者中观察到了同样的现象，研究发现，在 SARS 急性期心肌酶升高组的多脏器功能衰竭和死亡较非心肌酶升高组有显著差异。心肌酶活性升高的水平与预后有明显关系，即心肌酶水平越高，患者病情越重。因此，动态观察心肌酶的变化可能可以作为新型冠状病毒感染患者病情评估和治疗康复的客观指标，抢救重症患者时，应当注意到心肌酶学的变化，如有增高，有可能发生多器官功能衰竭甚至死亡，除了尽快纠正低氧血症外，应加强心脏功能的保护，改善预后。虽然目前暂未见 SARS-CoV-2 直接侵犯心肌的证据报道，但在 SARS 患者的病理研究中发现，除肺脏外，SARS 病毒还可感染血管内皮细胞、心肌细胞、肾小管上皮细胞、淋巴细胞等多种细胞或组织。赵景民等通过对 SARS 死亡病例作尸检，发现死者部分心肌细胞胞质内可见 SARS 病毒样颗粒，少部分心肌细胞空泡变性，提示病毒具有直接损害心肌的作用。因此，新型冠状病毒感染病例出现的心脏损伤表现需考虑可能与病毒直接侵犯心肌、毒素对心肌的损害、免疫机制及严重的低氧血症所致的心肌损伤有关。对新型冠状病毒感染死亡病例的尸检有助于证实以上推测。

五、心律失常和心源性猝死

在曾经的 SARS 救治过程中，有人发现患者的心率持续增快，主要表现为窦性心动过速，且与发热和低氧血症的变化并不一致；在恢复期，患者心率仍然保持在较快水平，提示很可能与心肌受累相关。同时，由于上述诸多机制，在冠状病毒感染时，可能出现包括快速心律失常（如室性心动过速/室性颤动）和缓慢性心律失常（如房室传导阻滞），尤其是既往存在心血管疾病基础的患者需要更加提高警惕。郑志勇等观察的 138 例新型冠状病毒感染患者中心律失常并发症发生率为 16.7%。对 SARS 死亡病例的尸检结果发现在核酸原位杂交及病毒包涵体染色结果中，少部分心肌细胞及心脏传导系统特化心肌细胞内呈现明确的 SARS-CoV 阳性杂交信号，个别心肌细胞内偶见病毒包涵体，表明 SARS-CoV 不仅能够感染心肌细胞，而且可感染心脏传导系统中的特化心肌细胞。患者临床出现心律失常可能与冠状病毒直接侵犯心脏传导系统有关，导致部分患者在发热、呼吸困难的情况下呈现心率不快反缓的特殊临床现象。国家卫健委公布的 17 例 SARS-CoV-2 死亡病例中，1 例发生心源性猝死。目前新型冠状病毒感染患者心源性猝死的原因尚不明确。在 SARS 救治中也出现心源性猝死的患者，研究发现，部分患者心脏骤停前均有严重呼吸衰竭，考虑缺氧引起心电不稳定，出现心律失常（室性心动过速、心室颤动等）而导致心脏骤停；部分心脏骤停患者无基础疾病，心脏骤停于病情稳定时，心脏骤停前心电图有急性广泛前壁心肌缺血、非阵发性心动过速、窦性心动过速等心电图表现，考虑病毒直接损伤心肌细胞或心脏传导系统，导致心律失常（室性心动过速、心室颤动、房室传导阻滞等）而致心脏骤停；在有冠心病基础疾病的患者发生心脏骤停前可见多导联 ST-T 改变，LBBB，交界性逸搏心律、窦性心动过缓等心电图表现，提示 SARS 病毒使原有心脏疾病加重导致心脏骤停；半数心脏骤停患者出现精神异常紧张，精神紧张、恐惧会使儿茶酚胺过度释放，导致心电不稳定，出现心律失常，是心脏骤停的一个触发因素；部分患者以排便为诱发因素而致心脏骤停，排便时通过增加胸腔内压，加重心脏负荷引起心肌缺血或使心肌缺血缺氧加重，尤其在便秘时，更易诱发心律失常（心室颤动等）而致心脏骤停。

六、精神因素导致的心悸、胸闷等类心脏症状

心悸、胸闷、呼吸困难等症状除了是心脏损伤或心功能异常的表现外，还可能是心

理精神因素作用的结果。随着疫情的不断进展，很多患者以及在一线的医务工作者，都有可能出现一系列精神心理因素导致的类心脏疾病症状。经常发生的精神障碍种类有疑病症、焦虑症、情绪应激反应等，表现的躯体症状有心悸、出汗、呼吸困难、肠胃不适等。应注意与器质性疾病相鉴别。并进行一定的心理辅导，必要时启动心身疾病治疗。

SARS 的研究中发现，冠状病毒侵犯的靶器官主要为肺和免疫系统，但病理研究还观察到心、肝、肾等实质脏器呈非特异性改变。心脏虽然不是新型冠状病毒侵犯的主要靶器官，但部分重症患者可以合并心脏损害。除病毒感染直接引起的损害外，由于呼吸功能障碍导致的严重低氧、电解质和酸碱平衡紊乱、高热、严重食欲减退造成的营养摄入不足等，都可能导致心肌损伤的发生。在新型冠状病毒防治过程中应该注意观察心电图、心肌酶学和心脏功能的改变，对于合并心脏损害的患者和有心血管基础疾病的患者给予加强监护，并相应处理，对减少重症患者的死亡可能有一定意义。

第七节　新型冠状病毒心脏损害的应对策略

1. SARS-CoV-2 通过飞沫传播，可以在体外长时间生存；使用标准的公共卫生和个人防护措施控制和预防 SARS-CoV-2 传播仍是首要任务。

2. 在 SARS-CoV-2 传播活跃的地区，需告知潜在的心血管疾病患者可能存在感染风险增加，并鼓励采取合理的预防措施。

3. 老年患者较少表现出发烧的临床症状，因此应仔细评估其他症状，例如咳嗽或呼吸短促。

4. 专家建议在疫情大范围爆发期间，严格使用指南指导的、稳定斑块的药物（如他汀类药物、β受体阻滞剂、ACE 抑制剂、阿司匹林），可以为心血管疾病患者提供额外的保护；但是，此类疗法应针对每例患者个体化。

5. 对心血管疾病患者而言，及时接种疫苗很重要，考虑到继发细菌感染的风险增加，接种的疫苗应包括肺炎球菌疫苗；此外，为避免将冠状病毒感染与另一种发热源相混淆，接种流感疫苗也是明智的。

6. 根据潜在的心血管疾病、呼吸系统疾病、肾脏疾病和其他慢性疾病的存在，有理由对新型冠状病毒肺炎患者进行分流，以便进行优先治疗。

7. 在冠状病毒的情况下，急性心肌梗死（AMI）的典型症状和表现可能会被掩盖，导致诊断不足。

8. 对于新型冠状病毒肺炎（COVID-19）没有广泛传播地区的心血管疾病患者，应重点关注流感的威胁、疫苗接种和经常洗手的重要性，以及对慢性病继续遵循所有指南指导的治疗方法。

9. COVID-19 是一种快速传播的流行病，临床概况仍不确定；随着信息增多，官方应准备好应对指导。

（孙　颖　程　标）

第四章

老年新型冠状病毒肺炎合并暴发性心肌炎的诊疗策略

　　Huang 等人发布的武汉最早确诊的 41 名新型冠状病毒肺炎患者中有 5 人（12%）诊断为病毒相关的心脏损伤，主要表现为 hs－cTnI 水平上升（>28 pg/ml），5 人中 4 人收入 ICU，占到 ICU 患者总数的 31%。2020 年 1 月 22 日 24 时，在国家卫健委公布的 17 例死亡病例中，有 2 名患者没有心血管基础疾病，但在疾病进展过程中出现了明显的心脏损伤，1 例表现为心肌酶谱持续异常和心电图 ST 段改变，1 例表现为突发心率进行性下降，心音闻不及。侯涛发布的对 2020 年 1 月 1 日至 2020 年 1 月 22 日期间的 84 名新型冠状病毒肺炎患者的分析中也指出，在治疗过程中出现心肌酶升高，特别是心肌激酶（CK）及心肌激酶同工酶（CKMB）的升高，提示患者病情严重并预示患者病情有恶化倾向。以上观察结果提示新型冠状病毒不仅侵犯肺脏，部分患者尤其是重症患者可能同时累及心脏，并可能引起急性病毒性心肌炎。SARS 患者中观察到了同样的现象，研究发现，在 SARS 急性期心肌酶升高组的多脏器功能衰竭和死亡较非心肌酶升高组有显著差异。心肌酶活性升高的水平与预后有明显关系，即心肌酶水平越高，患者病情越重。因此，动态观察心肌酶的变化可能可以作为新型冠状病毒感染患者病情评估和治疗康复的客观指标，抢救重症患者时，应当注意到心肌酶学的变化，如有增高，有可能发生多器官功能衰竭甚至死亡，除了尽快纠正低氧血症外，应加强心脏功能的保护，改善预后。虽然目前暂未见 SARS－CoV－2 直接侵犯心肌的证据报道，但在 SARS 患者的病理研究中发现，除肺脏外，SARS 病毒还可感染血管内皮细胞、心肌细胞、肾小管上皮细胞、淋巴细胞等多种细胞或组织。通过对 SARS 死亡病例作尸检，发现死者部分心肌细胞胞质内可见 SARS 病毒样颗粒，少部分心肌细胞空泡变性，提示病毒具有直接损害心肌的作用。关于病毒感染相关的急性心肌损伤的发病机制目前尚不清楚，病毒直接毒害可导致心肌细胞的变性、坏死和功能失常。坏死的细胞裂解释放出的病毒继续感染其他心肌细胞及组织，导致大量炎症细胞浸润，释放出大量细胞因子形成炎症性"瀑布"造成二次损害，后者具有更重要的作用。同时，新型冠状病毒通过 ACE2 受体感染细胞，而 ACE2 受体广泛表达于心血管系统，因此与 ACE2 相关的信号通路可能也在心脏损伤中发挥了作用。葛均波院士指出死亡病例增加迅速，而且病情急剧恶化，需要考虑到既然是病毒感染是不是这些病人存在向暴发性心肌炎或者"心碎综合征"的病理过程导致病人循环衰竭的可能。根据武汉市卫生健康委员会的通报，新型冠状病毒肺炎有患者在入院时便有严重的心肌炎（心肌酶达到正常值 20 倍，心电异常）、肾功能异常、多脏器功能受损严重。

心肌炎指由各种原因引起的心肌炎性损伤所导致的心脏功能受损，包括收缩、舒张功能减低和心律失常。病毒感染、自身免疫病和药物毒物均可以诱发暴发性心肌炎，其中病毒性感染最为常见，且难以预见。致病病毒种类广泛，目前已知的病毒均有可能侵犯心肌，但由于检测手段的局限性等原因，仅有 10%～20% 的急性心肌炎患者在心肌组织中检测到病毒基因。心肌炎是仅次于急性冠脉综合征（ACS）、遗传性心电疾病、心脏疾病（包括部分肥厚性心肌病）的第三位心脏性猝死原因：占心脏性猝死的 10% 左右。暴发性心肌炎是心肌炎最为严重和特殊的类型，主要特点是起病急骤，病情进展极其迅速，患者很快出现血流动力学异常（泵衰竭和循环衰竭）以及严重心律失常，并可伴有呼吸衰竭和肝肾功能衰竭，早期病死率极高。暴发性心肌炎占所有活检证实为心肌炎病例总数的 10%；如果误诊或者延误治疗，死亡率为 50%～80%；而及时、有效的呼吸循环支持比如 ECMO 支持，可挽救 60%～80% 的患者。其另一个重要特点是急性期病情异常严重，但度过危险期后患者预后良好。新型冠状病毒感染入侵心肌细胞并导致部分患者机体产生过强的免疫应答，就有"暴发性心肌炎"的可能。当新型冠状病毒肺炎重症患者突然病情急转直下，除急性肺栓塞外，要警惕暴发性心肌炎。

第一节　暴发性心肌炎发病机制

导致心肌损伤的机制：

一、直接损伤

病毒首先通过特殊受体，如 TOLL 样受体、柯萨奇-腺病毒受体及促衰变因子等感染心肌细胞，并在细胞内复制，引起心肌变性、坏死和功能失常；细胞裂解释放出的病毒继续感染其他心肌细胞及组织，同时释放出细胞因子造成损害。

二、免疫损伤

自身免疫细胞，如单核、巨噬细胞识别病毒成分后活化，浸润心肌细胞，可分泌促炎性细胞因子，通过细胞介导途径杀伤靶细胞。体液免疫同样在心肌炎中具有重要作用，清楚受病毒感染的心肌细胞。部分患者感染后免疫反应可能持续存在而导致自身免疫反应，可导致急性心肌炎变为慢性心肌炎，甚至发展为扩张型心肌病。另一方面，机体对病毒产生的细胞免疫反应和体液免疫反应，浸润的炎症细胞和组织细胞瀑布式释放出的大量细胞因子和炎症介质如白细胞介素（IL）-1/6、内皮黏附分子、肿瘤坏死因子等可导致心肌及全身器官组织损伤；细胞因子激活白细胞和血小板形成复合物，造成血栓，血管内凝血和促进白细胞移行至组织。对于暴发性心肌炎，病毒对心肌的直接损伤严重，但异常的免疫系统激活、过度的巨噬细胞极化和在组织器官中聚集所致的间接损伤是导致患者病情急剧恶化的重要病理生理机制。心脏损害导致泵功能障碍是患者病情严重程度的决定性因素，对心脏泵功能和循环的机械支持是患者转归的决定因素。

第二节 暴发性心肌炎临床表现

详细的病史采集和细致的体格检查对于暴发性心肌炎的诊断尤为重要。对疑诊暴发性心肌炎的患者，要进行全面和细致的临床特征评估。

一、症状

（一）病毒感染前驱症状

以呼吸道或消化道感染症状为主，这些症状在暴发性心肌炎典型临床表现之前可持续3~5 d，表现个体差异较大，缺乏特异性。但大部分患者有一个重要的临床特点，极度乏力、不思饮食，稍微活动则气短、胸闷，这是早期诊断暴发性心肌炎的重要线索。

（二）心肌受损表现

患者在早期的病毒感染症状后数日不好转，反而出现气短、呼吸困难、胸闷或胸痛、心悸等症状，部分患者因晕厥或心肺复苏后就诊。欧洲的一项统计显示72%的患者发生呼吸困难，32%患者发生胸痛，而18%患者出现心律失常（多为快速性心律失常）。华中科技大学同济医学院附属同济医院统计表明，约90%的暴发性心肌炎患者因呼吸困难就诊或转诊，10%的患者因晕厥或心肺复苏后就诊或转诊。

（三）血流动力学障碍

为暴发性心肌炎的重要特点，部分患者迅速发生急性左心衰竭或心源性休克，少数发生晕厥或猝死。在心肌收缩力、前负荷、后负荷3个心输出量基本决定因素中，心脏泵功能异常导致的心源性休克是其发生低血压的主要原因，血容量和血管阻力多为参与因素。患者表现为严重的呼吸困难、端坐呼吸、咯粉红色泡沫痰、焦虑不安、大汗、少尿或无尿等；可出现皮肤湿冷、苍白、发绀，可呈现皮肤花斑样改变，甚至意识障碍等。暴发性心肌炎发生心源性休克时，除窦性心动过速外，还可以出现各种类型心律失常，包括室性或室上性早搏，室性或室上性心动过速、心室颤动等，也可由于传导系统损伤而出现心动过缓、窦性停搏和传导阻滞。快速室性心动过速、心室颤动、窦性停搏以及三度房室传导阻滞时可发生阿斯综合征，危及患者生命。

（四）其他组织器官受累表现

暴发性心肌炎可引起多器官功能损害或衰竭，包括肺、肝、肾、凝血功能异常，这种多器官功能的异常除了继发于心脏损害外，病毒侵蚀及免疫损伤导致的直接损害也起着重要的作用，因此导致患者全身情况急剧恶化。部分COVID-19患者因肺损害严重而表现出严重气体交换障碍导致的低氧血症、呼吸困难，从而被诊断为重症肺炎而忽略了心肌炎诊断。

二、体征

暴发性心肌炎患者体征多是继发于心脏功能严重受损，泵功能衰竭所导致的生命体征不稳定，包括血压低、心率快、呼吸急促、心音低钝、第三心音奔马律，部分患者有发热、意识障碍等。具体表现如下：

（一）生命体征

血压、呼吸、心率等指标异常提示血流动力学不稳定，是暴发性心肌炎最为显著的表现，也是病情严重程度的指征。血压：暴发性心肌炎患者因严重的心功能不全及全身毒性反应引起血管活性异常导致低血压，严重时血压测不出。呼吸：呼吸急促（频率常＞30次/分）或呼吸抑制（严重时频率＜10次/分），血氧饱和度＜90%，甚至降至40%～50%。心率：心动过速（常＞120次/分）或心动过缓（可＜50次/分）。窦性心动过速是暴发性心肌炎患者最为显著的特点，通常＞100次/分，可达160次/分。心率增快与体温升高不相称（＞10次/℃）虽然并不特异，但为急性心肌炎诊断的重要线索，需要高度重视。

（二）心脏相关体征

心界通常不大。听诊心音明显低钝，常可闻及第3心音及第3心音奔马律。左心功能不全和合并肺炎时可出现肺部啰音。罕有右心功能不全表现。

（三）其他表现

休克时可出现全身湿冷、末梢循环差及皮肤花斑样表现等。灌注减低和脑损伤时可出现烦躁、意识障碍甚至昏迷。肝脏损害时可出现黄疸。凝血功能异常和微循环障碍可见皮肤淤斑淤点等。

三、辅助检查

在暴发性心肌炎的诸多检查中，重点强调心肌损伤标志物（肌钙蛋白）、心衰标志物［B型利钠肽（BNP）］和心脏超声，其具有特征性诊断价值，也是判断预后和转归的重要依据。

（一）实验室检查

肌钙蛋白、肌酸激酶及其同工酶、乳酸脱氢酶、天门冬氨酸氨基转移酶以及肌红蛋白等升高，其中以肌钙蛋白最为敏感和特异，心肌酶谱改变与心肌梗死差别在于其无明显酶峰，提示病变为渐进性改变，持续性增高说明心肌持续进行性损伤和加重，提示预后不良。B型利钠肽（BNP）或N末端B型利钠肽原（NT－proBNP）水平通常显著升高，提示心功能受损严重，是诊断心功能不全及其严重性、判断病情发展及转归的重要指标，尤其是对于合并重症肺炎者有重要鉴别诊断价值，但BNP或NT－proBNP的升高与心肌损伤相比有一定滞后，因此发病极早期检查正常或仅有轻度增高者，短期内需要复查。

（二）心电图

对本病诊断敏感性较高，但特异度低，应多次重复检查，比较其变化。窦性心动过速最为常见；频发房性期前收缩或室性早搏是心肌炎患者住院的原因之一，监测时可发现短阵室性心动过速；出现束支阻滞或房室传导阻滞提示预后不良；肢体导联特别是胸前导联低电压提示心肌受损广泛且严重；ST-T改变常见，代表心肌复极异常，部分患者心电图甚至可表现类似急性心肌梗死图形，呈现导联选择性的ST段弓背向上抬高，单纯从心电图上二者难以鉴别。QRS增宽是暴发性心肌炎的独立预测因子。心室颤动较为少见，为猝死和晕厥的原因。值得注意的是心电图变化可非常迅速，应持续心电监护，有变化时记录12导联或18导联心电图。

（三）胸部X线和CT

大部分患者心影不大或稍增大；因左心功能不全而有肺淤血或肺水肿征象，如肺门血管影增强、上肺血管影增多、肺野模糊等；急性肺泡性肺水肿时肺门呈蝴蝶状，肺野可见大片融合的阴影；COVID-19患者可出现严重弥漫性病变或整个肺部炎症浸润加上严重心力衰竭肺淤血实变而表现为所谓"白肺"，此时患者会表现呼吸窘迫、ARDS；部分患者还可见胸腔积液和叶间胸膜增厚。

（四）超声心动图

对于暴发性心肌炎的诊断和随访意义重大。可见以下变化：①弥漫性室壁运动减低，表现为蠕动样搏动；②心脏收缩功能异常，均可见左心室射血分数显著降低，但随病情好转数日后很快恢复正常；③多数患者心腔大小正常；④室间隔或心室壁可稍增厚，系心肌炎性水肿所致；⑤可以出现心室壁节段性运动异常，系心肌炎症受累不均所致。超声心动图检查的意义还在于帮助及时排除心脏瓣膜疾病、肥厚型或限制型心肌病等，典型的室壁阶段性运动异常有助于心肌梗死诊断，心包积液提示病变累及心包。超声心动图检查可根据病情变化适时复查。在新型冠状病毒感染重症病房，配合TnI、BNP和D-dimer等实验室检查，床旁超声不但可以为我们实时、动态提供患者心脏方面的信息，而且也是帮助快速鉴别急性肺栓塞（右室负荷增加）等的非常好的、实用的、最便捷的工具。

（五）有创血流动力学监测

暴发性心肌炎患者血流动力学经初步治疗未能改善者，推荐行脉波指数连续心搏量（PICCO）监测。推荐常规进行有创动脉压检测，作为判断病情及治疗反应的标志。

（六）冠状动脉造影、心脏磁共振成像

诊断意义有限，防护和消毒困难，不建议在新型冠状病毒感染急性期检查。

（七）心肌病理检查

死亡病例在情况允许时建议尸检，心肌病理检查有助于研究发病机制。

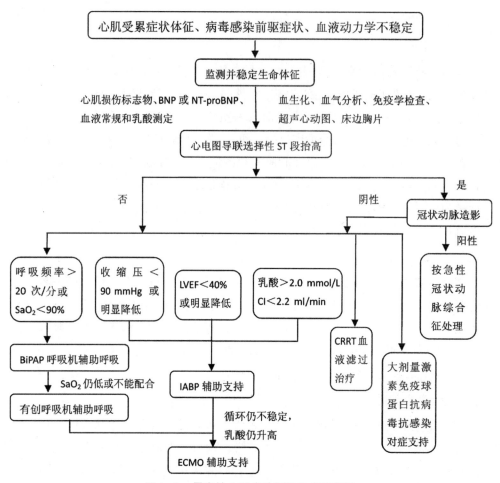

图 4-1　暴发性心肌炎诊断和治疗流程图

（八）病原学检查

在鼻咽拭子、痰、下呼吸道分泌物、血液、粪便等标本中可检测出新型冠状病毒核酸。

第三节　诊断

目前，暴发性心肌炎尚无确诊的"金标准"。一般将暴发性心肌炎定义为急骤发作且伴有严重血液动力学障碍的心肌炎症性疾病，因此暴发性心肌炎更多是一个临床诊断而非组织学或病理学诊断，因而诊断需要结合临床表现、实验室及影像学检查综合分析。如果患者在前驱的感染之后很快出现严重心衰、低血压或心源性休克，需要应用正性肌力药物、血管活性药物或机械循环辅助治疗时，可以诊断暴发性心肌炎。对于任何前来就诊的胸痛、胸闷患者，以血流动力学紊乱或者恶性心律失常为主要表现的患者，除需考虑急性心肌梗死外，还应重点考虑是否是暴发性心肌炎，尤其是伴有病毒感染的前驱症状。对于第一时间接触暴发性心肌炎的基层医务工作者而言，如果非常了解暴发性心肌炎的临床特征，诊断暴发性心肌炎并不困难，关键是要对其有诊断意识。

早期识别并及时救治有助于降低死亡率。暴发性心肌炎早期识别线索如下：

（1）临床表现：出现病毒感染样症状到出现心脏症状的时间更短，症状更明显。早期即出现乏力、BNP升高、EF值降低等心功能不全表现。

（2）心电图：ST段抬高、PR间期和QRS间期延长在暴发性心肌炎中所占比例较大，Q波形成提示预后差。

（3）心脏彩超：LVEF降低患者发生暴发性心肌炎的风险增加。

鉴别诊断：暴发性心肌炎可累及多器官和系统，临床表现严重且具有多样性，病情进展迅速，在病程早期常需要使用一些检查以排除其他疾病。包括心血管系统疾病和其他可以引起相应临床表现的疾病。

一、冠心病

急性大面积心肌梗死可出现肺淤血水肿导致循环衰竭、休克，心肌损伤标志物可显著升高，暴发性心肌炎需与其进行鉴别。主要通过冠状动脉造影进行鉴别，另外，冠心病患者彩色超声心动图可见明显心肌节段性运动异常。

二、病毒性肺炎

重症肺炎合并脓毒血症休克时也可出现心肌损伤标志物轻度一过性升高，但随休克及血氧饱和度的纠正而显著改善。

三、脓毒血症性心肌炎

严重细菌感染休克时毒性损害也可致心肌损伤而加重休克，并可出现明显心脏抑制性表现。早期出现的感染灶及血白细胞早期即显著升高及其他全身表现有助于鉴别。

四、应激性心肌病（Takotsubo综合征）

又称心尖球形综合征，好发于绝经期后女性，有胸痛、心电图ST－T改变以及心肌损伤标志物升高。常有强烈精神刺激等诱因。左心室造影可见节段性室壁运动异常，超过单一冠状动脉供血范围，最常见的是心尖部室壁运动异常，呈特征性章鱼篓样改变。冠状动脉造影结果阴性或轻度冠状动脉粥样硬化。左心室功能恢复快，常仅需支持治疗。

五、普通急性心肌炎

暴发性心肌炎通常有前期感染史、起病急骤、发展迅速、病情重且心功能损害明显，治疗后迅速好转并恢复正常，长期预后好。相反，急性心肌炎上述特点均不突出，病情可长期迁延而成为慢性或持续性心肌炎或心肌病改变。

六、非病毒性暴发性心肌炎

包括自身免疫性疾病、药物毒性和药物过敏等所致的急性暴发性心肌炎，临床上通常没有病毒感染的前期表现，而有自身免疫疾病史、使用毒性药物尤其是抗肿瘤药物或致过敏药物史，疾病发生同样迅速凶险。临床治疗除不用抗病毒药物外，其他与本病相似。

第四节　治疗

因暴发性心肌炎发病急骤，病情进展迅速，早期病死率高，而患者一旦渡过危险期，长期预后好，因此对于暴发性心肌炎的治疗，应高度重视，采用各种可能手段，尽力挽救患者生命。对于心脏骤停和无脉性心律失常患者，应根据现行的《AHA 高级生命支持指南》进行初步治疗，以循环、气道和呼吸为重点，为患者提供生命支持。另外，高质量的胸部按压是最近指南推荐的焦点。在急诊室内，患者的管理应向着复苏和稳定探索。对于无救治能力的医院，有必要考虑将患者转诊至三级医院就诊。当患者病情危重时，再转诊治疗或为时已晚，因此早期转诊是心源性休克患者最好的选择。此外，最初的稳定需要血流动力学支持，必要时还需进行呼吸支持，以维持组织灌注和终末器官的氧供。急诊科工作人员应先了解医院资源，若患者出现循环衰竭的早期征兆，但所在医院无法提供高级循环支持，则应考虑将患者转移至具有高级循环支持的三级医院。具体治疗措施如下：

一、严密监护

所有暴发性心肌炎患者均应严密监护。应尽快将患者收到或转至有呼吸循环监护和支持治疗条件医院的心脏重症监护病房，予以 24 h 特别护理。监护内容主要包括：①严密监测和控制出入水量，每小时记录并作为病情变化和补液治疗参考；②严密监测心电、血氧饱和度和血压；③监测血常规、心肌酶、肝肾功能、电解质、凝血功能、血乳酸、血气等各项实验室指标；④开始即做床边胸部平片检查，对于肺部病变明显以及合并胸水的患者可根据情况适时复查；⑤床旁超声心动图，评估心腔大小、室壁运动状态及左心室射血分数改变；⑥有创血流动力学检测，包括有创动脉血压及中心静脉压、肺毛细血管楔压或 PICCO 监测等。

二、积极的一般对症及支持治疗

所有暴发性心肌炎患者均应给予积极的一般对症及支持治疗。主要内容包括：①绝对卧床休息，减少探视和干扰，避免情绪刺激与波动；②当能进食时，给予清淡、易消化而富含营养的饮食，少食多餐；③鼻导管、面罩吸氧或机械通气正压给氧；④改善心肌能量代谢（可给予大剂量维生素 C、磷酸肌酸、辅酶 Q_{10} 等）；⑤补充水溶性和脂溶性维生素；⑥液体补充，应量出为入，匀速补充，切忌液体快进快出；⑦使用质子泵抑制剂防止应激性溃疡和消化道出血，特别是使用糖皮质激素的患者；⑧高热时可物理降温或糖皮质激素治疗，不建议应用非甾体类抗炎药。

三、抗病毒治疗

目前尚无确认有效的抗病毒治疗方法。可试用 α 干扰素雾化吸入（成人每次 500 万 U 或相当剂量，加入灭菌注射用水 2 ml，每日 2 次）；"重组人干扰素 ω"喷鼻剂在抗击 SARS 中发挥了关键作用，在目前缺乏特效药物的情况下，部分一线医护人员用来预防感染；洛匹那韦/利托那韦（200 mg/50 mg，每粒）每次 2 粒，每日 2 次、利巴韦林静脉注射（建议与干扰素或洛匹那韦/利托那韦联合应用，成人每次 500 mg/次，每日 2~3 次静脉输注，疗程不超过 10 d）、磷酸氯喹（成人 500 mg，每日 2 次，疗程不超过 10 d）、阿比多尔（成人 200 mg，每日 3 次，疗程不超过 10 d）。抗病毒药物瑞德西韦可以干扰病毒聚合酶，2 期临床实验结果证实该类药物长期使用的安全性，个案报道该类药物可能对新型冠状病毒有效，目前正在中国进行多中心、随机、双盲、对照Ⅲ期临床试验，入选的是新型冠状病毒感染的肺炎患者，该试验结果将解答瑞德西韦是否具有有效性。

四、免疫调节治疗

所有暴发性心肌炎患者均应尽早给予免疫调节治疗。目前虽然没有大规模多中心的临床研究结果，但已有的成果和临床实践提示其有效性及安全性良好，推荐使用。

（一）糖皮质激素

建议开始每天 120~200 mg 甲泼尼龙静脉滴注，连续 3~5 d 后依情况减量。糖皮质激素具有抑制免疫反应、抗炎、抗休克、抗多器官损伤等作用，消除变态反应，抑制炎性水肿，减轻毒素和炎症因子对心肌的不良影响。理论上，糖皮质激素应在病毒性心肌炎的第 2 阶段即免疫损伤阶段使用，而应避免在第 1 阶段即病毒复制和病毒损伤阶段使用，原因是糖皮质激素可能导致病毒复制增加。但对于暴发性心肌炎，第 1 阶段短而第 2 阶段的免疫损伤发生早且严重，故对于重症患者，推荐早期、足量使用。可以选用地塞米松 10~20 mg 静脉推注后，立即给予甲泼尼龙静脉滴注使其尽快发挥作用。

（二）免疫球蛋白（WIG）

免疫球蛋白具有抗病毒和抗炎的双重作用，一方面通过提供被动免疫帮助机体清除病毒，另一方面通过调节抗原提呈细胞及 T 辅助细胞抑制免疫细胞过度活化。建议每天 20~40 g 使用 2 d，此后每天 10~20 g 持续应用 5~7 d。

五、生命支持治疗

所有暴发性心肌炎患者均应尽早给予生命支持治疗。生命支持治疗是暴发性心肌炎各项治疗措施的重中之重，是暴发性心肌炎救治方案的中心环节。通过生命支持使心脏得到休息，在系统治疗情况下恢复心脏功能，是首选的治疗方案和救治的中心环节。升压药物、强心剂以及儿茶酚胺等药物治疗是在缺乏生命支持治疗条件时的次选方案，或者是在生命支持治疗准备期间短时间使用的过渡治疗措施。生命支持治疗包括循环支持、呼吸支持和肾脏替代3个方面。几乎所有暴发性心肌炎患者均需要应用血管活性药物或进行临时的机械辅助循环（MCS），来帮助患者到达某个阶段。在这个阶段患者自身的循环或其他更持久的解决方案可维持终末器官的功能。

（一）循环支持

1. IABP

对于血流动力学不稳定的暴发性心肌炎患者推荐尽早使用IABP进行治疗。IABP通过由动脉系统植入带气囊的导管到左锁骨下动脉开口远端和肾动脉开口上方的降主动脉内，经反复节律性地不断在心脏舒张期球囊充气和收缩期前放气，达到辅助心脏减轻心脏负担的作用。在心脏舒张期球囊充气时，球囊占据主动脉内空间，可升高舒张压力，增加心脑等重要脏器的循环灌注；在心脏收缩期前球囊放气瞬间，主动脉内压力降低，可降低心脏收缩时的后负荷，减少心脏做功，增加每搏输出量，增加前向血流，增加体循环灌注。可减少暴发性心肌炎血流动力学不稳定患者血管活性药物的使用，帮助患者度过急性期。IABP是目前最常用的机械循环支持装置，但患者心排血量与自身心脏收缩有关，对于暴发性心肌炎心肌损伤严重而低心排血量的患者，IABP支持效果欠佳。

2. 体外膜肺氧合（ECMO）

对于血流动力学不稳定的暴发性心肌炎患者推荐尽早使用ECMO进行治疗。重症新冠状病毒感染病房，更应装备ECMO。在疫区，建议组建"ECMO分队"，这不但有益于重症患者，也将大大提高我国急危重症的抢救水平。危重患者，如出现心源性休克、心脏指数<2.0 L·min^{-1}·m^2、血乳酸>2 mmol/L的患者，更能从ECMO治疗中获益，所以对于此类患者应更积极地尽早启用ECMO治疗。ECMO主要由3部分组成，即将血液由体内引出及回送的管道系统，保持血液快速流动的动力泵（人工心脏），以及提供血液进行气体交换的密闭式膜氧合器（膜肺）。其他辅助装置包括恒温水箱、供氧管道以及各种监测系统等。ECMO对暴发性心肌炎的救治作用已得到大量临床数据支持，报道中位ECMO治疗时间为5~9 d，治愈出院率为55%~66%。研究报道，老年、出血、慢性肾功能衰竭、低血压、低碳酸氢根等是预后不良的预测因子。对于心肌酶以及BNP的预测价值尚存争议，治疗后迅速好转可能比绝对值高低对预后的意义更大。此外，在多器官功能衰竭治疗中出现严重肝功能不良，特别是总胆红素和直接胆红素升高时，往往提示多器官功能的持续恶化，预后不良。有学者提出在应用ECMO时当出现胆红素急剧升高或浓度>51.3 μmol/L时，应考虑将ECMO支持转为心室辅助装置（VAD）支持。在无须体外氧合的情况下，可使用经皮双心室辅助装置，从而消除与体外生命支持相关的风险和对氧合器的固有需求。除此以外，经皮辅助装置还可提供双心室卸载，从而降低心室壁应力，降低进一步加重炎性心脏损伤的可能性。院内心脏骤停患者经历常规心肺复苏超过 10 min 仍未能恢复有效自主循环，应尽早在 ECMO 辅助下实施体外心肺复苏术。心源性休克经历体外心肺复苏术患者应用 ECMO 预后差，尽早主动应用 ECMO 效果好于被迫使用。

但 ECMO 逆向血流增加心脏后负荷，减少左心室搏出量，肺水肿加重。由于 IABP 和 ECMO 工作原理不同且可协同互补，两者常结合使用，可让心脏得到更充分的休息，为其功能恢复赢得时间。日本的一项回顾性队列研究提示在暴发性心肌炎患者应用 IABP 联合 ECMO 组相较于单独使用动脉－静脉模式 ECMO 组的患者，28 d 病死率及住院病死率明显降低，且 ECMO 撤机的比例明显提高，可以获益。但另一个 Meta 分析提示 ECMO 联合 IABP 对于生存指数无有益证据，因此不支持常规应用 IABP 与 ECMO。在使用 IABP 仍然不能纠正或不足以改善循环时可考虑联合使用 ECMO。

（二）呼吸支持

新型冠状病毒感染的重型患者接受鼻导管或面罩吸氧，甚至高流量鼻导管氧疗或无创机械通气在短时间（1~2 h）内呼吸窘迫和（或）低氧血症不缓解，应及时进行气管插管和有创机械通气。采用肺保护性通气策略，即小潮气量（4~8 ml/kg 理想体重）和低吸气压力（平台压<30 cmH$_2$O）进行机械通气，以减少呼吸机相关肺损伤。接受有创机械通气患者应使用镇静镇痛药物。当患者使用镇静药物后仍存在人机不同步，应及时使用肌松药物。病情稳定后，尽快减量并停用肌松药物。对于严重 ARDS 患者，建议进行肺复张。在人力资源充足的情况下，每天应进行 12 h 以上的俯卧位通气。呼吸机辅助通气可改善肺功能，降低患者劳力负荷和心脏做功，是暴发性心肌炎合并左心功能衰竭时重要治疗手段之一。建议尽早使用，当患者有呼吸急促、呼吸费力时，即使血氧饱和度正常亦应给予呼吸支持，以减轻患者劳力负荷和心脏做功。

（三）血液净化及连续肾脏替代治疗（CRRT）

所有暴发性心肌炎患者均应尽早给予血液净化治疗。血液净化治疗的主要目的是持续过滤去除毒素和细胞因子。合并肾功能损伤时，更应早期积极使用。血液净化治疗还可以通过超滤减轻心脏负荷，保证体内水、电解质及酸碱平衡，恢复血管对血管活性药物的反应来治疗心力衰竭，对暴发性心肌炎的患者有较大帮助。值得注意的是，为了清除毒性物质需要持续进行，每天至少 8 h 或更长，另外由于患者心脏功能极其脆弱，起始时引血和终止时回血过程必须缓慢，以免诱发循环和心功能衰竭。

因病毒感染激活细胞免疫和体液免疫，单核细胞和淋巴细胞浸润，细胞黏附分子表达增加，大量抗体形成等在疾病的发生发展过程中发挥了重要作用，而病毒持续存在状态引起的免疫反应异常是心肌炎发展的主要原因。因此血液净化治疗对暴发性心肌炎患者具有至关重要的意义。

CRRT 广泛应用于心力衰竭，也常用于危重患者。CRRT 利用血泵驱动血液从静脉端引出，流经滤器后仍由静脉回流体内，其通过可控的方式连续、缓慢等渗地平衡体内钠和水，将炎性递质从血液中清除。其主要作用包括：①通过对流、弥散、吸附作用，清除各种小分子毒素，清除各种水溶性炎性递质，下调炎症反应，降低器官损伤程度；②纠正水、电解质及酸碱平衡紊乱，降低血液温度，维持内环境稳定；③有效清除组织水肿，改善组织氧供和器官功能；④提供足够液体量，保证其他必要药物治疗和肠外营养支持。CRRT 治疗过程中容量及胶体渗透压变化程度小，可维持足够的组织灌注，操作得当不影响血流动力学。

暴发性心肌炎患者出现循环衰竭和休克不是 CRRT 禁忌，相反更提示病情危重。需在严密监测血流动力学状态下，精细调整 CRRT 参数，尽早使用。

免疫吸附（IA）：新型冠状病毒感染重症患者体内炎性因子及炎性介质明显升高，短期内可发展为 ARDS、MODS。IA 疗法是自 2002 年发展起来的一种血液净化技术，是将高度特异性的抗原、抗体或有特定物理化学亲和力的物质（配体）与吸附材料（载体）结合制成吸附剂（柱），选择性地清除血液中的致病因子，从而达到净化血液、缓解病情的目的。暴发性心肌炎病理生理过程中均存在体液免疫和细胞免疫过程，而免疫吸附能选择性清除血浆中的致病因子。有条件时推荐尝试使用。

六、休克和急性左心衰竭的药物治疗

为生命支持治疗的辅助或过渡治疗措施。休克机制涉及泵功能衰竭、全身毒性作用和容量不足等，与其他休克最根本的不同是泵功能严重受损，如果条件允许，依托生命支持治疗，仍不足时才加用药物治疗。

（一）休克的药物治疗

为生命支持治疗的辅助治疗手段或过渡治疗措施，可在非常必要时短暂使用血管活性药物，切不可长期使用。根据休克的原因进行治疗，暴发性心肌炎合并大量出汗、呕吐腹泻等导致容量不足时，可适当补液。根据动力学监测指标决定补液速度和剂量，除了明显失液外，补液治疗需要渐进，切忌太快。初始血压目标为 MAP 成人≥65 mmHg。去甲肾上腺素是成人患者的首要用药，也可添加肾上腺素或血管加压素来达到目标 MAP。使用多巴胺容易导致心率明显加快和室性心律失常如期前收缩、室性心动过速甚至心室颤动，增加心脏负担，应予注意，尽量减少使用，应将多巴胺储备给特定的低速心律失常风险的患者或者那些心动过缓的人。在患冷休克的儿童中（较常见），肾上腺素被认为是一线用药，而去甲肾上腺素则用于温休克患者（较少见）。α受体激动剂仅可短暂使用，长期使用可导致组织缺氧加重甚至造成不可逆器官损害及死亡。作为抗休克治疗的一部分，糖皮质激素应尽早足量使用。

（二）急性左心衰竭的药物治疗

药物治疗效果有限，可使用利尿剂，在心率明显加快时小量使用洋地黄类药物，尽量少用单胺类强心剂，以免增加心脏耗氧和心律失常。由于血压低，所以应谨慎使用血管扩张剂。为了减少急性左心衰竭发生，应根据液体平衡和血流动力学状况决定液体进出量。对于心力衰竭严重甚至心源性休克的患者，需积极使用生命支持治疗，维持血流动力学稳定，保证重要脏器的灌注，使心脏得到休息，以帮助患者度过急性期。

七、新型冠状病毒肺炎伴发暴发性心肌炎致心脏骤停

氧疗是基础，心脏按压，激素冲击治疗＋大剂量维生素 C 抗氧化应激的心肌攻击，人工肝或血液净化治疗，吸附毒素、细胞因子等，ECMO 辅助心肺功能。

八、心律失常的治疗

针对不同心律失常并结合患者血流动力学状况进行相应处理。恶性心律失常的预测：窦性心动过缓、QRS 波增宽、超声心动图显示左心室功能恶化、心肌肌钙蛋白水平持续升高或波动，持续低灌注或出现非持续性室性心动过速常预示恶性心律失常的发生。总体治疗原则：①快速识别并纠正血流动力学障碍。因心律失常导致严重血流动力学障碍者，需立即纠正心律失常，对快速心律失常如房颤合并预激综合征的快心室率患者或快速多形性室速及室扑室颤时应立即电复律。②血流动力学相对稳定者，根据临床症状、心功能状态以及心律失常性质，选用适当治疗策略及抗心律失常药物；在心律失常纠正后应采取预防措施，尽力减少复发，但不建议长期使用抗心律失常药物。③积极改善心脏功能、低血压情况，纠正和处理电解质紊乱、血气和酸碱平衡紊乱等内环境紊乱。④快速室性心律失常胺碘酮静脉推注后静脉泵入；快心室率心房颤动患者可给予洋地黄类药物控制心室率。⑤心动过缓者首先考虑植入临时起搏器，无条件时可暂时使用提高心率的药物如异丙肾上腺素或阿托品。⑥大多数暴发性心肌炎患者度过急性期后可痊愈。发生心动过缓患者，急性期不建议植入永久起搏器。需观察 2 周以上，全身病情稳定后传导阻滞仍未恢复者，再考虑是否植入永久起搏器。急性期发生室性心动过速、心室颤动的患者，急性期及病情恢复后也均不建议置入植入式心律复律除颤器（ICD）。

暴发性心肌炎早期病死率虽高，但患者一旦渡过急性危险期，长期预后则良好，长期生存率与普通人群接近。因此，一旦疑诊本病，需高度重视，尽早识别，快速反应，多学科合作，全力救治，帮助患者渡过危险期，机械辅助生命支持治疗对于协助患者渡过急性期具有极其重要的意义。

（陶雪飞　程　标）

第五章

老年新型冠状病毒肺炎患者合并心衰的特点及治疗策略

心力衰竭已成为老年患者主要的心血管综合征，据统计，≥65 岁的人群，心衰的发生率约为 1%，≥80 岁的人群，心衰的发生率可近 12%。心力衰竭已成为 65 岁以上人群住院的主要原因，高龄是心衰患者预后差的危险因素。

第一节　心血管系统老化的病理生理特点

心脏老化是指心脏随年龄的增长，出现形态结构和功能代谢的系列改变，这是全身衰老进程的一部分，两者相伴而生。心脏老化的发展缓慢，并呈进行性加剧。主要病理生理学特点如下：

一、心肌收缩成分减少

有功能及活力的心肌细胞是维持心脏收缩功能的基础。老年患者冠脉血流量减少、毛细血管密度下降，心肌细胞慢性缺血，诱发心肌细胞凋亡，心肌细胞数量下降，同时与心脏老化相伴随的心肌细胞数量减少，二者均导致心肌收缩成分减少，心肌收缩功能下降。

二、心室舒张功能障碍

在长期慢性容量及压力负荷的代偿作用下，老年心血管病患者多存在心肌肥厚，在心肌细胞肥大增生的同时还伴有成纤维细胞、胶原细胞等非心肌细胞的增生，导致心室重构，顺应性减低，心脏舒张功能下降，导致舒张性心衰。

三、心肌能量代谢障碍

心脏是耗能最多的器官，心脏收缩与舒张均为主动耗能过程，ATP 是唯一可以利用的能量形式。老年患者尤其是冠心病患者，冠脉血流量不足，供氧不足，能量代谢底物利用障碍；老年患者线粒体结构改变、数量下降以及功能障碍，mtDNA 突变率增加，呼吸链氧化磷酸化调节能力下降，上述机制共同导致心肌细胞 ATP 生成减少，能量生成不足。同时老年心血管患者 ATP 酶的活性不足，心肌细胞能量利用障碍。在心肌细胞能量生成不足及利用障碍的情况下，肥大的心肌细胞耗氧增加，心肌细胞能量供-需失衡，加重收缩及舒张性心衰。

由上述病理生理机制可见，老年患者心力储备差，尤其是合并有高血压、冠心病、心律失常等基础病史的老年患者，在病毒性感染的应激情况下，极易诱发心衰或原有心衰加重、急性心肌缺血、恶性心律失常甚至心源性休克等不良心血管事件的发生。

第二节 老年心衰与病毒性肺炎

老年患者蛋白质代谢多为负氮平衡，免疫球蛋白合成减少，抗体生成不足，抵抗力下降，为病毒性肺炎高危易感人群。通过对 99 例新型冠状病毒肺炎患者的回顾性研究显示，超过 1/3 的患者年龄在 60 岁以上。国家卫生健康委员会报告截至 2020 年 1 月 22 日下午 24 点，425 例新型冠状病毒肺炎确诊患者中，65 岁以上老年患者为 162 人，占 38.1%。心血管病患者也为病毒性肺炎的易感人群，在上述研究中，40% 新型冠状病毒肺炎患者合并心血管疾病。由此提示，老年心衰患者为新型冠状病毒肺炎易感人群，需加强防控。

老年心衰患者感染新型冠状病毒肺炎更易进展为危重症患者。既往对 SARS 患者的研究显示，合并心血管病的患者发生 ARDS 和多器官功能衰竭的比例分别是非心血管病患者的 1.82 倍和 1.97 倍。对 138 例新型冠状病毒肺炎患者的回顾性研究显示，与非 ICU 患者比较，ICU 患者平均年龄更大（51 岁 vs 66 岁），心血管合并症更多［高血压 21/36 例（58.3%）、其他心血管病 9/36 例（25%）］。425 例新型冠状病毒肺炎患者中，首批 17 例死亡患者的平均年龄为 75 岁（48~89 岁），其中 15 例死亡者为 60 岁以上老年人。与 70 岁以下的人相比，年龄在 70 岁或以上的人感染后生存时间更短（11.5 d vs 20 d），且大部分患者伴有高血压、糖尿病等基础病。老年心衰患者病因多元，往往合并高血压、冠心病、瓣膜性心脏病等基础病史，因此，合并心衰的老年新型冠状病毒肺炎患者更易进展为危重症，死亡风险高，亟须更早期的诊断以及更加积极的治疗。

病毒性肺炎诱发心衰恶化，易发生严重心血管不良事件以及靶器官损害。

一、低氧

新型冠状病毒肺炎可引起低氧血症，无氧酵解增加，ATP 生成下降，心肌细胞供能不足，心肌细胞活力下降；此外，严重低氧血症以及由此导致的心肌细胞内钙超载、炎症反应等，均可诱导心肌细胞凋亡，老年心衰患者心力贮备下降，上述机制共同作用诱发原有心衰病情恶化，导致心输出量减少，冠脉血流量减少，加重心肌缺血、缺氧，加重心肌损伤，进一步促使心衰恶化，形成恶性循环。与此同时，感染、发热导致心肌耗氧增加，心肌氧供-需严重失衡，诱发急性心肌缺血，甚至 2 型心肌梗死、心源性休克以及心源性猝死。

二、ACE2

老年心衰患者多病因性，高血压性心脏病是主要病因之一，因此，维持血压的平稳对于慢性心衰的管理至关重要，研究发现，新型冠状病毒的作用靶点为 ACE2，其生理作用与 ACE 截然不同，通过将血管紧张素 II（ang II）转换成具有扩血管活性的 ang（1-9）或者 ang（1-7），从而发挥调节血压以及改善心功能等生理作用，具有心血管保护作用。目前推测，新型冠状病毒感染后，患者体内 ACE2 水平及活性下降，削弱了 ACE2 途径的降压及心血管保护作用，加重心功能障碍。

三、心肌损伤

对 SARS 患者的尸检研究发现，35%（7/20）的患者心肌组织中发现了 SARS-CoV 病毒 RNA，伴有明显的巨噬细胞浸润和心肌损伤。发表于《Lancet》上对 41 例新型冠状病毒肺炎患者的回顾性分析发现，12%（5/41）的患者出现了急性心肌损伤，占 ICU 患者的 31%（4/13）。尽管新型冠状病毒造成心肌损伤的确切机制未明，目前推断炎症风暴是病毒新感染诱发暴发性心肌炎，导致急性心肌损伤的原因之一。

四、应激/焦虑

老年心衰患者往往合并多脏器功能不全，活动能力下降，躯体功能和社会功能减退，焦虑抑郁发病率高，宣武医院的研究显示，老年心衰患者焦虑发生率高达 63.6%，且焦虑组的死亡率明显升高。新型冠状病毒感染诱导机体应激反应，会加重老年心衰患者的焦虑状态。心理及躯体的应激过程导致儿茶酚胺的大量释放，导致直接的心肌毒性作用，加重心功能恶化。

第三节　老年心力衰竭的临床表现特点

老年心衰患者多表现为不典型的症状和非特异性的体征（见表 5-1），部分患者可长期表现为纳差、精神倦怠、乏力。钟南山团队基于 1 099 例实验室确诊的新型冠状病毒肺炎患者的回顾性研究发现，早期以乏力为主要表现的患者占比 38.1%（419/1 099）。老年患者，尤其是衰弱的高龄患者，免疫力低下，感染新型冠状病毒后可无发热症状，因此，老年慢性心衰患者感染新型冠状病毒，易漏诊或误诊，需要进行鉴别。

第四节　慢性心衰的分级与分期

NYHA 分级：纽约心脏病协会（NYHA）心功能分级，于 1928 年提出，因操作简单，临床上沿用至今，见表 5-2。老年患者多为 NYHA 2~4 级。

I 级：患者有心脏病，但日常活动量不受限制，一般体力活动不引起过度疲劳、心悸、气喘或心绞痛。

II 级：心脏病患者的体力活动轻度受限。休息时无自觉症状，一般体力活动引起过度疲劳、心悸、气喘或心绞痛。

表 5-1　心衰的症状和体征

症状	体征
典型的	较特异的
气促 端坐呼吸 阵发性夜间呼吸困难 运动耐力降低 乏力、疲倦、运动后恢复时间延长 踝部水肿	颈静脉压升高 肝颈反流征阳性 第三心音（奔马律） 心尖搏动向左侧移位
不太典型的 *	不太特异的 *
夜间咳嗽 喘息 肿胀感 食欲不振 精神不振（尤其是老年人） 抑郁 心悸（常常是老年患者最早期也最明显的症状） 头晕 昏厥 俯身呼吸困难	体重增加（>2 kg/周） 体重减轻（在严重心衰） 组织消耗（恶病质） 心脏杂音 外周水肿（踝部、骶部、阴囊） 肺部啰音 叩诊浊音（胸腔积液） 心跳加快 脉搏不规则 呼吸加快 潮式呼吸 肝大 腹水 四肢冷 尿少 脉压小

注：引自《2016ESC 急、慢性心力衰竭诊断与治疗指南》

* 老年心衰患者临床表现症状不典型，体征缺乏特异性

Ⅲ级：患者有心脏病，以致体力活动明显受限制。休息时无症状，但小于一般体力活动即可引起过度疲劳、心悸、气喘或心绞痛。

Ⅳ级：心脏病患者不能从事任何体力活动，休息状态下也出现心衰症状，体力活动后加重。

2001 年美国 AHA/ACC 的成人慢性心力衰竭指南上提出了心力衰竭的分期的概念，具体如下。老年患者以 C 期、D 期为主。

A 期（前心衰阶段）：有心衰高危因素，但无心脏结构异常或心衰表现。

B 期（前临床阶段，NYHA Ⅰ级）：有心脏结构异常，但无心衰表现。

C 期（临床阶段，NYHA Ⅱ～Ⅲ级）：有结构性心脏病，既往或目前有心衰表现。

D 期（难治性心衰，NYHA Ⅲ～Ⅳ级）：终末期心衰，需要特殊的治疗措施，包括多次心衰住院，某些病人需要心脏移植。

表5-2　NYHA分级与心衰分期的区别要点

NYHA分级	心衰分期
心功能分级	心衰的各个阶段
某个时间点的心功能状况	心衰发生发展的进程
横向比较	纵向比较
可逆转（心衰改善，由Ⅳ级→Ⅲ级）	不可逆转（D期不可逆转为C期）

2016年欧洲ESC指南将心衰分为射血分数降低的心衰（HFrEF）、射血分数保留的心衰（HFpEF）和射血分数中间值的心衰（HFmrEF），具体分类标准见表5-3。美国国家心血管数据注册登记（NCDR）实践创新与临床卓越（PRINNACLE）注册登记研究分析显示，与HFrEF组比较，HFpEF组患者年龄更大，女性及高血压更多，冠心病和心肌梗死更少，老年患者以HFpEF为主。

表5-3　HFpEF、HFmrEF和HFrEF的定义

心衰类型		HFrEF	HFmrEF	HFpEF
标准	1	症状±体征	症状±体征	症状±体征
	2	LVEF<40%	LVEF40%～49%	LVEF≥50%
	3	—	1. 利钠肽水平升高 2. 符合以下至少一条附加标准： a. 相关的结构性心脏病（LVH和/或LAE） b. 舒张功能不全	1. 利钠肽水平升高 2. 符合以下至少一条附加标准： a. 相关的结构性心脏病（LVH和/或LAE） b. 舒张功能不全

注：LAE＝左心房扩大；LVH＝左心室肥厚

a. 心衰早期（尤其是HFpEF）和用利尿治疗的患者可能没有体征

b. BNP>35 pg/ml和/或NT-proBNP>125 pg/ml

第五节　射血分数保留的心衰的认识演变

1984年Dougherty等首次发现一组LVEF正常的充血性心力衰竭患者，提出了"收缩功能正常性心力衰竭"的概念。1997年Braunwald将心力衰竭划分为"收缩性心力衰竭"与"舒张性心力衰竭"，取代了"收缩功能正常性心力衰竭"这一概念。随着对舒张性心衰的进一步认识，发现它可以独立于收缩性心衰而存在，且早于收缩性心衰发生。

2008年ESC心衰指南提出射血分数保留心衰概念。2016 ESC指南提出HFpEF的诊断标准：①具有心衰的症状和体征；②脑钠肽水平升高，BNP>35 pg/ml或NT-proBNP大于125 pg/ml；③结构性相关的心脏病或舒张功能不全。

HFpEF病理生理上以左心室舒张末压升高为特征，表现为舒张末压容积曲线向上和向左的移动，尽管LVEF相对保持不变，仍可以引起心脏充盈压升高和劳力性呼吸困难。HFpEF常见于老年、女性患者，占心衰人群的50%左右，60岁以上一般人群中，4.9%被诊断为HFpEF，若按照中国60岁以上2.53亿老年人口推算，约1 244万

老年人口罹患 HFpEF。HFpEF 预后不容乐观,在中国,HFpEF 患者出院后累计 5 年生存率与 HFrEF 和 HFmrEF 患者相当。因此,老年 HFpEF 患者的慢性心衰管理不容忽视。

第六节　HFpEF（或舒张性心衰）的辅助检查

HFpEF（或舒张性心衰）的诊断,特别是在有共病和没有明显容量负荷过重的老年患者,缺乏经过验证的金标准。为了提高诊断的特异性,临床诊断需要得到静息或运动时引起心衰的心脏结构和功能改变客观证据。

一、舒张性心衰利钠肽升高的评价标准

见表 5-4。

表 5-4　舒张性心衰利钠肽升高的评价标准

		BNP（pg/ml）	NT-proBNP（pg/ml）
主要标准	窦性心律	>80	>220
	房颤律	>240	>660
次要标准	窦性心律	35~80	125~220
	房颤律	105~240	375~660

慢性心衰 BNP 的排除界值：BNP<35 pg/ml、NT-proBNP<135 pg/ml 时可排除慢性心衰。

二、经胸心脏超声评估舒张功能异常

发现潜在病因的心脏结构和/或功能改变。

结构改变：左房容量指数（LAVI>34 ml/m²）或左室质量指数（LVMI）男性≥115 g/m² 和女性≥95 g/m²。左心房容积反映左室充盈压升高随着时间变化产生的累积效应,左心房容积增加是死亡、心衰、房颤和缺血性卒中的独立预测因子。

功能改变：E/e' 与左心室僵硬度和纤维化相关,可用来估测左心室充盈压,E/e' ≥15 提示异常。二尖瓣环运动早期舒张速度 e' 的主要决定因素是左心室松弛,平均间隔侧 e'<7 cm/s 或侧壁 e'<10 cm/s 提示异常。三尖瓣反流峰值速度（TRPV）>2.8 m/s 提示增加收缩期肺动脉压和左心室舒张功能障碍。二尖瓣 E/A 比值：左室舒张功能异常患者需要进一步评估二尖瓣 E/A 比值。E/A 比值≤0.8 而 E 峰≤50 cm/s,提示左室舒张功能减低 I 级；E/A 比值>2,提示左室舒张功能减低 III 级；E/A 比值≤0.8 而 E 峰>50 cm/s,或 E/A 比值在 0.8~2.0,需结合 E/e'、TRPV 以及 LAVI 来评估。

三、负荷超声心动图

运动或药物负荷超声心动图可用于心肌缺血和/或存活心肌、部分瓣膜性心脏病患

者的评估。对存在劳力性呼吸困难，LVEF 正常但静息舒张功能参数未能做出诊断的患者，负荷超声心动图有一定辅助作用。

四、心电图异常

可表现为左室肥厚、左房扩大以及心房颤动。

五、心脏磁共振

采用延迟钆增强（LGE）显像，鉴别缺血性与非缺血性心肌损害，LGE、细胞外体积分数（ECV）成像或 T_1 mapping 成像是定量评估心肌纤维化的首选影像检测方法。

六、冠状动脉造影

适用于经药物治疗后仍有心绞痛的患者，合并有症状的室性心律失常或有心脏停搏史患者，有冠心病危险因素、无创检查提示存在心肌缺血的心衰患者。

七、核素心室造影及核素心肌灌注和/或代谢显像

当超声心动图未能作出诊断时，可使用核素心室造影评估左心室容量和 LVEF。核素心肌灌注显像包括 SPECT 和 PET，可用于诊断心肌缺血。代谢显像可判断心肌存活情况。

对心衰合并冠心病的患者，在决定行血运重建前，可考虑用心脏影像学检查（CMR、负荷超声心动图、SPECT、PET）评估心肌缺血和心肌存活情况。

八、心肺运动试验

峰值 $VO_2 < 14$ ml · min^{-1} · kg^{-1}。

九、6 min 步行试验

评估患者活动耐力。6 min 步行 <150 m 为重度心衰，$150\sim450$ m 为中度心衰，>450 m 为轻度心衰。

十、生活质量评估

运用心理学量表，对心理健康、躯体健康和社会功能等进行多维度量化评估。生活质量量表分为普适性量表和疾病特异性量表，前者最常使用的是 36 条简明健康问卷（SF-36）及简版 SF-12、世界卫生组织幸福指数-5、欧洲 5 维健康指数。心衰特异性生活质量评估工具较常使用的有明尼苏达心衰生活质量量表和堪萨斯城心肌病患者生活质量量表。

第七节 HFpEF 的诊断评分系统

2019 年欧洲心力衰竭协会（HFA）制定了 HFpEF 诊断法则，即 HFA－PEFF 法则。HFA－PEFF 法则得分分为三个领域：功能领域、形态学领域、生物标志物领域，采用超声心动图左室舒张功能指标和利钠肽作为评估指标（HFA－PEFF 法则见表5-5，评分标准见表5-6）。该系统评分≥5 分诊断为左室舒张性心衰，2～4 分诊断为舒张功能异常，需进一步行血流动力学检测，包括心导管检测左室舒张末压（LVEDP≥16 mmHg）或右心导管 PC-WP 检测，或心肺运动试验。并制定了 HFpEF 诊断流程图，见图5-1。

表5-5 射血分数保留心力衰竭的诊断法则（HFA－PEFF 法则）

步骤	检查	项目
P（步骤一）	初步检查：检测前评估	1. 心力衰竭症状和（或）体征 2. 共存疾病/危险因素 3. 心电图 4. 标准超声心动图（至少包括左心室射血分数及左心室直径） 5. 利钠肽水平 6. 肌力测试/6 min 步行试验或心肺运动试验
E（步骤二）	诊断检查：超声心动图及利钠肽得分	1. 全面的超声心动图 2. 利钠肽水平
F_1（步骤三）	进阶检查：疑诊病例的功能检查	1. 左心室舒张压测量：运动负荷超声心动图 2. 侵入性血流动力学测定
F_2（步骤四）	病因检查：确定最终病因	1. 心脏磁共振 2. 活检（心脏或心脏外） 3. 闪烁照相法/CT/PET 4. 基因检测 5. 特殊实验室检测

表5-6 射血分数保留心力衰竭的诊断法则（HFA－PEFF 法则）得分标准

标准	功能指标	形态指标	生物标志物
主要标准	二尖瓣室间隔舒张早期峰值流速<7 cm/s 或二尖瓣侧壁舒张早期峰值流速<10 cm/s 或平均 E/e'≥15 或三尖瓣反流峰值流速>2.8 m/s（肺动脉收缩压>35 mmHg）	左心房容积指数>34 ml/m² 或左心室质量指数>149/（122 g·m²）（男/女）和相对室壁厚度>0.42 mm	BNP>80 pg/ml 或 NT－proBNP>220 pg/ml（窦律）BNP>240 pg/ml 或 NT－proBNP>660 pg/ml（房颤律）
次要标准	平均 E/e'：9～14 或左心室整体轴向应变<16%	左心房容积指数：29～32 ml/m² 或左心室质量指数>115/（95 g·m²）（男/女）或相对室壁厚度>0.42 或左心室壁厚度≥12 mm	BNP 35～80 pg/ml 或 NT－proBNP125～220 pg/ml（窦律）BNP105～240 pg/ml 或 NT－proBNP375～660 pg/ml（房颤律）

注：舒张性心衰评分系统包含功能、形态和生物标志物三个项目，每个项目中，1 个主要标准得2分，每个项目最多2分，1 个次要标准得1分。得分≥5 分诊断为左室舒张性心衰，2～4 分诊断为舒张功能异常

H₂FPEF 无创评分系统

2018 年发表于 Circulation 的荟萃分析提出慢性心衰 H2FPEF 无创评分系统，根据 6 项临床标准和超声指标鉴别 HFpEF 和非心源性呼吸困难患者。H2FPEF 评分越高，诊断为 HFpEF 的可能性越大：①低评分（0 分、1 分），可排除 HFpEF；②中等评分（2～5 分），需进一步检查明确诊断；③高评分（6～9 分），可确诊 HFpEF。见表 5-7。

表 5-7　H₂FPEF 评分系统

	临床变量	数值	分数
H₂	肥胖	BMI>30 kg/m²	2
	高血压	至少 2 种降压药物	1
F	心房颤动	阵发性或持续性	3
P	肺动脉高压	TTE 肺动脉收缩压>35 mmHg	1
E	高龄	年龄>60 岁	1
F	充盈压	TTE　E/e'>9	1
	H₂FPEF 评分		总分（0～9 分）

注：每增加 1 分，HFpEF 的风险增加 1 倍，评分高（6～9 分）、低（0～1 分）可鉴别 HFpEF 和非心源性呼吸困难患者，中等分数（2～5 分）需进一步检查明确呼吸困难原因

第八节　HFpEF 诊断流程

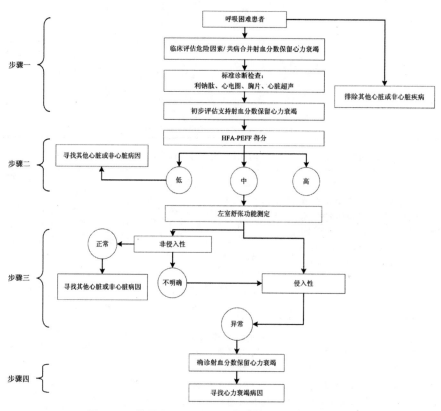

图 5-1　基于 HFA-PEFF 法则的 HFpEF 诊断流程

《中国心力衰竭诊断和治疗指南2018》推荐慢性心衰的诊断流程，见图5-2。

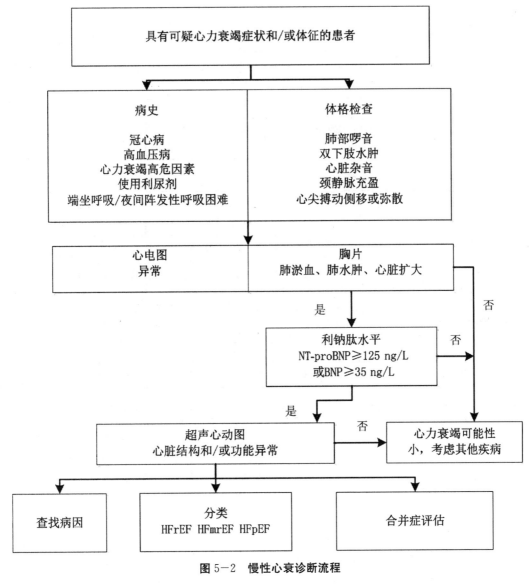

图5-2 慢性心衰诊断流程

第九节 慢性心衰的治疗策略

慢性心衰的治疗目标：是改善临床症状和生活质量，预防或逆转心脏重构，减少再住院，降低死亡率。

慢性心衰的治疗原则：管理心衰危险因素，如血压、血脂、血糖、尿酸、BMI等，优化药物治疗，改善心脏重构，改善心功能。

老年慢性心衰患者的容量管理策略：应在出现液体潴留的早期使用利尿剂。从小剂量开始应用，逐渐加量至淤血症状和体征改善后，以最小有效剂量长期维持，并根据液体潴留情况随时调整剂量，高龄慢性心衰患者不要求达到"干体重"，可维持肝颈征弱阳性。

《中国心力衰竭诊断和治疗指南 2018》推荐慢性 HFrEF 患者的治疗流程，见图 5-3。

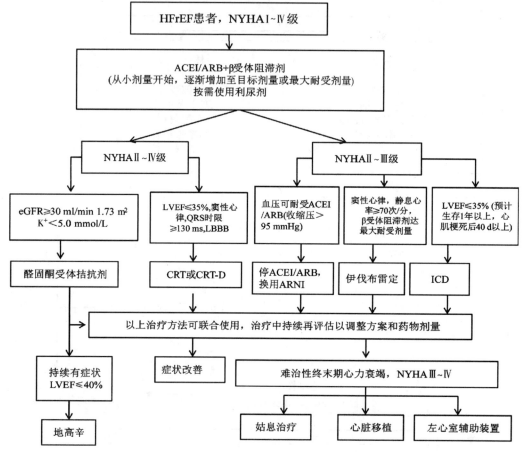

图 5-3　慢性 HFrEF 患者的治疗流程

关于 ACEI 在慢性心衰合并新型冠状病毒肺炎中的应用：ACEI 在新型冠状病毒肺炎患者中的使用存在争议。生理情况下，ACE2 与 ACE 处于平衡状态。有学者认为，ACEI 能够抑制 ACE，导致 ACE2 表达增加，进而增加新型冠状病毒的感染风险。而 Ferrario 等的研究表明 ACEI 或 AT1R 阻滞剂对 RAS 的抑制作用并没有增加 ACE2 浓度，因此，使用 ACEI 对体内 ACE2 水平的影响仍有待进一步研究。此外，ACE2 的表达分布水平与病毒作用靶点不一致，如 ACE2 在心脏、肾中高表达，但引发严重病变少于肺部，目前机制不明，提示 ACE2 在体内的总体水平或许无法预测新型冠状病毒的易感性以及致病性。2020 年 1 月 13 日，美国心脏学会（ACC）发布临床公告：目前对于新型冠状病毒肺炎的认知尚不充分，在新型冠状病毒肺炎大范围爆发期间，建议心血管疾病患者应严格接受指南指导的斑块稳定药物治疗，以提供额外的保护，包括他汀类药物、β受体阻滞剂、ACEI 类药物和阿司匹林。但是，这些治疗措施应针对具体患者量身定制。ACEI/ARB 类药物是慢性心衰治疗的基石，我们建议，对于老年新型冠状病毒肺炎合并心衰患者，根据病情慎用。

第十节 慢性 HFpEF 和 HFmrEF 的治疗策略

HFpEF 患者的治疗主要针对心血管基础疾病、心血管疾病危险因素、症状以及合并症，采取综合性治疗手段。临床研究未能证实 ACEI/ARB、β 受体阻滞剂能改善 HFpEF 患者的预后和降低病死率。对 HFpEF 和 HFmrEF 患者进行心血管疾病和非心血管疾病合并症的筛查及评估，并给予相应的治疗，以改善症状及预后。TOPCAT 研究亚组分析提示螺内酯可降低 HFpEF 患者因心衰住院风险。2018 中国心衰指南建议，对 LVEF≥45％，BNP 升高或 1 年内因心衰住院的 HFpEF 患者，可考虑使用醛固酮受体拮抗剂以降低住院风险。

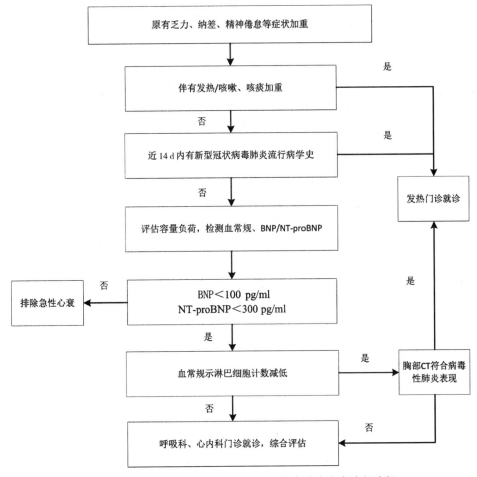

图 5-4 慢性心衰疑似合并新型冠状病毒肺炎患者诊断路径

第十一节　慢性心衰患者伴可疑新型冠状病毒肺炎症状的处理策略

老年心衰患者既是新型冠状病毒肺炎的易感人群，在乏力、纳差、精神差等非呼吸道症状方面与新型冠状病毒肺炎类似，不易鉴别，如延误病毒性肺炎诊断，可导致病情进行性加重，错失最佳治疗时机；如冒然前往发热门诊筛查，则增加潜在交叉感染风险，目前无相关指南或专家共识，我们结合新型冠状病毒肺炎诊疗方案（试行第七版），制定了以下路径，可供参考，见图5-4。

第十二节　急性心衰

一、老年患者心衰恶化的常见诱因

见表5-8。

表5-8　老年患者心衰恶化的常见诱因

感染，最常见为肺部感染，吸入性肺炎是80岁以上高龄心衰患者最常见的诱因
快速型心律失常，老年心衰患者最常见类型为心房颤动
医源性因素，如输液过多过快
急性心肌缺血
药物，如NSAIDs、糖皮质激素、含甘草成分的药物、负性肌力药、抗生素等
严重贫血
代谢性疾病，如甲状腺功能减退、甲状腺功能亢进、肾上腺皮质功能不全
血压过度升高

二、急性心衰分级与分型

急性心肌梗死患者的急性心衰分级：Killip分级法、Forrester分型。

1. Killip分级法

Ⅰ级：无心力衰竭。

Ⅱ级：轻度至中度心力衰竭，肺部湿啰音范围小于双侧肺野50%，可闻及 S_3，静脉压升高。

Ⅲ级：重度心力衰竭、肺水肿，肺部湿啰音范围大于双肺肺野的50%。

Ⅳ级：心源性休克。

2. Forrester分型

利用漂浮导管监测急性心肌梗死患者血流动力学指标心脏指数（CI）和肺小动脉嵌压（PCWP），反应肺静脉、左心房及左心室的功能状态，根据其相互关系得出，作为病情评价和治疗依据。见表5-9。

表 5-9　Forrester 分型

	CI>2.2 L/（min·m²）	CI≤2.2 L/（min·m²）
PCWP≤18 mmHg	Ⅰ型（心脏处于代偿状态，无泵衰竭临床表现） 肺淤血（-） 周围组织灌注不足（-）	Ⅲ型（多见于右室梗死，也可见于血容量不足） 肺淤血（-） 周围组织灌注不足（+）
PCWP>18 mmHg	Ⅱ型（最常见，早期可无明显临床表现） 肺淤血（+） 周围组织灌注不足（-）	Ⅳ型（最严重的，见于大面积急性心肌梗死） 肺淤血（+） 周围组织灌注不足（+）

根据临床症状、体征评估是否存在充血和/或低灌注，对急性心衰分类，见表 5-10。

表 5-10　根据是否存在充血和/或低灌注评估急性心衰患者的临床情况

	充血（-）	充血（+）＊
低灌注（-）	暖-干	暖-湿
低灌注（+）＊	冷-干	冷-湿

注：充血（+）＊：肺淤血、端坐呼吸/夜间阵发性呼吸困难、外周（双侧）水肿、颈静脉怒张、充血性肝大、肠淤血、腹肝颈静脉回流征阳性

低灌注（+）＊：四肢湿冷、尿少、神志模糊、头晕、脉压小

低灌注不等同于低血压，但低灌注常伴有低血压

三、急性心衰的辅助检查

（一）X 线胸片

对疑似、急性、新发的心衰患者应行胸片检查，以识别/排除肺部疾病或其他引起呼吸困难的疾病。急性心衰 X 线表现反映的病理生理演变过程为肺静脉淤血→间质性肺水肿→肺泡性肺水肿。肺静脉充血、胸腔积液（右侧为著）、间质或肺泡水肿是急性心衰最特异的表现，但高达 20% 的急性心衰患者 X 线胸片几乎正常，因此，X 线胸片正常不能除外心衰。急性心衰患者的仰卧位胸片价值有限。

急性心衰 X 线胸片具体特征如下：

心脏扩大：主要为左心房、左心室扩大，心脏扩大的程度与基础心血管病的程度有关。

肺静脉扩张和肺淤血：由于肺静脉压力升高，双肺静脉从扩张到肺淤血和血流再分布，X 线胸片表现为肺血管纹理增多，边缘模糊，上肺野血管扩张，下肺野血管变细，是早期左心衰的特征性表现。

间质性肺水肿：随静脉压力增加，肺毛细血管内液体渗入到肺间质，引起间质性水肿。表现为：①肺纹理增强，肺门密度增高，结构模糊，轴位"袖口征"。②Kerley线（间隔线），有 A 线、B 线、C 线，Kerley B 线最常见，是由于肺间质水肿引起小叶间隔增宽，在两肺下野外侧可形成外端抵胸膜缘的水平横线，一般垂直于侧肋胸膜。

长 2~3 cm，宽 1~3 mm，多见于肋膈角区。③磨玻璃影，以胸膜下为主。

肺泡性水肿：根据 X 线分布和形态分为典型的中央型肺水肿（蝶翼状分布）、不典型的弥漫型肺水肿和局限型肺水肿。

肺水肿 X 线胸片表现需与病毒性肺炎相鉴别，尤其是老年急性心衰患者合并肺炎时。肺水肿胸片表现多变，体位及部位变化与重力有关；阴影动态变化快，经利尿治疗后可很快吸收，结合流行病学史，临床表现以及实验室检查可有助于鉴别。

（二）ECG

急性心衰患者的 ECG 罕见正常（阴性预测值高），可及时发现基础心脏病和潜在的诱因，如快速型心律失常、急性心肌缺血等。

（三）经胸心脏超声

对于首发的急性心衰患者需尽早（48 h 以内）完成心脏超声检查，对血流动力学不稳定的患者和怀疑急性危及生命的结构性或功能性心脏异常（机械并发症、急性心瓣膜反流、主动脉夹层）的患者，立即行超声心动图检查。超声心动图可提供房室容量、左右心室收缩和舒张功能、室壁厚度、瓣膜功能和肺动脉高压等信息。LVEF 可反映左心室收缩功能，推荐改良双平面 Simpson 法。

（四）实验室检查

利钠肽：为鉴别 AHF 与急性呼吸困难的非心脏原因，需及时检测血浆脑钠肽水平。然而，脑钠肽水平可能与各种心脏和非心脏原因相关联，尤其是房颤、高龄与肾功能不全。在一些失代偿的终末期心衰、一过性肺水肿或右侧 AHF 的患者，脑钠肽水平甚至可意外降低，因此，急性心衰的诊断需进行临床综合评估。具体诊断界值见表 5-11。

表 5-11　急性心衰利钠肽诊断界值

	年龄（岁）	排除界值	需鉴别诊断	诊断界值
急诊患者				
BNP		<100 pg/ml	100~400 pg/ml	>400 pg/ml
NT-proBNP	<50	<300 pg/ml	300~450 pg/ml	>450 pg/ml
	50~75	<300 pg/ml	450~900 pg/ml	>900 pg/ml
	>75	<300 pg/ml	900~1 800 pg/ml	>1 800 pg/ml

心肌肌钙蛋白（cTn）：推荐急性心衰患者入院时行 cTn 检测，用于病因诊断（如急性心肌梗死）和预后评价。肌钙蛋白升高，如缺少急性心肌缺血的客观依据，则应考虑急性心肌损伤而非急性心肌梗死。急性心衰可以诱发 2 型心肌梗死，需注意与 1 型心肌梗死相鉴别。

反映心肌纤维化、炎症、氧化应激的标志物：如可溶性 ST2、半乳糖凝集素 3 及生长分化因子 15 也有助于心衰患者的危险分层和预后评估，联合使用多项生物标志物可能是未来的发展方向。

血液浓缩指标：红细胞比容、血红蛋白浓度、白蛋白水平、总蛋白水平、血钠等进行性升高，提示容量负荷已纠正或容量不足。

肾功能：血尿素氮/血肌酐比值>20∶1，尿钠、氯浓度降低，尿肌酐/血肌、尿比重或渗透压升高等均提示容量不足。

动脉血气分析：视临床情况而定，尤其是伴有急性肺水肿、COPD者。心源性休克患者应行动脉血气分析。

（五）急性心衰患者监测

1. 无创监测

严密监测血压、心率、心律、呼吸频率、SpO_2，监测出入量，有条件的情况下监测每日体重，根据病情的严重程度及用药情况决定肝肾功能和电解质监测频率。出院前检测利钠肽水平以评估预后。

2. 有创性血流动力学监测

适用于血流动力学不稳定，病情严重且治疗效果不理想的患者：患者存在呼吸窘迫或低灌注，但临床上不能判断心内充盈压力情况；急性心衰患者经治疗后仍持续有症状，并伴有以下情况之一者：容量状态、灌注或肺血管阻力情况不明，持续低血压，肾功能进行性恶化，需血管活性药物维持血压，考虑机械辅助循环或心脏移植。

1）中心静脉压测定：通过中心静脉置管监测中心静脉压，反映右心前负荷。正常值范围 5~12 cmH_2O，应动态监测变化趋势，不可依据一次测量值判定。

2）漂浮导管检查：可监测肺毛细血管锲压、肺动脉压、心输出量以及中心静脉压等。低血压伴肺毛细血管锲压<14 mmHg，适当补液后血压回升，尿量增加，肺部湿啰音无增加，提示容量不足。如低血压伴肺毛细血管锲压>18 mmHg，提示肺淤血。

3）脉搏指示持续心输出量监测（PICCO）：采用热稀释法可测得单次的心排出量，并通过动脉脉搏波型曲线下面积分析技术测得连续的心排出量。既可监测心输出量（CO）、胸腔内血容量及指数、血管外肺水及指数等指标，并能进行连续测定心排出量及指数、每搏量及指数、ABP等指标。

四、急性心衰的处理策略

急性心衰的治疗目标：维持血流动力学稳定，维护重要脏器灌注和功能；改善急性心衰症状；避免急性心衰复发；改善生活质量，改善远期预后。

治疗原则：纠正低氧，减轻心脏前后负荷，改善心脏收缩和舒张功能，积极治疗诱因和病因。

治疗策略：急性心衰致死率高，应尽量缩短确立诊断及开始治疗的时间，在完善检查的同时即应开始药物和非药物治疗。迅速识别威胁生命的临床情况（急性冠状动脉综合征、高血压急症、心律失常、急性机械并发症、急性肺栓塞），并进行相应紧急处理。

1. 一般处理与支持治疗

调整体位：半卧位或端坐位，双腿下垂以减少回心血量，降低心脏前负荷。

吸氧：当 $SpO_2 < 90\%$ 或动脉血氧分压（PaO_2）< 60 mmHg 时给予氧疗，使患者 $SpO_2 \geq 95\%$（伴 COPD 者 $SpO_2 > 90\%$）。对于呼吸窘迫（呼吸频率 > 25 次/分，$SpO_2 < 90\%$）的患者，应尽快予以无创正压通气（CPAP，BiPAP），以减轻呼吸窘迫和降低气管插管率。无创正压通气可降低血压，应动态监测血压。

镇静：阿片类药物如吗啡可缓解焦虑和呼吸困难，急性肺水肿患者慎用。

2. 根据临床"干、湿、冷、暖"分型制定急性心衰治疗方案

见图 5-5。

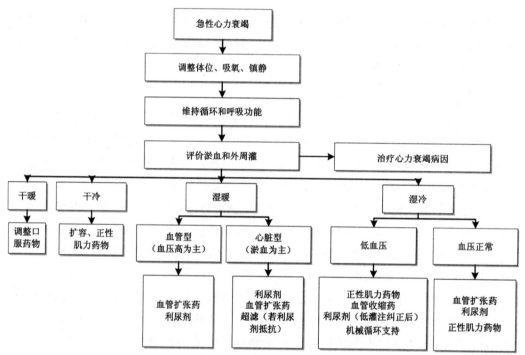

注：引自《中国心力衰竭诊断与治疗指南 2018》

图 5-5 急性心衰治疗流程图

3. **容量负荷评估与容量管理**

1）评估容量负荷参数的敏感性与特异性：对于急性心衰，容量管理至关重要，容量状态评估是容量管理的基础，尤其是对于老年心衰患者，心脏代偿能力差，短时间内即可进展为失代偿性心衰，更加需要早评估、早干预。2019 年 ESC 发布立场声明"利尿剂在充血性心衰中的应用"，总结了不同容量负荷评估参数的敏感性和特异性，从中可以发现，任何单一的指标都无法准确判断病情，尤其对于老年患者，需结合病史、临床情况综合评估，同时注意鉴别诊断。见表 5-12。

表 5-12　容量负荷评估参数的敏感性和特异性

参数	敏感性	特异性	参照指标
临床评估			
右心			
JVP>8 cm	48%	78%	RAP>7 mmHg
肝颈静脉回流征	50%	75%	RAP>7 mmHg
肝大	51%	62%	RAP>7 mmHg
双下肢水肿	94%	10%	RAP>7 mmHg
左心			
呼吸困难	66%	52%	PCWP>18 mmHg
活动后呼吸困难	66%	52%	PCWP>18 mmHg
端坐呼吸	66%	47%	PCWP>18 mmHg
S_3	73%	42%	PCWP>18 mmHg
湿啰音	13%	90%	PCWP>18 mmHg
超声心动图评估			PCWP>18 mmHg
右心			
吸气末 IVC 塌陷<50%	12%	27%	RAP>7 mmHg
吸气末 IVC 内径>12 mm	67%	91%	RAP>7 mmHg
左心			
二尖瓣 E 峰>50 cm/s	92%	28%	PCWP>18 mmHg
侧壁 E/e'>12	66%	55%	PCWP>18 mmHg
E 峰减速时间<130 ms	81%	80%	PCWP>18 mmHg
肺静脉收缩与舒张速度比<1	83%	72%	PCWP>18 mmHg
肺超声弥漫性 B 线	85.7%	40%	PCWP>18 mmHg

注：JVP=颈静脉搏动，IVC=下腔静脉

2）容量状态评估"三步走"：老年心衰患者病因复杂，患者的疾病状态、体质、合并症不同，增加了容量评估的复杂性。《2018 心力衰竭容量管理中国专家建议》，容量评估"三步走"。首先判断总体容量状态，分为容量正常、容量超负荷、容量不足三种情况；其次判断容量分布，是以肺循环淤血为主还是体循环淤血为主；最后分析血容量增加的组分，即红细胞和血浆容量各占比重。具体内容见图 5-6。

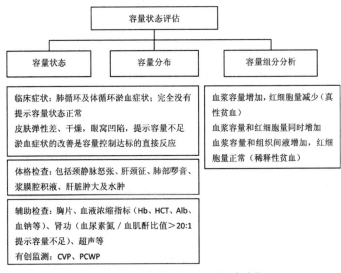

图 5-6　容量状态评估"三步走"

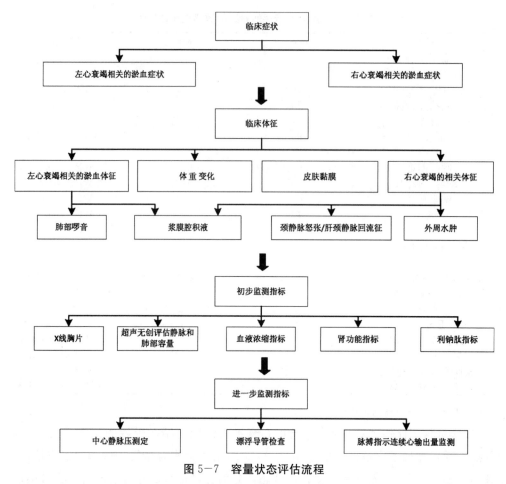

图 5-7 容量状态评估流程

注：引自《2018心力衰竭容量管理中国专家建议》

　　任何一种评估方法都存在一定的价值和局限性，临床上选择容量评估方法应基于由简便到复杂、由无创到有创、由易到难的原则，少数病例需要结合多种评估方法，并根据临床指标的动态变化进行综合分析，具体流程见图5-7。

　　3）容量管理策略

　　限制入量：肺淤血、体循环淤血及水肿明显者应严格限制饮水量和静脉输液速度。老年心衰患者，每天摄入液体量一般宜在1 000 ml以内。

　　利尿治疗：利尿剂是降低容量负荷治疗的基石。保持每天出入量负平衡约500 ml，严重肺水肿者负平衡可为1 000～2 000 ml/d，以减少水钠潴留，快速缓解症状。待肺淤血、水肿明显消退，逐渐过渡到出入量平衡。在负平衡下应注意防止发生低血容量。老年患者多合并慢性肾功能不全，利尿过程中需监测平均动脉压，关注肾灌注，避免医源性肾前性肾衰。老年患者膳食摄入不均衡，如同时合并纳差，易出现低钾血症、低镁血症，需监测心电图及血浆电解质水平。对于有低灌注表现的急性心衰患者，在达到足够的灌注前，应避免用利尿剂。首选静脉襻利尿剂，如呋塞米、托拉塞米、布美他尼。在"剂量研究"的大剂量组中，予以呋塞米既往口服剂量的2.5倍更有利于减轻呼吸困难、降低体重，但可导致暂时性肾功能恶化。

扩血管治疗：高血压性急性心衰患者，静脉使用血管扩张剂作为初始治疗，快速降低静脉张力（降低前负荷）和动脉张力（降低后负荷），以缓解呼吸困难症状，使用过程中应谨慎控制剂量以免过度降压。伴有二尖瓣或主动脉瓣中重度狭窄的患者，血管扩张剂应当慎用。

正性肌力药：多巴酚丁胺、多巴胺、左西孟旦、磷酸二酯酶Ⅲ（PDE Ⅲ）抑制剂。在纠正低血容量及其他可逆性因素后，仍存在低血压（SBP<90 mmHg）的患者，可以短期静脉内使用正性肌力药物，以增加心输出量，提升血压，改善外周灌注和维持终器官功能。

洋地黄类药物：主要适应证是房颤伴快速心室率（≥110 次/分）的急性心衰患者，使用剂量为 0.2~0.4 mg 缓慢静脉推注，2~4 h 后可再用 0.2 mg。急性心肌梗死后 24 h 以内避免使用。老年患者常存在低钾血症，使用洋地黄类药物时维持血钾水平在 4.0 mmol/L 以上。

升压药：使用强心药治疗后仍有心源性休克的患者，可以考虑使用升压药（首选去甲肾上腺素），以升高血压和增加重要器官的灌注。正性肌力药和升压药可引起心律失常、心肌缺血，左西孟旦和 PDE Ⅲ抑制剂可引起低血压，使用时需监测心电图和血压。

4. 改善预后的药物

慢性 HFrEF 患者出现急性失代偿性心衰，如无血流动力学不稳定或禁忌证，可继续原有的优化药物治疗方案，包括 β 受体阻滞剂、ACEI/ARB/ARNI、醛固酮受体拮抗剂，根据病情调整用量。但血流动力学不稳定（收缩压<85 mmHg，心率<50 次/分），血钾>5.5 mmol/L 或严重肾功能不全时应停用。既往长期服用 β 受体阻滞剂者，可维持原有剂量或酌情减量，心源性休克时禁用。如既往未服用 β 受体阻滞剂，待容量负荷纠正后，小剂量启动 β 受体阻滞剂治疗，并逐渐滴定到靶剂量。对于新发急性心衰患者，在容量负荷纠正后，应给予改善心衰预后的药物。

5. 预防深静脉血栓栓塞

对于深静脉血栓栓塞高危患者，如没有抗凝禁忌证，评估出血风险后，可使用低分子肝素，以降低深静脉血栓和肺动脉栓塞风险。老年患者肾功能减退，需酌情减量。

6. 肾脏替代治疗

对于难治性容量负荷过重：如对补液措施无效的尿少、严重高钾血症（K+≥6.5 mmol/L）、严重酸中毒（pH 值<7.2）、血清尿素氮水平≥25 mmol/L 和血肌酐≥300 mmol/L 的患者，需要启动肾替代治疗。

7. 穿刺抽液

对于伴中到大量胸腔积液的急性心衰患者，可予以胸穿抽液缓解呼吸困难。急性心衰随容量负荷纠正，胸水可迅速减少，因此胸穿前须实时胸水超声评估。对于腹水患者，可考虑腹穿抽液以缓解症状。可使用血管加压素 V_2 受体拮抗剂（托伐普坦）利尿治疗。

第十三节　老年急性心衰合并新型冠状病毒肺炎的几点注意事项

老年慢性心衰患者感染新型冠状病毒肺炎后，易进展为失代偿性心衰，在治疗过程中需注意以下几方面。

第一，避免输液过多过快，医源性加重心衰。老年患者抵抗力低下，对于合并病毒性肺炎的患者，需适当加强营养支持治疗，容量超负荷的患者，以肠内营养为主，避免肠外营养加重容量负荷，输液速度不超过 1 ml/min（60 ml/h）。如合并感染性休克进行液体复苏时，老年患者尤其要注意输液速度。

第二，急性心衰合并病毒性肺炎的老年患者缺氧程度更为严重，需予以氧疗积极纠正缺氧，若无 CO_2 潴留，可予以高流量吸氧（6~8 L/min），必要时予以呼吸机辅助通气。

第三，急性心衰患者伴有明显焦虑及呼吸困难时，如合并呼衰、COPD、ARDS等，避免使用阿片类镇静药。

第四，注意药物不良反应及药物相互作用。阿比多尔是一种非核苷类广谱抗病毒药物，与阿奇霉素、喹诺酮类等抗生素联用，可能增加心力衰竭的发生率，出现呼吸困难等症状，与肺炎病情加重较难区分，容易延误对心脏损害的诊断与治疗。抗病毒药物利巴韦林大剂量使用可致心脏损害，洛匹那韦/利托那韦具有致心律失常、心肌梗死的不良反应，使用过程中需密切关注心肌损伤标志物动态变化。重型及危重型病毒性肺炎使用糖皮质激素治疗需关注其钠水潴留以及大剂量致心律失常甚至心脏停搏的不良反应。气管插管的患者应关注麻醉药的不良反应。丙泊酚具有低血压以及心脏抑制的不良作用。而咪达唑仑心脏不良反应较少。CYP450 酶是大多数抗生素以及心血管药物重要的代谢酶系，如 CYP2C9、CYP2C19、CYP3A4、CYP2D6 以及 CYP1A2 等，老年心衰患者多存在 3 种以上的共病，药物种类多，需关注药物之间相互作用。

第五，随增龄导致的肾小球硬化以及肾间质纤维化，老年患者大多存在慢性进行性肾功能减退，影响药物代谢，需要注意药物的用量以及蓄积作用，同时要监测血钾、血镁、血钠、血钙的浓度，避免电解质紊乱带来的心律失常以及心肌损伤等。

第六，警惕老年患者吸入性肺炎。如条件许可，老年患者需进行洼田饮水试验评估吞咽功能，如咽反射减弱或消失及时安置鼻－胃管，减少吸入性肺炎的发生概率。

老年心衰患者病因多元，共病多，临床情况复杂多变，需要个体化综合评估，并制定相应的治疗策略。老年患者依从性较差，需加强健康宣教以及门诊随访。老年患者为新型冠状病毒的易感人群，而老年心衰患者感染新型冠状病毒肺炎后更易发生严重并发症，需早发现、早诊断、早治疗。对于治疗中存在的矛盾，需权衡临床获益/风险比，从而制定优化的治疗方案，降低病死率，改善预后。

（张云鹤　程　标）

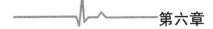

第六章

老年新型冠状病毒肺炎合并休克的诊疗策略

由于老年人群常合并衰弱以及多种慢性疾病，如高血压、冠心病、老年退行性心脏瓣膜病、慢性阻塞性肺病、慢性肾脏病，各器官功能储备差，感染新型冠状病毒肺炎容易发展为重症，出现急性呼吸窘迫综合征、多器官功能障碍、休克，甚至死亡。60岁以上的老年新型冠状病毒肺炎患者占整体死亡率的2/3。因此对于老年新型冠状病毒肺炎，特别是合并基础疾病的患者应更加重视。在新型冠状病毒肺炎患者中约有7%的患者合并休克。休克是由多种不同致病因素导致老年新型冠状病毒肺炎患者有效循环血容量急剧减少，组织细胞灌注严重不足，导致各重要生命器官和细胞功能代谢障碍及结构损害为主的综合征。如果老年患者出现休克的早期表现，更需要及时的诊治和更加积极的处理策略。

休克的传统分类：Weil MH等人于1975年按照病理生理改变，将休克分为低血容量性、心源性、分布性和梗阻性四类。在老年新型冠状病毒肺炎合并休克的患者中以感染性休克最为常见，约占新型冠状病毒肺炎患者的4%，而又以心源性休克更为棘手，所以本文将在着重阐述这两部分的内容。

第一节　老年新型冠状病毒肺炎合并感染性休克

一、诊断

老年新型冠状病毒肺炎患者，有严重脓毒症，在给予足量液体复苏后仍无法纠正的持续性低血压，低血压是指收缩压小于<90 mmHg，或平均动脉压（MAP）<70 mmHg，在无明确造成低血压原因的情况下，收缩压下降超过40 mmHg或按年龄水平较正常值小两个标准差。当应用血管活性药物后收缩压不低，但仍存在低灌注和器官功能障碍，仍应视为感染性休克。

推荐：识别老年人感染性休克，若怀疑或确认感染状态，在充分液体复苏基础上，仍需要使用血管活动药物维持平均动脉压（MAP）≥65 mmHg且乳酸≥2 mmol/L时，应考虑感染性休克存在。如不能监测乳酸，合并以下3项表现（神志状态改变、少尿、末梢灌注差－毛细血管充盈时间延长），也应考虑感染合并低灌注表现。

二、治疗

一旦明确感染性休克，应尽早进行抗休克治疗，感染性休克本质是组织低灌注导致的组织缺氧，因此，感染性休克的治疗也要以纠正组织缺氧为最终复苏目标，包括增加氧供、纠正组织低灌注、积极地抗感染治疗、维护机体器官功能。对病情的诊断和发展、治疗效果的评价、药物的调整以及复苏终点的确定则通过血流动力学监测、氧动力和氧代谢的监测等措施实现。

（一）纠正组织低灌注和组织缺氧的措施

1. 增加氧供、纠正组织低灌注

1）目标导向性治疗（EGDT）：进行早期液体复苏心肌功能受抑和有效循环容量减少是感染性休克突出的病理生理改变。尽早恢复有效循环容量，提高组织灌注是治疗的关键。如果感染性休克患者经补液 20~40 ml/kg 后仍呈低血压状态，或不论血压水平如何而血乳酸升高（≥4 mmol/L），即开始进行 EGDT。EGDT 是指在作出感染性休克诊断后最初 6 h 内达到血流动力学最佳化，通过纠正前负荷、后负荷、氧含量达到组织氧供需平衡，纠正全身组织缺氧。EGDT 复苏目标：①中心静脉压（CVP）8~12 mmHg；②平均动脉压（MAP）≥65 mmHg；③尿量≥0.5 ml/（kg·h）；④中心静脉血氧饱和度（ScvO$_2$）或混合静脉血氧饱和度（SvO$_2$）分别≥70％或≥65％。强调感染性休克最初 6 h 的目的，其一，6 h 内达到复苏目标，可使患者 28 d 病死率降低15.9％。其二，首选晶体液（如生理盐水），亦可根据患者情况考虑使用 4％的白蛋白，但在大量输注生理盐水进行复苏时要考虑是否会发生稀释性高氯性酸中毒。不建议使用分子量超过 200 ku 的羟乙基淀粉，其可增加脓毒症患者的急性肾损伤发生率及肾脏替代治疗的需求。其三，初始液体复苏容量应该在 1 L 以上或者至少 30 ml/kg。因此，早期液体复苏的治疗应尽可在确立诊断的第一场所内执行。

2）血乳酸和乳酸清除率的监测：感染性休克患者在血流动力学监测指标尚未改变之前，组织低灌注和缺氧已经存在，血乳酸水平已经升高。血乳酸>4 mmol/L，病死率为 80％以上。因此持续动态监测血乳酸和（或）乳酸清除率有助于判断患者的预后。特别强调监测 6 h 乳酸清除率，这与 EGDT6 h 初始复苏目标吻合。复苏 6 h 内乳酸清除率≥10％预示脓毒症患者病死率降低。而血乳酸恢复正常可作为组织灌注改善的指标。

3）液体的反应性：对成年人脓毒性休克进行复苏时，应在前 3 h 内至少注入 30 ml/kg 等渗晶体。推荐用等渗晶体液进行复苏，包括生理盐水和林格氏乳酸盐。前 1 h 请勿使用低渗晶体、淀粉或明胶进行复苏。白蛋白可以考虑作为复苏液体，但这是基于低质量的证据在一定条件下的推荐。灌注目标包括 MAP（>65 mmHg）、尿量[>0.5 ml/（kg·h）]以及皮肤花斑、毛细血管再充盈、意识水平和乳酸的改善。初始复苏完成后根据容量反应性评估并调整液体治疗策略。如患者无自主呼吸无心律失常，机械通气潮气量≥8 kg/L 时，建议监测血流动力学指标脉压变异（PPV）、每搏量变异

（SVV）作为脓毒症患者液体反应性的判断指标。SVV/PPV＞13％，提示容量反应性阳性，继续补液有效；反之，应以扩血管、强心处理为主。机械通气、自主呼吸或心律失常的患者，可选用被动抬腿试验（PRL），PRL后每搏输出量（SV）或心输出量（CO）增加10％以上，表示容量反应性阳性。当患者腹内压增高，PRL试验评价价值低。

液体复苏可能导致容量超载，包括呼吸衰竭。如果对输液无响应或出现了过载迹象（如颈静脉扩张、听诊时有爆裂音、影像学提示肺水肿等），应及时减少或停止液体给药。在没有机械通气的场所这一步尤其重要。

4）血管活性药物的应用：当有危及生命的低血压时在液体复苏的基础上加用血管活性药物以维持最低限度的灌注压（MAP）和氧供（DO$_2$）。研究显示当MAP低于65 mmHg时，各种血管床的自动调节能力丧失。因此建议使用血管活性药物的初始目标MAP需维持在65 mmHg。当患者合并颅内高压时，MAP需维持在80 mmHg以上以保证有足够的脑灌注。临床上可以通过评估局部和全身灌注指标如血乳酸浓度和尿量确定血压维护的终点。

（1）去甲肾上腺素：首选，主要激动α受体，导致全身小动脉与小静脉强烈收缩（但冠状血管扩张），致使外周血管阻力明显增大而提升血压。近年来证实，去甲肾上腺素可迅速改善感染性休克患者血流动力学状态，显著增加尿量和肌酐清除率，改善肾脏功能。但当患者血容量不足时应用去甲肾上腺素具有一定危险性，可以加重肾损害。虽然去甲肾上腺素通过收缩血管来提高平均动脉压，但与多巴胺相比并不增加心率（HR）和SV。目前认为去甲肾上腺素是纠正感染性休克低血压的首选升压药。常用剂量：2～20 μg/min。

（2）多巴胺：作为去甲肾上腺素的替代血管加压素药物，仅在高选择性的患者中使用（例如，发生心动过速和心动过缓风险较低的患者）。是内源性儿茶酚胺类药物，作为去甲肾上腺素的前体，对多巴胺受体、α受体、β受体均有激动作用。其药理作用与剂量密切相关。①小剂量［0.5～5 μg/（kg·min）］主要激动多巴胺受体使肾、肠系膜、冠脉及脑血管扩张，但是不建议使用小剂量多巴胺来保护肾脏。②中等剂量［5～10 μg/（kg·min）］主要激动β受体，使心肌收缩力增强，从而增加CO及冠脉流量。③大剂量［10～20μg/（kg·min）］主要激动α受体，引起外周血管收缩、血压上升。更多的研究显示多巴胺更适用于心律失常风险较低的患者以及心率慢或CO小的患者。

（3）多巴酚丁胺：建议使用多巴酚丁胺治疗那些尽管通过液体复苏和血管升压剂后，仍有持续低灌注表现的患者，但证据质量较低。多巴酚丁胺具有强烈的β$_1$、β$_2$受体和中度的α受体兴奋作用。β$_1$受体正性肌力作用可使心脏指数增加25％～50％，同时也使心率增快10％～20％受体作用可降低肺动脉楔压，有利于改善右心射血，提高CO。因此，多巴酚丁胺既可增加氧输送，同时也增加（特别是心肌的）氧消耗。常用剂量为2～20 μg/（kg·min）。

（4）肾上腺素：具有α受体和β受体的双重激动作用，在使用去甲肾上腺素未达到目标 MAP 的情况下，可联合使用肾上腺素。肾上腺素通过增加 CO 和 SV 而提高 MAP。

（5）血管加压素：是休克过程中产生的一种重要的内源性应激激素。成人严重感染时内源性血管加压素水平在 24～48 h 内降低，在使用去甲肾上腺素未达到目标 MAP 的情况下，可联合使用血管加压素（最高 0.03 U/min），也可联合使用血管加压素以减少去甲肾上腺素的剂量。

血管升压药物（如去甲肾上腺素、肾上腺素、血管加压素和多巴胺）通过中枢给药最安全。并严格控制给药速度，但也有可能通过外周静脉注射或骨内针注射。经常监测血压，将血管加压素滴定到维持灌注所需的最低剂量以防止副作用。

总之，理想的血管活性药物应能迅速提升血压，改善心脏和脑血流灌注，改善或增加肾脏和肠道等内脏器官血流灌注，使心功能、动脉血氧饱和度、组织灌注（MAP）以及氧供（DO_2）最佳化，纠正组织缺氧，防止多器官功能障碍发生。

2. 降低氧耗

感染性休克伴随的炎症反应使代谢需求增加，内脏和全身氧耗增加。因此应尽量减少患者氧需求。适当的镇静、镇痛以及机械通气可以减少呼吸做功，降低呼吸肌氧耗。

3. 改善微循环，增强细胞对氧利用

在感染性休克状态下，液体复苏后组织灌注和氧供恢复正常，但仍然可能存在微循环障碍和细胞氧的利用障碍。因此微血管的复苏才是治疗的最重要目标。临床上监测局部灌注和缺氧改善的指标是胃黏膜 pH 值>7.35。改善微循环。

（二）感染源的控制

拯救脓毒症运动（SSC）指南在 2004 年、2008 年、2012 年、2016 年版本的治疗指南都将控制感染的治疗置于最重要的地位。虽然控制感染未必能够阻止感染性休克的进一步发展，但若感染不被控制，治疗脓毒症则是纸上谈兵。因此，控制感染是治疗感染性休克的最基本措施。

一旦明确感染性休克，应立即留取病原学（鼻咽拭子、痰、下呼吸道、血液、粪便等）标本，进行新型冠状病毒核酸检测。至少应留取两份血培养标本，一份直接留取外周血，另一份经放置的导管留取除非导管放置时间少于 48 h。如明确是病毒引起的严重感染/感染性休克，应尽早开始抗病毒治疗。由于老年人的免疫力低，可能在新型冠状病毒感染的基础上合并细菌感染，出现降钙素原升高、血培养阳性等细菌感染的表现。若明确合并细菌感染，应尽早联合应用抗菌药物治疗。

（三）其他支持性治疗，维护机体器官功能

1. 机械通气

感染性休克患者常伴发急性肺损伤（ARL）/急性呼吸窘迫综合征（ARDS）。这类患者需要气管插管和机械通气以纠正顽固性低氧血症。因此患者接受鼻导管或面罩吸氧，甚至高流量鼻导管氧疗或无创机械通气在短时间（1~2 h）内呼吸窘迫和（或）低氧血症不缓解，应及时进行气管插管和有创机械通气。采用肺保护性通气策略，即小潮气量（4~8 ml/kg 理想体重）和低吸气压力（平台压＜30 cmH$_2$O）进行机械通气，以减少呼吸机相关肺损伤。接受有创机械通气患者应使用镇静镇痛药物。当患者使用镇静药物后仍存在人机不同步，应及时使用肌松药物。病情稳定后，尽快减量并停用肌松药物。对于严重 ARDS 患者，建议进行肺复张。在人力资源充足的情况下，每天应进行 12 h 以上的俯卧位通气。俯卧位通气效果不佳者，如条件允许，应尽快考虑体外膜肺氧合（ECMO）。

2. 控制血糖

感染性休克患者连续两次血糖＞10 mmol/L 时，应采用胰岛素控制方案，控制血糖≤10 mmol/L。而早期推荐的强化胰岛素治疗将血糖目标值严格控制在 4.4~6.1 mmol/L，更容易引起医源性低血糖（≤2.2 mmol/L）发生，增加死亡率。血糖控制在 7.8~10 mmol/L，与严格的血糖控制相比，降低了严重低血糖的风险和死亡率，减小了血糖波动，改善了 ICU 患者的预后。

3. 糖皮质激素的应用

对于存在肾上腺皮质功能不全的感染性休克患者，经足够液体复苏治疗仍需升压药维持血压时，建议使用糖皮质激素，给予氢化可的松 200mg/d 静脉输注。血压稳定后逐步撤药。对于无休克的脓毒症患者，不建议使用糖皮质激素。

4. 深静脉血栓的预防

推荐感染性休克患者用药物预防深静脉栓塞和肺栓塞。如无明确禁忌证，建议使用低分子肝素。合并急性肾功能不全的患者（肌酐清除率＜30 ml/min），建议使用达肝素钠。建议尽量联合药物和间歇加压装置或梯度加压袜。

5. 营养支持

血流动力学尚未稳定或存在严重的代谢性酸中毒阶段，不是开始营养支持的安全时机。血流动力学稳定的患者尽早（定义为 48 h 内）开始肠内营养支持。最初一周，避免强制给予全热量营养，建议采用低热量/渐进式喂养的方式，喂养目标为 20~25 kcal/（kg·d），蛋白摄入量为 1.2~1.5 g/（kg·d）。接受肠内营养 5 天仍未达50％的目标喂养量，添加肠外营养。营养支持期间，应密切监测器官功能与营养素的代谢状态。不建议添加特异性免疫调节药物。

6. 镇静、镇痛药物及肌松药的应用

感染性休克患者进行机械通气时，如有明显的人机对抗，则采用程序化镇静。通过间断给予镇静剂或持续输入镇静剂达到预定的镇静深度（即镇静目标），临床上最常用的是 Ramsay 镇静评分，目标：Ramsay 评分 3~4 级。应用镇静药物期间需中止或减

慢滴速进行每日日间唤醒。

7. 连续肾脏替代治疗（CRRT）

CRRT 治疗最大的特点是保持血流动力学、内环境稳定，治疗中可以维持稳定的平均动脉压、脑灌注压和肾灌注。对于感染性休克并发的急性肾衰竭患者，最适宜采用 CRRT。

8. 输血指征

当血红蛋白<70 g/L，特别是急性失血时须输入红细胞。血小板计数≤20×10⁹/L 并有明显出血倾向，建议输注血小板。当存在活动性出血或需进行有创操作或手术，血小板计数必须>50×10⁹/L。危重病患者 PT 超过正常值 1.5 倍，或 INR>2.0，或 APTT 超过正常值 2 倍可输注新鲜冰冻血浆。纤维蛋白原<0.8~1.0 g/L 时，可输注冷沉淀。

（陈晓涵）

第二节　老年新型冠状病毒肺炎合并心源性休克

新型冠状病毒肺炎患者中约有 40% 合并冠心病，有 12% 合并急性心肌损伤，有 2% 合并急性胸痛。由于特殊形势对于合并心源性休克特别是急性心肌梗死患者的转运救治流程可能造成一定影响。但急性心肌梗死发病急、致死性高、最佳救治窗口期短，且容易合并呼吸系统感染及呼吸、循环衰竭，更加需要就地积极治疗。

一、诊断

心源性休克是器官组织的一种低灌注状态，系急性心肌梗死、病毒相关性心肌损伤或其他原因所致的终末期心力衰竭。

临床诊断标准为：

（1）存在引起心源性休克的病因。

（2）全身低灌注表现：有肢体湿冷，尿量<20 ml/h 和（或）神志改变等。

（3）血流动力学表现：①持续性低血压，收缩压<90 mmHg，或收缩压较基线水平下降>30 mmHg，持续 30 min 以上；②心排血量显著下降，心脏指数（CI）<2.2 L/（min·m²）；③肺动脉楔压>18 mmHg，肺动脉漂浮导管和（或）多普勒超声心动图检查有助于确定心源性休克的诊断。

二、治疗

尽早诊断可引起休克的疾病并及时予以治疗，是防止发生休克的最有效的措施。院前处理可能对进一步的抢救有较好的帮助。在隔离防护下进行就地抢救、血流动力学支持。有必要建立静脉通道、高流量吸氧和心电监护。休克的治疗必须争分夺秒，根据发生休克的病因发病机制和病理生理，在去除病因的前提下，采取综合措施，提高血压，改善微循环和细胞代谢以及预防 DIC 等并发症。

（一）一般紧急处理

1. 平卧位

去枕平卧位，下肢抬高 30°，如患者同时伴有心力衰竭，气急不能平卧，可采用半卧位。减少搬动，注意保暖和安静。

2. 保持气道通畅并吸氧

保持患者呼吸道通畅。根据动脉血气分析，给予鼻导管或气管内插管给氧。

3. 建立静脉通道

除周围静脉外，可考虑做锁骨下静脉、颈内静脉等深静脉穿刺插管。

4. 生命体征监护

床旁持续监护，包括心电图、血压、呼吸、氧饱和度。

5. 监测尿量

尿量是反映组织灌注的敏感指标。应留置导尿管监测每小时尿量，维持尿量＞30 ml/h。如患者既往无肾病史，少尿或无尿可能由于心力衰竭或血容量不足所致的灌注不足，积极查出原因加以治疗。

6. 观察周围循环灌注情况

皮肤红润且温暖时表示小动脉阻力降低。皮肤湿冷、苍白表示血管收缩，小动脉阻力增高。

7. 血流动力学监测

根据患者的具体情况，必要时置入动脉导管直接监测动脉压、肺动脉漂浮导管，测定肺动脉压、肺动脉楔压及心排血量等，并根据测定值结果调整治疗措施。

（二）急性心肌梗死引起的心源性休克的处理

【原则】

在急性心肌梗死患者的救治过程中，需要把握"就近治疗、安全防护、溶栓优先、定点转运、远程会诊"这五个原则。院前对于发生心脏骤停、恶性心律失常、急性心力衰竭或心源性休克等的急性心肌梗死患者，在隔离防护下进行就地抢救、血流动力学支持。再次评估患者生命特征、患者可耐受转运时程、救护车条件等，优先选择具有急诊 PCI 资质和指定隔离导管室的定点医院进行转运。

1. 合并急性 ST 段抬高型心肌梗死（STEMI）患者

1）以肺炎为主：转入隔离病房保守治疗。

2）不是以肺炎为主：评估 STEMI 的发病时间是否大于 12 h。若发病时间在 12 h 内优先选择溶栓治疗，若发病时间大于 12 h，在综合评估后，判断是否在指定隔离导管室行急诊 PCI。详见图 6-1。

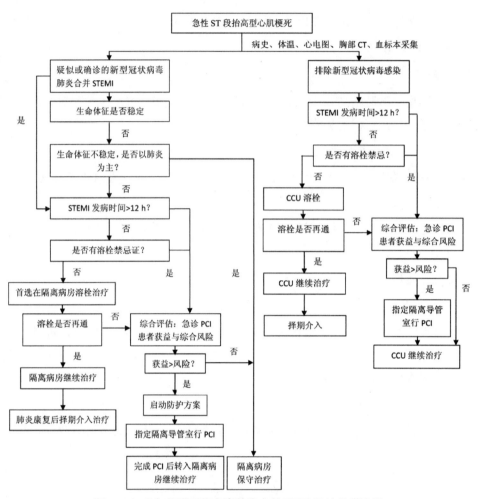

图 6-1 老年新型冠状病毒肺炎合并 STEMI 的处理流程

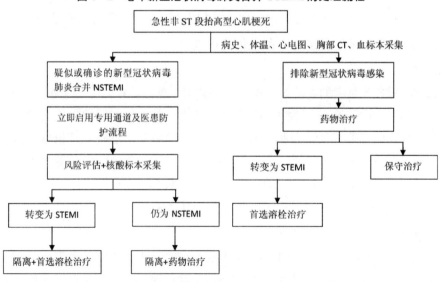

图 6-2 老年新型冠状病毒肺炎合并 NSTEMI 的处理流程

2. 合并急性非 ST 段抬高型心肌梗死（NSTEMI）患者

病情稳定的 NSTEMI 患者，接受早期抗栓治疗。病情不稳定或高危患者，优先选择具有急诊 PCI 资质和指定隔离导管室的新型冠状病毒肺炎定点医院，即刻转运。见图 6-2。具体治疗方案见老年新型冠状病毒肺炎合并冠心病章节。

【具体治疗措施】

1. 镇静镇痛

急性心肌梗死时的剧痛对休克不利，宜用吗啡镇痛，降低耗氧量，降低前负荷和后负荷。有烦躁不安、焦虑等表现的患者可用镇静剂以减轻患者的紧张和心脏负担。苯二氮䓬类（如咪达唑仑）联合芬太尼更适合应用于休克患者。

2. 纠正低氧血症

保持气道通畅，通过鼻导管或面罩给氧。如动脉血氧分压仍低，而二氧化碳分压仍高时，必要时做气管插管或气管切开，呼吸机辅助呼吸。要求动脉血氧分压达到或接近 100 mmHg，二氧化碳分压维持在 35~40 mmHg。

3. 治疗心律失常

心动过速或心动过缓都会加重休克，需积极应用药物、电复律或人工心脏起搏等予以纠治或控制。同时要纠正电解质及酸碱平衡紊乱，尤其应维持血钾>4 mmol/L，血镁>2.0 mmol/L。不推荐预防性抗心律失常治疗。

4. 补充血容量

血容量的补充可根据中心静脉压监测结果来决定。中心静脉压正常为 6~12 cmH$_2$O，如低于 5 cmH$_2$O，提示存在低血容量。输液的内容应根据具体情况选用全血、血浆、人血白蛋白、低分子右旋糖酐或葡萄糖液。一般应用低分子右旋糖酐。低分子右旋糖酐能较快地扩充血容量，同时半衰期短，故可减少过度扩充的危险；还能抑制红细胞和血小板的聚集及降低血液黏稠度，有助于改善微循环和防止微血栓形成。输液过程中还须密切观察呼吸、心率、肝脏大小、静脉充盈、口渴及尿量等情况，并经动脉漂浮导管，同时测中心静脉压、肺动脉楔压及心排血量。正常时肺动脉楔压为 10 mmHg，高于 15 mmHg 说明左心排血功能不佳，如高于 30 mmHg 说明左心功能严重不全，如低于 15 mmHg 说明左心排血功能尚佳，而静脉压的增高为右心排血功能不佳所致。在输液时除了要关注输液的总量更要关注输液速度及出入液量的平衡。

5. 血管活性药物

当初次测量中心静脉压超过正常或在补充血容量过程中有明显升高而患者仍处于休克状态时，需考虑选用血管活性药物，使收缩压维持在 90~100 mmHg 保持重要器官的血流灌注。

1）升压药

（1）多巴胺　多巴胺是内源性儿茶酚胺类药物，对多巴胺受体、α 受体、β 受体均有激动作用。其药理作用与剂量密切相关。①小剂量 $[0.5\sim5\ \mu g/\ (kg\cdot min)]$ 主要激动多巴胺受体使肾、肠系膜、冠脉及脑血管扩张；但是不建议使用小剂量多巴胺来保护肾脏。②中等剂量 $[5\sim10\ \mu g/\ (kg\cdot min)]$ 主要激动 β 受体，使心肌收缩力增强，从而增加 CO 及冠脉流量。③大剂量 $[10\sim20\ \mu g/\ (kg\cdot min)]$ 主要激动 α 受体，引起外周血管收缩、血压上升。多巴胺是心源性休克的一线升压药。输注速度从 $5\ \mu g/\ (kg\cdot min)$ 开始，并迅速加量至达到预期血压。多巴胺可和多巴酚丁胺和（或）去甲肾上腺素合用。

（2）去甲肾上腺素：主要作用于 $α_1$ 肾上腺素能受体，主要作用为升高收缩压、舒张压，微弱增加心排血量。由于舒张压升高以及对心肌细胞的间接效应释放局部扩血管物质，冠状动脉的血流也随之增加。大剂量多巴胺无效时也可静脉滴注去甲肾上腺素 $2\sim8\ \mu g/min$。

（3）多巴酚丁胺：是多巴胺的衍生物，是一种正性肌力药。通过兴奋 $β_1$ 和 $β_2$ 受体起效。升压作用有限。对心脏的正性肌力作用较多巴胺强，能增加心排血量和扩张外血管，降低肺动脉楔压，明显改善心脏泵功能。多巴酚丁胺单独使用仅限于非低血压型心源性休克。初始剂量为 $2\sim5\ \mu g/\ (kg\cdot min)$，逐渐加量。多巴酚丁胺半衰期很短，停药后其作用可迅速消除。多巴酚丁胺剂量一般不超过 $20\ \mu g/\ (kg\cdot min)$，超过此剂量用药将以不良反应为主，不利于治疗。如果较大剂量多巴酚丁胺未能产生预期效果，应考虑联合其他药物。

2）血管扩张剂：当血管收缩造成周围血管总阻力增加，病变的左心室面临高阻抗时，心排血量减少，心壁张力增高，心肌耗氧增加，左心室进一步受损，心源性休克的程度将加重。此时用血管扩张剂减轻心脏的后负荷，可明显降低左心室射血阻力，增加心排血量，改善休克状态。在周围阻力减低后，缺血心肌的收缩功能也好转，并可能使梗死范围缩减。但本类药物只宜用于肺动脉楔压高于 $5\ mmHg$ 的患者，应用过程中要密切观察血压和肺动脉楔压。目前常用药为硝酸酯类药，它可降低心脏的前后负荷硝酸甘油溶解于 5％ 葡萄糖注射液或氯化钠注射液稀释后静脉滴注 $5\sim20\ \mu g/min$；或硝酸异山梨酯溶解于 5％ 葡萄糖注射液或者氯化钠注射液中静脉滴注，$30\sim100\ \mu g/\ (kg\cdot min)$。

6. 磷酸二酯酶抑制剂

米力农是临床常用的磷酸二酯酶抑制剂。它能够减少细胞内的环磷酸腺苷降解，从而增加胞质的钙离子浓度。它通过增加心肌细胞耗氧量来提高心脏收缩能力，其扩血管效应强于多巴酚丁胺。通常米力农以 $25\ \mu g/kg$ 静推 $10\sim20\ min$，随后以 $0.25\sim0.75\ \mu g/\ (kg\cdot min)$ 持续静滴。由于其扩血管效应可能对低血压有不利影响，故心源性休克时可减少静推剂量。磷酸抑制剂具有致心律失常可能，尤其在长期应用的情况下。

7. 强心苷

可用于有休克而无充血性心力衰竭的患者，在急性心肌梗死早期易引起心律失常，故不宜常规应用。

8. 纠正酸碱平衡失调和电解质紊乱

休克可导致代谢性酸中毒，后者会促进血压下降造成恶性循环。心源性休克时，需纠正代谢性酸中毒和高钾血症或低钾血症。休克较重或用升压药不能很快见效者，可静脉滴注 5％碳酸氢钠 100～200 ml，以后参照血气分析的结果，调整碳酸氢钠剂量。注意测定血钾钠、钙和氯化物，按情况予以补充或限制。

9. 溶栓治疗

冠状动脉内血栓的形成是急性心肌梗死患者的主要成因，溶栓治疗是 STEMI 患者治疗的重要方法。发生梗死后早期溶栓，能溶解冠脉内的血栓，使梗死部位再通，实现再灌注，从而使梗死面积缩小，部分心肌功能恢复，心脏泵血功能改善。

1) STEMI 患者溶栓的适应证：①发病 12 h 以内，无溶栓禁忌证的 STEMI 患者；②患者就诊早（发病≤3 h）而不能及时进行介入治疗者；③对再发心肌梗死患者，如果不能立即（症状发作后 60 min 内）进行介入治疗；④对发病 12～24 h 仍有进行性缺血性疼痛和至少 2 个胸导联或肢体导联 ST 段抬高＞0.1 mV 的患者，若无急诊 PCI 条件，在经过选择的患者也可溶栓治疗。

2) STEMI 患者溶栓的禁忌证：①心肺复苏术后；②血压超过 180/100 mmHg 者；③不能排除主动脉夹层分离者；④近期有活动性出血，出血性疾病或出血倾向者，特别是有脑出血史者；⑤近期曾有过各类手术或外伤者；⑥妊娠者；⑦有严重肝肾功能损害者。

10. 介入治疗

发病 12 h 内或 12～48 h 内，病情不稳定者（顽固性心肌缺血症状，或伴血流动力学不稳定，危及生命的心律失常），优先选择具有急诊 PCI 资质和指定隔离导管室的定点医院行急诊 PCI 治疗。

11. 辅助循环

主动脉内球囊反搏因具有操作简单、创伤性小的优点被广泛应用于心源性休克的机械辅助治疗。与主动脉内球囊反搏相比，左心室辅助装置不仅更大程度地提高了心排血量，甚至能完全代替左心室功能。但是对于老年新型冠状病毒肺炎合并心源性休克的老年患者，应加强防护，根据患者疑似或确诊新型冠状病毒感染可能性、进行有创操作后有无隔离的措施以及患者的实际情况来判断是否进行有创的辅助循环措施。

12. 机械通气

机械通气用于老年新型冠状病毒肺炎合并心源性休克的主要目的在于提供充分的氧合，扩张肺膨胀不全区域，从而减少分流并改善肺顺应性，减轻呼吸肌做功，最终降低前后负荷。但如果组织内氧过多会导致冠状动脉血流量减少、心排量降低。因此，心源性休克的患者行机械通气时，应以最小的氧浓度来维持理想的氧饱和度（95％～98％）。机械通气包括无创机械通气和有创机械通气。无创机械通气的禁忌证包括心搏骤停或呼吸骤停、严重脑病、严重消化道出血、血流动力学不稳定、不稳定型心绞痛和心肌梗死、面部手术或者创伤、上呼吸道梗阻、高吸入风险和（或）不稳定气道。心源性休克患者使用机械通气的病理生理指征是低氧和高碳酸性呼吸衰竭。在实施有创机械通气时，初始通气应为 PEEP$\geqslant$5 cmH$_2$O，潮气量为 6 ml/kg，氧浓度为 100%，呼吸频率为 12～15 次/分，以保证足够的氧合。此后根据临床需要，个体化调整呼吸参数。在循环血量减少或右室梗死的患者中，机械通气能降低前负荷，进而降低心排血量，可能需要暂时性增加补液量以及强心药、升压药的量。

（三）其他原因引起的心源性休克的治疗

1. 急性心肌损伤

病毒导致的急性心肌损伤可以引发心源性休克，休克患者除全身支持外，可合理应用心肌保护药物，如辅酶 Q、维生素 C、磷酸肌酸、极化液等。

2. 心律失常

当心室率超过 150 次/分时，心脏过快收缩引起心肌的疲劳，心搏量即显著降低，而心排血量不能由频率增高来补偿。原来心律正常的患者，除非心率超过 200 次/分，而且发作时间很长外，休克一般罕见。但如心率不快亦能引起休克。如室性心动过速，则心室收缩的效率更差，休克更常见，应尽快纠正心律失常。

3. 慢性充血性心力衰竭

对于终末期慢性充血性心力衰竭的患者，血容量和静脉回心血量显著增多，心腔过度膨胀，心肌收缩力减弱，心排血量降低，可引起休克，此时应积极治疗慢性充血性心力衰竭。

（陈晓涵　程　标）

第三节　老年新型冠状病毒肺炎合并低血容量性休克

老年新型冠状病毒肺炎合并低血容量性休克是指各种原因引起老年新型冠状病毒肺炎患者的循环容量丢失而导致的有效循环血量与心输出量减少、组织器官灌注不足、细胞代谢紊乱和功能受损的病理生理过程。新冠状病毒肺炎患者中约有 3% 发生呕吐或腹泻，这些患者出现休克表现应在排除感染性休克后，考虑有无低血容量性休克。

一、诊断

低血容量性休克的早期诊断对预后至关重要。传统的诊断主要依据为病史、症状、体征，包括精神状态改变、皮肤湿冷、收缩压下降（<90 mmHg 或较基础血压下降>40 mmHg）或脉压减少（<20 mmHg）、尿量<0.5 ml/（kg·h）、心率>100 次/分、中心静脉压（CVP）<5 cmH$_2$O 或肺动脉楔压（PAWP）<8 mmHg 等指标。有研究证实，血乳酸和碱缺失在低血容量休克的监测和预后判断中具有重要意义。此外，人们

也认识到了在休克复苏中每搏量（SV）、心排量（CO）、氧输送（DO$_2$）、氧消耗（VO$_2$）、胃黏膜 CO$_2$张力（PgCO$_2$）、混合静脉血氧饱和度（SvO$_2$）等指标也具有一定程度的临床意义，但尚须进一步循证医学证据支持。低血容量性休克的诊断应包括病因的判断、临床表现的观察、血流动力学的监测和实验室检查的评价四个方面。

（一）判断病因

从病史中可以找到出血、液体丢失（显性或非显性）的证据和相关原因。对非显性的液体丢失，及时识别病因至关重要。

（二）观察临床表现

包括对皮肤、甲床的温度及色泽、心率、血压、尿量和意识精神状态变化等的观察，这些指标可以反映休克的严重程度，但不是低血容量性休克的特有表现，并且在休克早期往往变化不大。

（三）监测血流动力学

首先，根据患者疑似或确诊新型冠状病毒感染可能性、进行有创血流监测后有无隔离的措施以及患者的具体情况来判断是否进行以下有创的血流动力学监测。

1. 有创动脉血压

可以连续观察血压变化，及时准确反映大动脉实际压力，一般较无创动脉血压高 5~20 mmHg。

2. 中心静脉压（CVP）和肺毛细血管楔压（PCWP）

CVP 是反映右室舒张期压力的指标，可反映血容量和右心功能。有助于鉴别心功能不全或血容量不足引起的休克，对处理各类休克，决定输液的质和量，以及强心剂或利尿剂的使用都有一定指导意义。正常值 6~12 cmH$_2$O，PCWP 反映左心房平均压，与左心室舒张末期压密切相关。有助于了解左心功能，能估计血容量和监护输液速度，防止肺水肿的发生。

3. 心输出量和每搏输出量

休克时，两者可有不同程度降低，连续监测有助于动态判断容量复苏的临床效果与心功能状态。

4. 评估实验室检查

1）血常规：失水病人可发生血液浓缩、红细胞计数增高、血细胞比容增加；大量失血后数小时，红细胞和血红蛋白显著降低；有出血倾向和 DIC 者，血小板计数可减少。

2）尿常规和肾功能：尿常规改变无特异性，有肾衰竭者尿比重由初期的偏高转为降低进而固定；血尿素氮和肌酐升高；尿/血肌酐比值<15；尿渗透压降低；尿/血渗透压比值<1.5；尿钠排泄量<40 mmol/L。

3）电解质：血钠、氯多偏低，血钾高低不一。

4）凝血功能：包括血小板计数、凝血酶原时间、活化部分凝血活酶时间、国际标准化比值、D－二聚体等。监测这些指标对选择适当的容量复苏方案及液体种类有重要的临床意义。

5）血乳酸：是无氧代谢的一种可测量的代谢产物，反映组织缺氧的高度敏感指标之一，血乳酸增高常较其他休克征象早出现。持续动态监测血乳酸和乳酸清除率对休克的早期诊断、判断组织缺氧情况、指导液体复苏以及预后评估具有重要意义。

6）动脉血气分析：pH 值、碱剩余等与组织灌注改变具有相关性，可以了解机体酸碱平衡紊乱的性质并及时纠正。

7）混合静脉血氧饱和度或上腔静脉血氧饱和度：在氧输送恒定的情况下，可以反映组织对氧的摄取量，动态监测混合静脉血氧饱和度可作为评估低血容量性休克早期复苏效果的指标。

8）黏膜 pH 值或二氧化碳分压：可以直接反映组织本身的代谢情况。尤其是监测微循环易损的区域（如消化道黏膜等），对临床治疗目标有更强的指导意义。这些部位通常被认为在休克发生时较早受到损伤，而在休克被纠正后，组织灌注较晚得到恢复。

二、治疗

（一）病因治疗

休克所导致的组织器官损害的程度与容量丢失量和休克持续时间直接相关。如果休克持续存在，组织缺氧不能缓解，休克的病理生理改变将进一步加重。所以，尽快纠正引起容量丢失的病因是治疗低血容量性休克的基本措施。

（二）液体复苏

建立静脉通路：迅速建立可靠有效的静脉通路，可首选中心静脉。建立中心静脉不仅有利于快速液体复苏，且可监测中心静脉压力来指导临床抢救。在低血容量性休克的液体复苏中，输入液体的种类、数量和速度应根据病人容量丢失的性质、严重程度和临床表现而决定。

1. 液体类型选择

晶体液可作为首选，必要时加用胶体液，如白蛋白。补液顺序先晶体后胶。

2. 补液量及速度

一般当循环体液丧失小于有效循环总量的 10％时，不需要临床干预；当超过 15％时，常需要液体复苏。输液速度应先快后慢，用量宜先多后少，力争在数小时内改善微循环。输入量按 25～50 ml/kg 计算，输液速度为 500 ml/h，最初 1～2 h 内输液 750～1 000 ml，12 h 内输液 2 000 ml 左右，成人全日总量约 3 000 ml。但对心功能不全病人则应减慢滴速并酌减输液量。尽早达到早期指导目标：在 6 h 内，使中心静脉压达到 8～12 cmH$_2$O，平均动脉压≥65 mmHg，尿量≥0.5 ml/（kg·h），ScvO$_2$≥70％或

$SvO_2 \geqslant 65\%$。

3. 容量负荷试验

快速补液是常用的容量负荷试验，以达到既可以快速纠正液体缺失，又尽量减少容量过度引起的心功能不全。当怀疑存在血容量不足时，可给病人在短时间（5 min）内输入5%血容量的血液或生理盐水250 ml，如CVP升高3～5 cmH₂O而血压不升，表示有心功能损害；如CVP不升而血压上升，表示有低血容量存在，还需继续补液。

4. 延迟液体复苏（或称限制性液体复苏）

即对失血性休克，特别是有活动性出血的休克患者，不主张快速给予大量液体进行复苏，而主张在彻底止血前，应给予少量的平衡盐液维持机体基本需要，在手术彻底止血后再进行大量液体复苏。但是限制性液体复苏的血压范围和持续时间，目前尚无明确的定论。

（三）输血治疗

输血及输注血制品在低血容量性休克的治疗中应用广泛。失血性休克时，丧失的主要是血液，在补充血液、容量时，除了补充血细胞外，也要补充凝血因子。但是输血可能带来一些不良反应，如血源传播疾病、免疫抑制、红细胞脆性增加、残存白细胞分泌促炎性和细胞毒性介质等。

（四）血管活性药物

低血容量性休克病人一般不常规使用。临床仅用于充分液体复苏后仍存在低血压，或者液体复苏尚未开始的严重低血压病人。

1. α受体阻滞剂

有苄胺唑啉（酚妥拉明）和氯丙嗪，可解除去甲肾上腺素引起的微血管痉挛和微循环阻滞。增加左心室收缩力。①苄胺唑啉作用快，持续时间短，剂量为0.1～0.5 mg/kg，加入100 ml葡萄糖液中静脉滴注；②氯丙嗪具有中枢神经安定和降温作用，能降低组织耗氧量，解除血管痉挛，剂量0.5～1.0 mg/kg，加入葡萄糖液中静脉滴注。

2. β受体兴奋剂

常用的有多巴胺、多巴酚丁胺（兼有兴奋α受体作用），异丙肾上腺素。①多巴胺：小剂量[0.5～5 μg/（kg·min）]主要激动多巴胺受体使肾、肠系膜、冠脉及脑血管扩张；中等剂量[5～10 μg/（kg·min）]主要激动β受体，使心肌收缩力增强，从而增加CO及冠脉流量；大剂量[10～20 μg/（kg·min）]主要激动α受体，引起外周血管收缩、血压上升。②多巴酚丁胺对心脏正性肌力作用较多巴胺强，能增加心排出量，降低PAWP，明显改善心泵功能。小剂量有轻度缩血管效应，较大剂量有缩血管和扩血管的双重效应。常用剂量为2.5～10 μg/kg·min。③异丙肾上腺素有较强的增强心肌收缩和加快心率的作用，增加心肌耗氧量，易发心律失常。常用剂量1～4 μg/min，可加大至 10 μg/min。

3. α 受体兴奋剂

常用的有去甲肾上腺素和间羟胺，两者也有一定的 β 受体兴奋作用。①去甲肾上腺素剂量：0.5～2 mg 肌注，常与苄胺唑啉合用，后者浓度需高于去甲肾上腺素 2 倍以上；②间羟胺剂量：2～10 mg 肌注，或 0.5～5 mg 静注，继用 3～20 mg 静滴，作用较去甲肾上腺素缓和而持久。

4. 抗胆碱能药

有阿托品、山莨菪碱、东莨菪碱，有解除血管痉挛（直接作用和通过阻滞 α 受体）。①阿托品剂量：0.03～0.05 mg/kg；②东莨菪碱剂量：0.01～0.03 mg/kg；③山莨菪碱剂量：0.3～0.5 mg/kg，静脉注射，每 10～30 min 一次，病情好转后延长给药时间，如连续用药 5～10 次无效，可换其他药物。

（五）纠正酸中毒

代谢性酸中毒的处理应以病因治疗、液体复苏治疗为基础，在组织灌注恢复过程中，酸中毒状态可以逐步纠正，过度的血液碱化使氧离曲线左移，不利于组织供氧。在动脉血 pH 值≥7.15 时对低灌流引起的乳酸酸中毒谨慎使用碳酸氢钠。

（六）肾上腺皮质激素

对低血容量性休克病人，皮质激素可用于输液治疗无效的难治性失血性休克病人。有利于维持正常细胞结构和溶酶体的完整，扩张血管，增强心肌收缩和改善代谢等作用，一般采用中等剂量氢化可的松，100～200 mg/d。

（陈晓涵）

第四节　老年新型冠状病毒肺炎合并过敏性休克

过敏性休克是机体发生过敏反应而产生的休克，发病急，病人可出现荨麻疹、喘息和循环衰竭等危及生命的症状。老年新型冠状病毒肺炎合并过敏性休克患者应就近就诊，在加强防护的情况下，积极治疗。

一、临床表现

过敏反应有许多表现，其中喉头水肿和过敏性休克可导致死亡。
（1）早期症状：病人有焦虑不安、轻度头痛和感觉异常，可出现血管性水肿。
（2）皮肤症状：出现皮疹、荨麻疹，伴瘙痒感，皮温下降，伴冷汗。
（3）呼吸道症状：发生悬雍垂和喉头水肿，支气管痉挛，病人有胸闷、窒息感。
（4）消化道症状：有恶心、呕吐、腹痛、腹泻。
（5）泌尿生殖道症状：平滑肌收缩导致尿失禁，女性可有阴道流血。
（6）中枢神经症状：抽搐、意识不清、昏迷。

（7）心血管症状：最常见，常导致低血压伴循环衰竭，即过敏性休克。

二、治疗

休克常突然发生，应就地抢救，不宜搬动及转移。要阻止可疑过敏原继续进入病人体内。

1. 保持气道通畅和供氧

当病人有明显喉头水肿、支气管痉挛、呼吸困难时，应立即开放气道，包括气管插管、气管切开、机械通气等，同时给予监护生命体征。

2. 激素治疗

对于过敏性休克病人，肾上腺素的使用可增加外周血管阻力，增加冠状动脉灌流，增强心肌正性肌力作用使血压回升，并减少血管性水肿和荨麻疹，舒张支气管，增加细胞内 cAMP 水平，抑制肥大细胞和嗜碱性粒细胞释放化学介质。

3. 补充血容量

严重过敏性休克的血容量丧失可达循环血量的 50%。现临床上多用胶体液扩容，一般以 10~20 ml/kg 快速补给。

4. 抗过敏药物

1）抗组胺药物　抗组胺药物不能有效阻止细胞释放化学介质，临床上只能作为辅助治疗。

2）糖皮质激素　能减少毛细血管通透性，稳定细胞膜，减少细胞脱颗粒和化学介质释放，增加组织对 β 肾上腺能激动剂的反应性。常用氢化可的松 500~800 mg/d。

5. 其他治疗

其他药物有升压药，如去甲肾上腺素、多巴胺、间羟胺等。

（陈晓涵）

第五节　老年新型冠状病毒肺炎合并神经源性休克

神经源性休克是指调节循环功能的自主神经本身受到刺激或破坏所引起的低血压状态。神经源性休克是体内血容量的异常分布，并不伴有任何血容量的丧失，主要是全身血管运动张力丧失所致，使某些周围血管容量增加，导致组织"淤滞性缺血、缺氧"。老年新型冠状病毒肺炎合并神经源性休克应就近就诊，加强防护，积极救治。

一、临床表现

（一）急性反射性循环障碍

这类循环障碍临床上最为常见，起病急，及时诊断、治疗，预后较好。

127

（1）刺激颈动脉窦：因颈动脉窦压力感受器被刺激，反射性引起心搏变慢，血压下降，导致晕厥发作。

（2）周围血管扩张：常因情绪变化、疼痛、外界不良的图像、声音、气味等刺激，血管缓激肽释放与血管扩张。病人突然出现面色苍白、心动过缓、脉搏微弱、晕倒。

（3）排尿性晕厥：因为充盈的膀胱先压迫大静脉使回心血量减少，心输出量处于较低水平，膀胱排空后静脉进一步扩张，使有效循环血容量减少所致。多见于成年男性站立排尿时。

（4）咳嗽性咳嗽：引起胸腔压力增高（可达 200～300 mmHg）。严重影响静脉回流和心输出量；另外，大动脉压力受体可能因刺激而反射性引起周围血管扩张。多见于老年人，剧烈而持久的咳嗽后突然出现头晕、血压下降、意识模糊、晕倒或抽搐。

（5）其他反射性改变：深呼吸、压迫眼球、乙状镜检查等都可能引起反射性心率减慢、血压下降，甚至休克。

（二）慢性麻痹性循环障碍

调节血管的神经包括传入、中枢和传出三个部分，其中任何一个环节受损，均可造成长期的循环麻痹性低血压或休克状态。

（1）颅内疾病：多为交感神经传出通路受损引起的神经调节障碍。常见于颅内肿瘤、颅脑外伤、脑积水、Wernicke 脑病等。

（2）脊髓病变：因交感神经的下行兴奋传导被阻断，而发生的神经源性休克。常见原因有横贯性脊髓炎、脊髓空洞症、脊髓损伤、脊髓肿瘤等。

（3）周围神经病变：急性周围神经病变，常进展迅速，但大部分可恢复。慢性周围神经病变主要因交感神经节及其末梢受损害引起。常见有糖尿病、卟啉病、癌性神经病、尿毒症性神经病、全身性淀粉样变性等。

（4）老年人低血压：主要因为自主神经中枢，特别是脑干中枢受累所致。约有半数老年人在直立时发生血压下降。

（5）药物与低血压：许多药物可破坏循环反射功能而引起低血压，甚至发生休克。常见的有氯丙嗪、地西泮、巴比妥类、降压药、抗抑郁剂等。

（6）原发性位置性低血压：多见于男性，中年起病，当从卧位改变为直立位时，血压明显下降，并出现脑缺血症状，称为直立性低血压或位置性低血压，亦称 Shy－Drager 综合征，常伴有其他自主神经系统功能紊乱，如无汗、阳痿、括约肌控制不良等。症状发展缓慢，可达数年至数十年。可分为两型：一型主要累及自主神经系统，损害表现为小脑损害；另一型除了自主神经损害外，还伴有帕金森症候群，病因不明，病理可见皮质延髓束、皮质脊髓束、锥体外系的严重变性。交感神经反射功能丧失，无法维持血压，并继发脑供血不足。

二、治疗原则

应根据不同的发病机制和临床表现进行相应的处理。

（一）病因治疗

积极查找病因，针对病因进行治疗。

（二）镇静

对于精神紧张的病人要保持安静和情绪稳定，必要时给予地西泮、多塞平、苯巴比妥等药物。

（三）营养神经

可给予营养药物，如谷氨酸、γ－氨酪酸、能量合剂、维生素及胞二磷胆碱和脑活素等。

（四）物理治疗

改变细胞膜的渗透性，影响细胞蛋白及乙酰胆碱的合成。可用钙或谷氨酸导入。

（五）血管活性药物的应用

当病人出现持续低血压不能纠正，为保证重要器官的血液灌注，可以适当应用血管活性药物，常用的有多巴胺、间羟胺、去甲肾上腺素等。

（陈晓涵）

第七章

老年新型冠状病毒肺炎合并冠心病的诊疗策略

　　冠状动脉粥样硬化性心脏病（冠心病）是影响高龄（≥80岁）人群健康的主要原因之一。其患病率随年龄而增加，我国高龄老年冠心病患者亦日益增多。根据《2015年中国卫生和计划生育统计年鉴》，我国人群2002~2014年急性心肌梗死（AMI）病死率上升，并随增龄而增加，40岁开始上升，其递增趋势近似于指数关系，80岁及以上人群AMI病死率增加更为显著。75岁~、80岁~和85岁以上年龄组AMI病死率增幅：城市男性分别是84.68/10万、207.26/10万和685.94/10万；城市女性分别是66.36/10万、215.10/10万和616.25/10万；农村男性分别是225.92/10万、347.04/10万和801.04/10万；农村女性分别是177.62/10万、348.69/10万和804.85/10万。因此，高龄人群冠心病的防治任务日趋严峻。

　　冠状动脉粥样硬化的发生和发展是多种因素作用的结果，随年龄增长逐渐加重，由于高龄患者常合并高血压、高脂血症、糖尿病等多种危险因素，冠状动脉病变常呈多支、弥漫、钙化、慢性完全性闭塞病变等，易于发生心肌梗死，AMI患者血运重建治疗成功率低、出血和感染并发症发生率高，导致患者预后不良。此外，高龄冠心病患者临床表现常不典型，且体弱、脏器功能减退等影响定期检查，临床漏诊率和误诊率高达65%。

第一节　高龄患者稳定性冠心病诊治特点

　　稳定性冠心病的特点是发生可逆性的心肌需氧和（或）供氧不匹配，与缺血或低氧有关，通常由运动、情绪或其他负荷状态诱发，可重复出现，但也可呈自发性发作。临床表现包括劳力性心绞痛、血管痉挛所致静息性心绞痛、无症状性心绞痛、缺血性心肌病等。

一、诊断措施选择

（一）心电图

　　普通心电图是稳定性冠心病诊断中的首选项目，但对阴性结果的判读需要慎重，因为有可能合并其他问题造成心电图对缺血反应不敏感，与症状相关的心电图动态改变有助于诊断。24 h 动态心电图有助于提高心肌缺血的检出率，建议对疑似冠心病的高龄患者常规应用。

（二）负荷试验

负荷试验包括平板运动心电图和药物负荷超声心动图、心肌核素显像等。在稳定性冠心病中，高龄人群行运动负荷心电图及负荷影像等检查困难较大，因为肌肉力量不足等问题，常会造成假阴性；而因为合并存在既往心肌梗死或左心室肥厚等问题，假阳性也比较常见。虽然年龄不是运动负荷试验的绝对禁忌证，但 80 岁及以上患者原则上不建议做运动负荷试验。如果确有必要，建议给予药物负荷试验，如腺苷负荷心肌核素，但检查过程中应密切监测患者的症状、体征及心电图变化。负荷试验亦可提供预后信息，负荷试验阴性提示 1 年预后良好。

（三）冠状动脉 CT

适应证包括：①冠心病诊断；②经皮冠状动脉介入（PCI）术前及术后评价；③冠状动脉旁路移植（CABG）术评价；④非冠心病心脏手术前的冠状动脉评价；⑤电生理射频消融术前诊断；⑥心肌病的鉴别诊断。

注意事项：①对于 64 排以上的 CT，建议心率低于 70 次/分，双源 CT 建议低于 90 次/分。高龄人群的心律失常发生率较高，如频发期前收缩和心房颤动者，视心室率快慢及临床医师和患者的意愿决定是否进行扫描，不能保证检查的图像质量是否满足诊断要求时，建议与患者达成文字共识。建议服用 β 受体阻滞剂以稳定心率。高龄人群的呼吸和屏气能力较弱，检查前的呼吸训练尤为重要。②对比剂的使用参考使用指南，高龄人群肾功能不全发病率较高，需更精细地使用对比剂，必要时水化。③高龄人群普遍存在冠状动脉钙化的现象，影响冠状动脉管腔狭窄判读的准确性。严重钙化节段（钙化积分大于 100 分）导致冠状动脉 CT 诊断冠心病的特异性和阳性预测值下降，高龄患者检查失败和并发症发生率更高。

（四）冠状动脉造影

冠状动脉造影仍是稳定性冠心病诊断的"金标准"。高龄增加冠状动脉造影风险，然而，即使年龄>75 岁的患者有生命危险的风险仍然<0.2%，其他严重恶性事件的风险<0.5%，80 岁以上患者冠状动脉造影适应证的掌握应更为严格。高龄患者肾功能减退，合并用药如二甲双胍等药物的比例高，故在冠状动脉造影围术期的处理应注意。

二、治疗措施

（一）药物治疗

药物治疗是慢性稳定性冠心病治疗的主要措施，缓解缺血症状和改善远期预后是主要原则。

（二）PCI 治疗

PCI 的适应证参照《慢性稳定性冠心病诊断与治疗指南》。注意事项：①高龄稳定性冠心病患者应充分平衡风险，90岁以上患者原则上不建议行积极地介入诊断和治疗，以药物治疗为主，除非发生ACS；②高龄冠心病患者当多支血管病变共存时，有条件可采用冠状动脉血流储备分数、血管内超声等腔内影像检查，以解决罪犯血管为原则；③注意围术期的血糖、血压等管理，高龄患者建议常规采用桡动脉入路，同时注意预防对比剂肾病；高龄患者治疗依从性差，后续接受抗凝治疗（如因心房颤动）、有创操作的概率增加，长期抗血小板治疗会造成更高的出血风险，应根据情况个体化治疗，或者选择双联抗血小板治疗时间短的新型药物涂层支架或裸金属支架。

（三）CABG

高龄稳定性冠心病患者，如身体条件允许，仍可在必要时考虑CABG，与PCI治疗比较，CABG术不需要长期双联抗血小板治疗，能够减少出血并发症的发生。

（四）特殊临床情况

包括无症状性冠心病、微血管性心绞痛。

1. 无症状性冠心病

无症状性冠心病是指有心肌梗死病史、血管重建病史和（或）心电图缺血证据；冠状动脉造影异常或负荷试验异常，无相应临床症状。

对既往有明确冠心病病史的患者，应定期复查，尽早发现无症状性心肌缺血。对80岁及以上的高危患者，建议行动态心电图和冠状动脉CT。

对确诊无症状冠心病患者应使用药物治疗预防心肌梗死或死亡，并积极治疗相关危险因素，其治疗建议同慢性稳定性心绞痛。对慢性稳定性心绞痛患者血运重建改善预后的建议也适用于无症状性冠心病患者，但目前尚缺乏直接证据。

2. 微血管性心绞痛

微血管性心绞痛是稳定性冠心病的一个特殊类型，患者表现为劳力诱发心绞痛，有客观缺血证据或负荷试验阳性，但选择性冠状动脉造影正常，且可除外心外膜冠状动脉痉挛。

微血管性心绞痛的治疗主要是缓解症状。硝酸酯类药物对半数患者有效。如果症状持续，可联合使用长效钙离子拮抗剂或β受体阻滞剂。伴高脂血症应使用他汀类药物，患高血压加用血管紧张素转换酶抑制剂（ACEI）类药物，有助于改善基础内皮功能障碍。也可试用尼可地尔和代谢类药物曲美他嗪。中医中药治疗研究结果显示，注射用丹参多酚酸盐具有保护内皮、调节钙通道的作用，可改善高龄冠心病患者微血管心绞痛症状。

（五）高龄冠心病患者运动和康复

运动和康复可使高龄患者获益。冠心病的康复分为三期，即院内康复期、院外早期康复或门诊康复期及院外长期康复期。三个阶段的评估、康复措施、康复目标不尽相同，具体可参照中华医学会心血管病分会发布的《冠心病康复与二级预防中国专家共识》和《高龄稳定性冠心病运动康复专家共识》。

第二节　高龄患者 ACS 的诊治特点

ACS 是一组以急性心肌缺血为共同特征的临床综合征，包括不稳定性心绞痛（UA）、非 ST 段抬高型心肌梗死（NSTEMI）和 ST 段抬高型心肌梗死（STEMI）。

高龄 ACS 患者因其病变特点，病死率高于其他年龄组，一方面由于高龄患者 ACS 早期及时诊断比较困难；另一方面则是因为未给予理想的、及时的治疗，降低了治疗获益。由于高龄患者进行前瞻随机对照研究难度较大，目前只能结合最新的国内外相关指南和临床研究结果，形成共识性的意见，希望能提高高龄 ACS 患者的临床获益。

一、高龄患者 ACS 的诊断特点

高龄患者 ACS 的发病机制与其他年龄组无区别，冠状动脉病变常呈现多支血管多部位弥漫病变的特点，临床表现为 NSEMI 的比例较高。建议所有可疑心绞痛症状反复发作、持续不缓解、伴或不伴血流动力学不稳定的高龄患者住院观察动态心电图和心肌标记物的变化，并结合其他检查手段及时确诊。

（一）临床症状

临床症状对判断 ACS 发生具有重要的临床意义，但高龄患者出现典型心绞痛症状的比例低于其他年龄患者。由于患者本身的疼痛阈值变化、合并糖尿病等影响内脏感觉神经、骨关节肌肉合并症而服用非甾体类抗炎药物的原因，其他消化系统、呼吸系统、神经系统的慢性疾病的干扰使多数高龄患者不能明确是否发生心绞痛，甚至呈现无症状的 ACS。

（二）心电图

心电图 ST-T 段改变是确定 ACS 诊断及分类、预后判断的主要依据。高龄患者多在发病时心电图变化与其他年龄组表现类似，但部分患者合并有器质性或非器质性的室内传导阻滞而掩盖了 ST-T 段的变化。此外，由于高龄患者膳食状况较差，或受到医源性治疗的影响（利尿剂、钙剂等），合并慢性代谢性疾病等情况，电解质紊乱尤其是血钾和血钙水平异常，常导致心电图 ST-T 段异常表现，需要注意鉴别。

（三）心肌标记物

肌钙蛋白 I 或肌钙蛋白 T 在 ACS 的诊断过程中具有决定性的作用，是区分 UA 和 AMI 的关键证据，但仅提示心肌损伤。临床上常见的非 ACS 引起心肌损伤原因分为心源性和非心源性。心源性常见于快速性心律失常（心房扑动、心房颤动、阵发性室上性心动过速等）、慢性心力衰竭和部分特异或非特异性心肌病；非心源性多见于脱水、休克、重症感染、严重肾功能不全等情况。

（四）其他

体格检查在可疑 ACS 患者中可能无特异性发现。有条件的医疗单位应进行床旁超声心动图检查有利于诊断和鉴别诊断。

二、再灌注治疗

（一）溶栓治疗

80 岁以上的患者不建议溶栓治疗。高龄患者隐匿性出血风险较多，尤其是致命性出血风险高于其他年龄组。

（二）血运重建

PCI 和 CABG。如果无禁忌证，高龄 STEMI 患者直接 PCI 是目前最有效的治疗手段。在不具备早期 PCI 条件或 PCI 可能明显延迟的情况下，建议及时转运至可以行早期 PCI 的医疗机构。《2015 年中国急性 STEMI 诊断和治疗指南》中建议对于 STEM 合并心源性休克患者（即使发病超过 12 h）直接 PCI 治疗；对于未接受早期再灌注治疗（发病超过 24 h）、病变适宜 PCI 且有心源性休克或血流动力学不稳定的患者行 PCI 治疗。如果病变不适宜 PCI，建议有条件的医疗单位考虑急诊 CABG 治疗。主动脉球囊反搏支持下早期完成 PCI 或 CABG 治疗可改善患者的预后，NSTEMI 患者也应积极进行血运重建治疗。

三、高龄 ACS 患者的药物治疗特点

（一）他汀类药物

《2014 ACS 患者强化他汀治疗中国专家共识》借鉴了目前国际与国内他汀类药物的最新研究进展，其内容并未根据患者年龄加以区分。但是高龄患者需要格外注意肝肾功能、低体重和甲状腺功能异常等易于产生不良反应的因素。目前，不建议起始大剂量强化他汀治疗，而应从常规或较低剂量开始，并缓慢滴定至适宜的目标剂量。

（二）抗血小板药物

高龄 ACS 患者，急诊 PCI 术前至少顿服氯吡格雷 300 mg 和阿司匹林 100～300 mg，在这样的治疗下出现胃肠道或泌尿系统出血远多于其他年龄组患者。加用质子泵抑制剂如雷贝拉唑对于胃肠道大出血有一定的预防作用。新型 P2Y12 二磷酸腺苷（ADP）受体拮抗剂替格瑞洛由于尚未充分验证于高龄患者，不推荐作为常规抗血小板药物应用。高龄 ACS 患者 PCI 围术期可根据患者的血栓负荷、出血风险酌情选用血小板糖蛋白（GPⅡb/Ⅲa）受体拮抗剂如替罗非班。高龄 ACS 患者是否应维持 1 年的双联抗血小板治疗尚存在争议，应根据临床出血风险酌情考虑，并规划个体化的随访和给药方案。

（三）抗凝治疗

低分子肝素在无禁忌证的情况下，可以应用于任何类型的 ACS 患者中，包括≥80

岁的高龄患者。但应充分评估年龄、体重、肾功能及病变特点等因素，推荐降低至常规剂量的 1/2，使用时间为 3~5 d。

（四）β受体阻滞剂

适用于各种类型的 ACS 患者，要特别关注如下特点：①高龄患者对于药物敏感性增强，需从极小剂量起始，并应用短效药物以防止不良反应的发生；②发生低血压、低心排状态及心源性休克风险增加；③严重的缓慢性心律失常；④合并支气管哮喘或慢性阻塞性肺病的患者，应当反复评估患者的临床状态，在症状缓解期应用 β 受体阻滞剂。建议以心率 55 次/分为靶目标指导治疗。

四、高龄 ACS 患者并发症

（一）急性肾损伤

临床实践中，可以观察到 ACS 患者因为多种原因出现肾功能在短期内不同程度的下降，影响急性肾损伤的危险因素包括：年龄、糖尿病、肌酐水平、左心室射血分数、心电图缺血表现。推荐在心功能允许下水化治疗预防造影剂肾病。但水化速度应个体化。对高危患者或慢性肾脏病 3 期以上的高龄患者视病情可考虑在 PCI 术后 24 h 内进行血液滤过。

（二）心力衰竭和心源性休克

心力衰竭和心源性休克可出现在各种类型 ACS 的急性期，通常提示缺血范围大，冠状动脉病变严重，急诊再灌注治疗是最有效的治疗措施。对于严重肺水肿或心源性休克的患者，除药物治疗外，及时采用机械通气、主动脉内球囊反搏、左心室辅助装置或体外膜肺氧术等治疗。

（三）心律失常

恶性室性心律常见于 ACS 急性期，一旦发生，建议首选电复律。药物治疗可联合使用 β 受体阻滞剂和胺碘酮，同时积极纠正电解质紊乱，排除临床易于引起室性心律失常的医源性因素。对于 ACS 发生 4 周后仍有恶性室性心动过速、心室颤动及猝死高风险的患者，建议植入式转复除颤器治疗。一过性的高度房室传导阻滞通常提示冠状动脉多支病变，可通过采用临时起搏器治疗，并尽早血运重建；符合永久性起将器指征患者可择期安装。

第三节　新型冠状病毒防控形势下急性心肌梗死的诊治

自 2019 年 12 月以来，新型冠状病毒（SARS-CoV-2）在武汉感染流行并迅速蔓延全国各地，根据国家整体防控方案，绝大部分地区启动限制出入、限制交通等措施。

此特殊形势对于急性心肌梗死患者的转运救治流程可能造成一定影响。但急性心肌梗死发病急、致死性高、最佳救治窗口期短，且容易合并呼吸系统感染及呼吸、循环衰竭，更加需要就地积极治疗。

一、总体原则

（一）就近原则

鼓励急性心肌梗死患者就近就诊、原地治疗，尽量减少患者转运和人员流动。

（二）安全防护原则

原则上伴有发热等其他呼吸道症状的急性心肌梗死患者在发热门诊首诊，若为疑似 SARS-CoV-2 感染病例则收入医院隔离病房，待排除 SARS-CoV-2 感染后，方可转入心脏监护病房。

（三）溶栓优先原则

对于疑似或确诊为 SARS-CoV-2 感染的患者，若合并 ST 段抬高型心肌梗死（STEMI），原则上应就地收入隔离病房，无溶栓禁忌证者优先选择溶栓治疗。有溶栓禁忌证的高危患者，评估感控风险后可在符合感控要求的指定隔离导管室进行介入治疗，术后转入隔离病房。导管室人员实行三级防护。

（四）定点转运原则

对于病原学检测阳性的 SARS-CoV-2 感染患者，合并急性心肌梗死，若心血管病情尚稳定，而以呼吸道症状为主的高危患者，原则上应转运至当地卫健委指定的定点医院进行治疗。

（五）远程会诊原则

鼓励各省、市、地区大型综合性医院心内科或心血管专科医院启动远程会诊、指导下级医院或传染病院等专科医院的急性心肌梗死救治。

二、急性心肌梗死诊治流程

（一）STEMI

接诊 STEMI 患者后，先通过病史采集及体温、心电图、胸部 CT、血标本采集等检查进行 SARS-CoV-2 初步筛查（图 6-1）。

1. 疑似或确诊的 SARS-CoV-2 感染性肺炎患者合并 STEMI 患者

1）生命体征稳定的 STEMI 患者

（1）STEMI 发病时间 12 h 内：处于再灌注时间窗内的患者，若无溶栓禁忌证，则首选在隔离病房行溶栓治疗，建议使用三代溶栓药物，溶栓成功后继续在隔离病房治疗，待肺炎痊愈后择期行介入治疗。

处于再灌注时间窗内的患者，若有溶栓禁忌证或溶栓失败，则需综合评估经皮冠状动脉介入治疗（PCI）和感控风险；若获益大于风险，则在指定隔离导管室进行 PCI 治疗，术后转入隔离病房；反之则直接到隔离病房保守治疗。

（2）STEMI 发病时间在 12 h 以上：综合评估 PCI 和感控风险；若获益大于风险，则在具有指定隔离导管室进行 PCI 治疗，术后转入隔离病房；反之则直接到隔离病房保守治疗。

2）生命体征不稳定的 STEMI 患者

（1）以肺炎为主：转入隔离病房保守治疗。

（2）不是以肺炎为主：评估 STEMI 的发病时间是否大于 12 h。后续步骤同生命体征稳定的 STEMI 患者的处理流程。

2. 排除 SARS-CoV-2 感染的 STEMI 患者

1）STEMI 发病时间在 12 h 内：若无溶栓禁忌证，则首选在 CCU 病房行溶栓治疗，建议使用三代溶栓药物，溶栓成功后继续药物治疗，择期行介入治疗，若为感染患者较集中地区可考虑同时进行病毒核酸检测。

处于再灌注时间窗内的患者，若有溶栓禁忌证或溶栓失败，则需综合评估 PCI 获益和风险；若获益大于风险，则在符合指定隔离导管室进行 PCI 治疗；反之则直接到 CCU 病房保守治疗。

2）STEMI 发病时间在 12 h 以上：综合评估 PCI 风险和获益；若获益大于风险，则在符合感控要求指定隔离导管室进行 PCI 治疗；反之则直接到 CCU 病房保守治疗。核酸阳性和（或）肺 CT 确诊者，继续专用隔离病房治疗，启动 MDT 诊治流程，兼顾呼吸与心血管疾病；阴性者过渡病房（仍隔离）治疗。

STEMI 患者溶栓的禁忌证：①心肺复苏术后；②血压超过 200/120 mmHg 者；③不能排除主动脉夹层分离者；④近期有活动性出血，出血性疾病或出血倾向者，特别是有脑出血史者；⑤近期曾有过各类手术或外伤者；⑥妊娠者；⑦有严重肝肾功能损害者。

STEMI 患者溶栓的适应证：①发病 12 h 以内，无溶栓禁忌证的 STEMI 患者；②患者就诊早（发病≤3h）而不能及时进行介入治疗者；③对再发心肌梗死患者，如果不能立即（症状发作后 60 min 内）进行介入治疗；④对发病 12~24 h 仍有进行性缺血性疼痛和至少 2 个胸导联或肢体导联 S-T 段抬高＞0.1 mV 的患者，若无急诊 PCI 条件，在经过选择的患者也可溶栓治疗。

（二）非 ST 段抬高型心肌梗死（NSTEMI）

所有 NSTEMI 患者，通过病史采集及体格检查（CT）进行 SARS-CoV-2 初步筛查（筛查流程参考 SARS-CoV-2 防控指南（图 6-2）。

1）通过病史及体格检查评估暂无 SARS-CoV-2 感染迹象者，原则上药物治疗为主，如演变为 STEMI，首选溶栓治疗。但亦需要结合危险分层，酌情评估是否需急诊介入治疗。

2）通过病史及基本体格检查疑似病例，立即启动专用通道，及医护防护流程，就地隔离及药物治疗，同时进行核酸标本采集。对于演变为 STEMI 的患者首选溶栓治疗。

3）核酸阳性或肺 CT 确诊者，继续专用隔离病房治疗，启动 MDT 诊治流程，兼顾呼吸与心血管疾病；阴性者过渡病房（仍隔离）治疗，抗栓等药物治疗为主。

（三）急性心肌梗死患者转运策略

1. 确诊或疑似 SARS－CoV－2 患者合并急性心肌梗死的转运适应证

1）发病 12 h 内病情稳定的 STEMI 患者，优先选择隔离条件下溶栓治疗，建议选择三代溶栓剂，待肺炎痊愈后择期行介入治疗。

如有溶栓禁忌证或溶栓失败的高危患者，优先选择具有急诊 PCI 资质和指定隔离导管室的 SARS－CoV－2 定点医院，即刻转运。

2）发病 12 h 内或 12～48 h 内，病情不稳定者（顽固性心肌缺血症状，或伴血流动力学不稳定，危及生命的心律失常），优先选择具有急诊 PCI 资质和指定隔离导管室的 SARS－CoV－2 定点医院，即刻转运。

3）病情稳定的 NSTEMI 患者，接受早期抗栓治疗。病情不稳定或高危患者，优先选择具有急诊 PCI 资质和指定隔离导管室的 SARS－CoV－2 定点医院，即刻转运。

4）对于发生心脏骤停、恶性心律失常、急性心力衰竭或心源性休克等的急性心肌梗死患者，在隔离防护下进行就地抢救、血流动力学支持。再次评估患者生命特征、患者可耐受转运时程、救护车条件等，优先选择具有急诊 PCI 资质和指定隔离导管室的 SARS－CoV－2 定点医院进行转运。

2. 确诊或疑似 SARS－CoV－2 患者合并急性心肌梗死的转运防护

1）联系急救中心，启动 SARS－CoV－2 患者专用的转运途径。负责转运的医务人员启用相应防护等级。佩戴 N95 口罩和护目镜，穿隔离服、防护手套、防护面具和鞋套等。条件允许时，选用负压型救护车进行转运。

2）转运过程中，患者应佩戴专用口罩，如有条件应对患者实行负压隔离舱转运。

3）转运过程中尽量使用一次性诊疗器械、器具和物品。非一次性物品每次使用后应采用 1 000～2 000 mg/L 含氯消毒剂进行彻底擦拭消毒。

4）交接或转运 SARS－CoV－2 患者时使用的平车应与其他患者区分，使用一次性床单被罩，被褥做到一人一用一消毒，并做好标识及使用后的终末处理，避免与其他患者交叉感染。

5）交接或转运过程中应注意公共区域及用具的防护，包括门把手、各种开关、电话机等。转运人员直接或间接接触过患者的外层帽子、口罩、手套、鞋套、防护服等均视为污染物品，务必遵照感控要求统一处理。

6）对转运车辆进行清洗消毒，转运过程中如遭遇患者排泄物、分泌物、呕吐物等污染，先用吸湿材料如纸巾去除可见污染，再用 3 000～5 000 mg/L 含氯消毒剂浸泡后的抹布覆盖 30～60 min 后，再进行擦拭消毒。

（四）急性心肌梗死治疗流程中的防护策略

1. 接诊

对于所有行介入诊疗手术患者测量体温，询问2周内有无疫情接触史，加强对手术患者和家属的健康教育及疫情筛查。一旦发现立即上报科主任、护士长，启动医院上报、会诊流程，做好防护。

2. 处理

1）对于需要行介入手术治疗的疑似或确诊SARS-CoV-2感染的肺炎患者，安排在指定隔离导管室进行，在诊疗期间始终开启等离子消毒器进行消毒。

2）手术期间导管室内仅保留必要的物品、器械和仪器，精简参加术员。

3）所有工作人员在执行诊疗操作时做好防护

排除疑似或确诊SARS-CoV-2感染的肺炎患者必须正确佩戴外科口罩、戴外科手套、穿一次性手术衣。

对于疑似或确诊SARS-CoV-2感染的肺炎患者必须正确佩戴N95口罩、护目镜、铅衣、穿一次性防护服后再穿手术衣、戴双层无菌手套。

在接触患者前后必须实施手卫生，注意掌握洗手的时机，注意"两前三后"（无菌操作前；接触患者前后；接触患者血液、体液后；接触患者周围环境后），穿上防护服前要洗手，术后离开机房人员必须先更换手套、再脱防护衣和脚套，脱下手套后用手消毒剂按照"七步洗手法"消毒双手，再脱口罩、防护目镜等，出机房后流动水下洗手，避免使用手消产品，避免交叉感染。

导管室门外悬挂"感染手术，无关人员不得进出"的警示牌。术中安排2名护士。一名在内，一名在外，手术所有人员必须待在机房内，不得随意进出。

4）非全麻患者，给患者带外科口罩，全麻患者术后按照规范消毒麻醉机。

5）所有手术均采用一次性手术包和一次性手术器械、辅料、耗材，术毕一次性医疗垃圾、锐器盒等用1 000 mg/L的含氯消毒剂喷洒，套双层黄色医疗废物袋扎紧，外贴"医疗废物外包警示标签"注明SARS-CoV-2，单独放置，由污染布类收取人员定时回收处理。

6）手术间周围环境遵循"消毒—清洁—再消毒"原则。

手术中：疑似或确诊SARS-CoV-2病例患者在手术期间，关闭好缓冲间，手术间等离子消毒器持续消毒状态方可实施手术；术中有污染的及时用1 000 mg/L的含氯消毒剂擦拭。

术毕：地面用1 000～2 000 mg/L的含氯消毒剂拖地2次；空气消毒后静置24 h再行其他的手术。所有空调和空气过滤网进行现场维护及消毒。

7）仪器设备处理尽量用一次性的，术前将机房内暂时不用或可能不用的物品全部移至室外，以免被污染，手术所需用物准备齐全并放入机房内。复用器械、听诊器、转运车等仪器设备用1 000 mg/L的含氯消毒剂擦拭物体表面，消毒2次，间隔10 min。

8）铅衣消毒：术中使用过的铅衣用含氯消毒湿巾纸巾消毒后再用清水纱块擦拭，悬挂在铅衣架上晾干。

9）手术结束后，所有参与手术人员，沐浴更衣离开心导管室。

3．加强个人防护

1）建立三级防护机制：在 SARS－CoV－2 流行期间，择期手术须进行 2 次筛查（病房和导管室各一次）；发现疑似或确诊病例，取消手术或延期手术。

急诊疑似或确诊 SARS－CoV－2 病例，危及生命体征的患者方可实施手术，接触特殊患者的所有人员必须按三级防护标准穿戴：一次性帽子、洗手衣＋一次性手术服＋铅衣＋一体式防护服、护目镜、N95 口罩、长筒鞋套、手套等，杜绝参观人员进入该手术间。

2）建立标准预防流程：在 SARS－CoV－2 流行期间，因病毒潜伏期长，且在潜伏期具有传染性，因此标准预防措施落实非常重要：

病毒对紫外线和热敏感，56℃ 30 min 即可有效灭活。乙醚、75％酒精、含氯消毒剂、过氧乙酸和氯仿等均可有效灭活该病毒，空气消毒方式采用等离子消毒器进行消毒。

每日对导管室环境进行无死角终末消毒，消毒范围不仅仅在洁净区落实，办公区也要落实，并需要增加消毒频次。洁净区走廊与辅间每日＞4 次，手术间每日大于当日手术台次。办公区每日 1 次空气消毒，2 次物表、地面消毒等。

使用含氯消毒剂进行物表消毒时需增强有效浓度（1 000～2 000 mg/L）。

3）建立医务人员"医学观察"管理方案：参与确诊 SARS－CoV－2 感染手术的医务人员进行"医学观察"二周；观察期间根据感染 SARS－CoV－2 的临床症状与体征每日监测体温、呼吸情况，并使用专用表格进行填写，上报主管部门；观察期间出现异常，及时就医治疗。

目前，SARS－CoV－2 肆虐全国，各地医疗工作都把防控疫情作为重中之重。在此特殊时刻，我们需要对急性心肌梗死患者的诊疗过程做出调整。在急性心肌梗死患者的救治过程中，需要把握"就近治疗、安全防护、溶栓优先、定点转运、远程会诊"这五个原则。对于 STEMI 患者，要根据是否存在疑似或确诊的 SARS－CoV－2 感染可能性、STEMI 发病时间窗、生命体征是否稳定来选择不同治疗策略；对于 NSTEMI 患者，要根据是否存在疑似或确诊的 SARS－CoV－2 感染可能性、危险分层来选择治疗适宜方案。特殊时期，广大心血管医生包括介入医生要重拾溶栓的禁忌证和适应证的相关要点。在急性心肌梗死患者的救治过程中，要全程加强防护。在心肌梗死患者的转运过程中，牢牢把握转运适应证和防护措施。

（五）Takotsubo 综合征

新型冠状病毒（SARS－CoV－2）在武汉感染流行并迅速蔓延全国各地，引发全国范围内广泛关注。此次疫情同样能够导致部分公民情绪的剧烈波动及诱发应激状态，因此，传统 ACS 应与 Takotsubo 综合征相鉴别。

1. Takotsubo 综合征（TTS）是由未知原因导致短暂性左室心尖球囊样扩张的一组临床综合征，在临床中并不少见。该病最初被认为是一种良性疾病，但最新观点认为 TTS 可能与包括死亡在内的严重临床并发症相关，其患病率很有可能被低估。

2. TTS 因其在发病时左心室收缩末期形态与捕章鱼的篓子而得名，在不同文献中，其有多种命名，包括心碎综合征、应激性心肌病和心尖球形综合征等。

3. TTS 最常见临床症状为胸痛、呼吸困难或晕厥，难以与急性心肌梗死相鉴别。

4. TTS 约占所有疑似 ST 段抬高型心梗（STEMI）患者的 1%～3%，5%～6% 疑似 STEMI 的女性患者可能为 TTS。

5. TTS 诊断往往极具挑战性，因为不仅临床症状类似，心电图改变和生物标志物的变化也与急性心梗极其相似。目前仍缺乏快速、可靠诊断 TTS 的非侵入性诊断手段，冠脉造影同时左室造影仍是排除或诊断 TTS 的金标准。

6. TTS 的具体病理生理机制尚未完全明确，但大量证据表明是交感神经激活是发病的核心机制。大多数情况下，TTS 由明确的情绪或躯体因素促发。另外，TTS 与导致儿茶酚胺过度释放（例如嗜铬细胞瘤、中枢神经系统疾病）和颅内特定区域激活的疾病相关。

7. 躯体因素诱发 TTS 较情感因素更为常见。值得一提的是，男性患者躯体压力事件更多见，而女性患者更容易受到情绪诱因的影响。

8. 目前证据支持 TTS 是由于交感神经、肾上腺急性释放儿茶酚胺或药物治疗使儿茶酚胺浓度急性升高导致的。TTS 主要发生在冠脉微循环和心肌细胞易受到应激损害的人群。

9. 尽管目前已发现多种 TTS 解剖变异，但根据心室壁异常运动分布范围，TTS 主要分为 4 种类型：心尖型（本类型最常见也最为人知晓，被认为是典型 TTS 类型）、心中型、心底型和局灶型。

10. 越来越多的研究证据表明，急性心血管事件发病并非按时间随机分布，而是呈现在一天中某一时刻，一周中的某一天或一年中的某些月份/季节。大多数研究表明 TTS 好发于夏季，仅有一项研究显示冬季为 TTS 发病高峰期。

11. 心电图表现为 ST 段抬高的患者应紧急行冠脉造影和左心室造影以排除急性心肌梗死。而非 ST 段抬高的患者可考虑采用 InterTAK 诊断评分。评分低（InterTAK≤70 分）的患者应同时行冠脉造影和左心室造影，评分高（InterTAK≥70 分）者应考虑经胸超声心动图。

12. InterTAK 诊断评分包括七项参数：女性、情绪诱因、躯体诱因、无 ST 段压低（除外 aVR 导联）、精神疾病、神经系统疾病和 QT 间期延长，最高分 100 分。

13. 急性期 TTS 诊断的心脏磁共振标准得以确立，标准包括典型的节段性室壁运动异常、水肿和缺乏不可逆组织损伤的证据。

14. 尽管 TTS 被普遍认为是一种良性疾病，但目前观察显示，TTS 患者与按指南治疗的急性冠脉综合征（ACS）患者的心源性休克和死亡发生率相仿。

15. 因为缺乏针对 TTS 患者的前瞻性随机临床研究，目前尚无针对 TTS 的管理指南，所有治疗策略均基于临床经验和专家共识。

16. 由于 TTS 在临床上难以同 ACS 区分，所以首次接诊应将患者收至具有影像学检查能力和心导管室的心脏病科，并根据 ACS 指南进行治疗，尤其是使用阿司匹林和肝素。若有需要，可给予吗啡和氧疗。心源性休克或心脏骤停后患者需转入重症监护室。

17. 由于 TTS 患者儿茶酚胺水平升高，直至左心室射血分数完全恢复之前使用 β 受体阻滞剂是合理的，但这一假设缺乏试验支持。因为潜在尖端扭转型室速风险，应慎重使用 β 受体阻滞剂动使用，尤其是对于心动过缓和 QTc>500 ms 的患者。

18. 研究显示，ACEI 或 ARB 可改善 TTS 患者 1 年存活率，而 β 受体阻滞剂对存活率无益。

19. TTS 患者常合并精神障碍（例如抑郁、焦虑），这部分患者可能获益于精神－心脏联合康复干预。

20. TTS 并非只是心脏疾病，需要通过新的、跨学科的途径来增加包括心脏科医生在内的多学科医生的认识。为进一步建立有效治疗 TTS 的循证策略，我们需要开展大型随机前瞻性试验。

第四节　高龄冠心病患者的二级预防原则

鉴于目前尚无专门针对 80 岁以上高龄冠心病患者抗血小板、他汀干预等二级预防研究，因此，在制订治疗方案时，须对患者进行全面评估，包括一般身体状况、合并疾病、对药物的耐受程度及预期寿命。对于健康状况良好的高龄冠心病患者应积极给予上述二级预防药物治疗；而对于身体情况较差、合并疾病多、预期寿命短的高龄冠心病患者须慎用上述治疗。因此，个体化治疗是管理高龄冠心病患者的重要原则。

一、改善生活方式和控制危险因素

1. 生活方式改变

健康的生活方式是冠心病二级预防的关键，同样适用于高龄冠心病患者。应鼓励患者戒烟、限制酒精摄入；合理调整饮食结构，减少脂肪摄入，适当补充优质蛋白质，多吃富含纤维的蔬菜和水果，合并高血压患者应适当减少钠盐摄入；适当控制体重；根据身体情况进行适当体育锻炼或体力活动；保持健康平衡的心理状态。

2. 控制心血管病危险因素

通过改善生活方式和必要的药物治疗控制心血管病危险因素，使患者血压、胆固醇和血糖控制在适当水平。对于一般身体情况良好的高龄患者建议血压<150/90 mmHg；糖

化血红蛋白不超过 8.0%；低密度脂蛋白胆固醇降低至 1.8 mmol/L 以下。对虚弱、预期寿命差的患者应个体化治疗。

二、药物治疗

合理使用有循证证据的二级预防药物是改善冠心病患者预后的重要措施。优化药物治疗包括抗血小板药物、他汀类调脂药、β受体阻滞剂、ACEI 或血管紧张素 Ⅱ 受体拮抗剂（ARB）。根据心功能情况酌情加用醛固酮受体拮抗剂。

1. 抗血小板治疗

抗血小板药物是冠心病患者二级预防的基本治疗，包括阿司匹林、P2Y12 ADP 受体拮抗剂及 GP Ⅱb/Ⅲa 受体拮抗剂。根据患者临床情况单独或阶段性（ACS、药物洗脱支架置入术后 1 年内）联合应用于冠心病患者。目前指南尚无稳定性冠心病患者根据年龄不同给予不同的抗血小板治疗的建议，高龄患者服用阿司匹林出血风险增加：可适当减量使用，如 75 mg 每天 1 次，加用质子泵抑制剂可减少消化道出血的发生。不能耐受阿司匹林者可用氯吡格雷替代，给予 75 mg 每天 1 次。不建议替格瑞洛用于高龄老年冠心病患者的二级预防；美国心脏学会/美国心脏病学学会（ACC/AHA）和欧洲心脏病学会（ESC）指南建议对于无禁忌证的 ACS 疑诊患者，不考虑年龄因素，开始起始剂量阿司匹林治疗。

2. 调脂治疗

高胆固醇血症是动脉粥样硬化性心血管疾病的重要危险因素，前瞻性研究结果显示，在各年龄段随着胆固醇水平的增加心血管病病死率增加，降低总胆固醇水平可降低心血管死亡风险。但 80～89 岁的患者，总胆固醇每降低 1 mmol/L 所对应的心血管风险降低程度仅是 40～49 岁患者的一半。目前尚无针对 80 岁以上冠心病患者降脂治疗对预后影响的前瞻性随机对照研究。因此建议：①已经接受他汀治疗的高龄冠心病患者，不必因为年龄的增长而停止治疗；②除非患有影响其预期寿命的其他疾病，应该使用中等强度他汀治疗；③对于单用他汀低密度脂蛋白胆固醇不能得到适当控制的患者可联合依折麦布治疗；PCSK9 抑制剂的应用在高龄人群中仍缺乏足够的依据。通常情况下他汀在高龄患者中应用是安全的，但应考虑到高龄患者合并多种疾病，常服用多种药物，须注意药物间相互作用。

3. β受体阻滞剂

高龄冠心病患者若无禁忌证，同样应长期使用β受体阻滞剂进行二级预防；但高龄患者常合并心动过缓、低血压、心力衰竭、慢性阻塞性肺病、支气管哮喘等情况，应谨慎评估后再加用β受体阻滞剂；且应从小剂量开始，逐渐调整至目标剂量。

4. ACEI/ARB/醛固酮受体拮抗剂

推荐在无禁忌证的高龄心绞痛、心肌梗死（尤其是前壁心服梗死）患者使用 ACEI，应早期用药，从小剂量开始，逐渐递增到目标剂量，强调长期应用；在不能耐受 ACEI 的患者，可换用 ARB 治疗。ACEI/ARB 禁用于低血压、高血钾、严重肾功能不全、双侧肾动脉狭窄、孤立肾伴单侧肾动脉狭窄及对本类药物过敏的患者。醛固酮受体拮抗剂可用于已接受 β 受体阻滞剂和 ACEI/ARB 治疗的合并左心室功能障碍、心力衰竭或糖尿病的心肌梗死后患者，但血肌酐升高（男性 221.0 mmol/L，女性176.8 mmol/L）或血钾升高于 5.0 mmol/L 者禁用。应用时须注意监测血钾。

5. 钙离子拮抗剂

钙离子拮抗剂对冠心病二级预防的资料相时缺乏，目前多数指南并不主张钙离子拮抗剂作为冠心病二级预防的首选用药，主要用于常规冠心病二级预防药物不能使血压达标的高龄冠心病合并高血压患者。

6. 硝酸酯类药物

硝酸酯类药物主要用于治疗或预防各种类型的心绞痛。高龄患者机体调节和代偿功能减退，个别患者对硝酸酯类药物过度敏感，小剂量可引起体位性低血压、晕厥和心动过速，应当引起重视。

7. 改善代谢药物

有研究报道，曲美他嗪通过抑制脂肪酸代谢，促进葡萄糖有氧代谢途径，改善心肌细胞代谢，提高运动耐量，可应用于高龄稳定性冠心病患者。

8. 中成药物

已有研究结果示，中成药物注射用丹参多酚酸盐、通心络、麝香保心丸、复方丹参滴丸、精制冠心片、血脂康等在稳定性冠心病患者中有较好疗效。其对高龄患者长期预后的疗效仍待更广泛的证据。

第五节　高龄冠心病患者的合理用药

高龄患者多病共患、多重用药现象普遍存在。同时多存在与年龄相关的药代动力学、药效学改变，各器官、系统功能下降和心理问题，用药的不安全因素较多，更易引发药物不良反应和药源性疾病。

合理用药是降低药物不良反应危害的重要前提。高龄患者用药应遵循：个体化、优先治疗、用药简单、适当减量和合理联合等原则。二级预防需在临床实践指南指导基础上，结合老年综合评估的结果，筛查潜在不适当用药，评估获益/风险，制定高度个体化合理用药方案。

一、老年综合评估在合理用药中的重要作用

对于患有多种慢性疾病，同时存在多种老年问题或老年综合征（如跌倒、尿失禁等），伴有不同程度的功能损害的高龄患者，通过老年综合评估，多层面、多学科评价其躯体健康、功能状态、心理健康和社会环境状况，并制定有效的预防、保健、治疗、

康复和护理计划，有助于促进高龄患者各种功能状态的改善，提高生命质量和健康期望寿命。

高龄冠心病患者，常存在 5 种以上多重用药现象，可通过综合评估，合理化使用药物，进一步完善治疗。包括：①优先治疗，通过评估，结合预后及期望寿命，找出最优先治疗的疾病，根据临床实践指南合理用药；②优化药物，纠正药物过度使用或剂量不足导致的治疗效果不佳等情况；③平衡利弊，合理配伍，避免药物与疾病、药物与药物的相互作用等；④患者依从，凡是未按医嘱用药、耐受性差、疗效不确切的药物一律停止使用。

二、高龄冠心病患者潜在不适当用药筛查

潜在不适当用药是指在用药过程中，出现药物相关不良事件（如骨折、高钾血症、嗜睡和认知损害等）高于药物带来的临床获益。主要体现在药物的适应证不合理、不合理的联合用药和不合理的用法、用量。高龄患者多重用药现象普遍，潜在不适当用药发生率高，是高龄患者住院率、死亡率增加的重要原因。为预防潜在不适当用药及其所导致的药物相关不良事件，多个国家已经颁布了老年人潜在不适当用药评估标准，如 Beers 标准、STOPP/START 标准等，用于规范临床医师用药，避免遗漏重要药物。我国也建立了老年人潜在不适当用药目录，临床医师可参考药物相关的老年人潜在不适当用药目录老年人疾病状态下潜在不适当用药初级判断标准。推荐高龄冠心病多重用药患者，对照目录进行潜在不适当用药初步筛查，避免使用高风险药物，必要时在药师指导下进行合理用药指导。

三、精准医疗在合理用药中的应用前景

个体的遗传性状影响某些药物的反应性，以基因为导向的精准医疗，对疾病易感性评估，临床个体化、合理化用药具有指导意义。高龄老年冠心病患者常合并房颤、高脂血症等疾病，联合用药相关风险较高，已有研究证实 CYP2C9 和 VKORC1 基因多态性与华法林出血不良反应、CYP2C19 基因多态性与氯吡格雷反应、SLCI1B1 基因多态性与他汀诱导肌肉不良反应相关。有选择地进行基因多态性监测，有助于精准评估个体情况，合理选择药物，但不推荐常规应用。

（陈　驰　程　标）

第八章

老年新型冠状病毒肺炎合并高血压的诊疗策略

如今，人口老龄化已经成为全球范围内一个重大的社会问题，我国亦是如此。据统计，至 2017 年末，我国>65 周岁人口达 15831 万人，占总人口的 11.4％。为了积极应对人口变化带来的挑战，我国卫生行业遵循"健康老龄化"的原则，倡导从"以疾病治疗为中心"转变为"以人民健康为中心"，坚决贯彻"预防为主"的理念，旨在进一步推进卫生和健康事业的发展。

在老年慢性疾病人群中，高血压是最常见的慢性病之一。我国半数以上的老年人患有高血压，而在>80 岁的高龄人群中，高血压的患病率甚至接近 90％，该病是罹患脑卒中、心肌梗死乃至造成心血管死亡的首要危险因素。近年来，我国高血压防控事业取得了令人瞩目的成绩，2015 年统计显示，老年高血压控制率为 18.2％，较 2002年的 7.6％有了显著提升。但是，这一控制率与"健康老龄化"的要求仍有较大差距。老年人是一个独特的群体，高血压的预防、诊断、评估和治疗策略与一般人群显著不同，老年高血压防控仍然任重而道远。

第一节　高血压的定义与分级

高血压定义 2018 欧洲指南及 2018 中国指南高血压的定义没有改变，即诊室血压≥140/90 mmHg 时诊断为高血压。而美国指南相对积极地将高血压定义为诊室血压≥130/80 mmHg，其依据来源主要是流行病学的数据中得到血压从 115/75 mmHg 开始，每上升 20/10 mmHg，心血管疾病（含脑卒中）风险加倍，在美国指南中的体现就是高血压 1 级到高血压 2 级风险加倍；同时 SPRINT 研究的结果也对美国指南高血压定义产生了影响。但是在 SPRINT 研究中，强化降压（目标<120/80 mmHg）和常规降压组（<140/90 mmHg）相比，高血压最主要的并发症脑卒中未明显减少。随后公布的欧洲高血压指南及中国高血压指南并未采取 130/80 mmHg 作为血压定义标准（表 8-1）。

三个指南对于家庭自测血压及动态血压与诊室血压数值间的对应关系高度一致，但由于其诊室血压的诊断标准不同，24 h 动态血压监测（ABPM）和家庭血压监测（HBPM）的诊断标准也有相应的差别。中国和欧洲指南中，ABPM 的高血压诊断标准为：平均收缩压/舒张压 24 h≥130/80 mmHg；白天≥135/85 mmHg，夜间≥120/70 mmHg；HBPM 的高血压诊断标准为≥135/85 mmHg，与诊室血压的 140/90 mmHg 对应。

表 8-1　三大血压指南对高血压的分层

SBP（mmHg）	DBP（mmHg）	中国指南	欧洲指南	美国指南
<120 和	<80	正常血压	理想	正常
120～129 和	<80	N/A	N/A	升高
120～129 和/或	80～84		正常	N/A
130～139 和/或	85～89	正常高值	正常高值	N/A
130～139 和/或	80～89	N/A	N/A	高血压 1 级
≥140 和/或	≥90	高血压	N/A	高血压 2 级
140～159 和/或	90～99	1 级高血压（轻度）	1 级高血压	N/A
160～179 和/或	100～109	2 级高血压（中度）	2 级高血压	N/A
≥180 和/或	≥110	3 级高血压（重度）	3 级高血压	N/A
≥140 和	<90	单纯收缩期高血压	单纯收缩期高血压	N/A

SBP：收缩压 DBP：舒张压

第二节　老年高血压的特点

随年龄增长，大动脉弹性下降，动脉僵硬度增加；压力感受器反射敏感性和 β 肾上腺素能系统反应性降低；肾脏维持离子平衡能力下降。老年人血压神经－体液调节能力下降，表现为容量负荷增多和血管外周阻力增加。

老年高血压患者常见 SBP 升高和脉压增大。我国人群统计，老年单纯收缩期高血压患病率为 21.5%，占老年高血压总人数的 53.21%。随年龄增长，钙化性瓣膜病发生率增高，超声心动图可明确诊断。严重主动脉瓣狭窄者不能过度降压，以免影响重要器官的血供；若脉压过大，SBP 明显升高且 DBP 水平<50 mmHg，应注意合并主动脉瓣关闭不全的可能性。

由于血压调节能力下降，老年人的血压水平容易受各种因素如体位、进餐、情绪、季节或温度等影响，称为异常血压波动。最常见为体位性低血压、餐后低血压和血压昼夜节律异常等。

高龄老年高血压患者常伴有多种危险因素和相关疾病，合并糖尿病、高脂血症、冠心病、肾功能不全和脑血管病的检出率分别为 39.8%、51.6%、52.7%、19.9% 和 48.4%。

老年高血压患者伴有严重动脉硬化时，可出现袖带加压时难以压缩肱动脉，所测血压值高于动脉内测压值的现象，称为假性高血压。通过无创中心动脉压检测可获得相对较为准确的血压值。假性高血压发生率随年龄增长而增高。当 SBP 测量值异常升高但未合并相关靶器官损害或药物降压治疗后即出现低血压症状时，应考虑假性高血压可能。假性高血压可导致过度降压治疗，SBP 过低在高龄患者可能引起跌倒、衰弱等不良预后的增加。

第三节　诊断和评估

老年高血压的诊断性评估包括以下内容：①确定血压水平；②了解心血管危险因素；③明确引起血压升高的可逆和（或）可治疗的因素，如：有无继发性高血压；④评估靶器官损害和相关临床情况，判断可能影响预后的合并疾病。通过上述评估，有助于指导老年高血压患者的治疗。

一、高血压危险分层

尽管血压水平是影响心血管事件发生和预后的重要因素，但并非唯一因素。因此，需要全面、整体地评估老年高血压患者的心血管危险（表 8-1）。

1. 危险因素评估

包括血压水平（1～3 级）、吸烟或被动吸烟、血脂异常（总胆固醇≥5.2 mmol/L 或低密度脂蛋白胆固醇≥3.4 mmol/L 或高密度脂蛋白胆固醇<1.0 mmol/L）、糖耐量受损（餐后 2 h 血糖 7.8～11.0 mmol/L）和（或）空腹血糖异常（6.1～6.9 mmol/L）、腹型肥胖（腰围：男性≥90 cm，女性≥85 cm）或肥胖（体重指数≥28 kg/m²），早发心血管病家族史（一级亲属发病年龄<50 岁）等，其中高血压是目前最重要的心血管危险因素；而高钠、低钾膳食，超重和肥胖，饮酒，精神紧张以及缺乏体力活动等又是高血压发病的重要危险因素。还需强调，老年本身就是心血管病和高血压的危险因素。无论是初诊还是正在治疗随访期间的高血压患者，均应进行危险因素的定期评估。

2. 靶器官损害筛查

采用相对简便、花费较少、易于推广的检查手段，在高血压患者中检出无症状性亚临床靶器官损害是高血压诊断评估的重要内容。包括左心室肥厚（室间隔或左室后壁厚度≥11 mm 或左心室质量指数男性≥115 g/m²，女性≥95 g/m²），颈动脉内膜中层厚度增厚（≥0.9 mm）或斑块，颈动脉－股动脉脉搏波传导速度≥12 m/s，踝/臂指数<0.9，估算肾小球滤过率（eGFR）降低 [30～59 ml/（min・1.73 m²）] 或血清肌酐轻度升高（男 115～133 μmol/L，女性 107～124 μmol/L），微量白蛋白尿（30～300 mg/24 h 或白蛋白/肌酐比值 30～300 mg/g）。一个患者可以存在多个靶器官损害。

3. 伴发的相关临床疾病

这些伴发疾病包括：心脏疾病（心肌梗死、心绞痛、冠脉血运重建、充血性心力衰竭）、脑血管疾病（缺血性卒中、脑出血、短暂性脑缺血发作）、糖尿病、肾脏疾病（糖尿病肾病、肾功能受损）以及外周血管疾病。

表 8-2 影响高血压患者预后的因素

心血管疾病的危险因素	靶器官损害（TOD）	糖尿病	并存的临床情况（ACC）
收缩压和舒张压的水平 （1～3 级） 男性＞55 岁 女性＞65 岁 吸烟 血脂异常 　总胆固醇＞5.7 mmol/L 　或低密度脂蛋白胆固醇 　＞3.6 mmol/L 　或高密度脂蛋白胆固醇 　＜1.0 mmol/L 早发心血管病家族史 　一级亲属 50 岁前心血管 病史 腹型肥胖或肥胖 　腹型肥胖腰围男性≥ 85 cm，女性≥80 cm 　肥胖 BMI≥28 缺乏体力活动 高敏 C 反应蛋白≥3 mg/L 或 C 反应蛋白≥10 mg/L	左心室肥厚 　心电图 　超声心动图：LVMI 或 X 线片 动脉壁增厚 　颈动脉内膜中层厚度 （IMT）＞0.9 mm 或动 脉粥样硬化性斑块的超 声表现 血清肌酐轻度升高 　男性 115～133 mmol/L 　女性 107～124 mmol/L 微量白蛋白尿 　尿白蛋白 30～300 mg/ 24 h 　白蛋白/肌酐比： 　男性≥22 mg/g 　女性≥31 mg/g	空腹血糖 　≥7.0 mmol/L 餐后血糖 　≥11.1mmol/L	脑血管病 　脑缺血性卒中 　脑出血 　短暂性脑缺血发作 心脏疾病 　心肌梗死 　心绞痛 　冠状动脉血运重建 　充血性心力衰竭 肾脏疾病 　糖尿病肾病 　肾功能受损（血清肌 酐） 　男性＞133 μmol/L 　女性＞124 μmol/L 　蛋白尿＞300 mg/24 h 外周血管疾病 视网膜病变：出血或渗 出，视乳头水肿

4. 危险分层

对老年高血压患者进行评估整体危险度，有助于确定降压治疗时机、优化治疗方案以及心血管风险综合管理。因老年本身即是一种危险因素，故老年高血压患者至少属于心血管病的中危人群（表 8-2）。

表 8-3 老年高血压患者的危险分层

其他危险因素和病史	血压水平		
	1 级	2 级	3 级
1～2 个危险因素	中危	中危	很高危
≥3 个危险因素或靶器官损害或糖尿病	高危	高危	很高危
并存临床情况	很高危	很高危	很高危

第四节 新型冠状病毒肺炎期间一般老年群体的血压管理

降压治疗的目的是延缓高血压所致心血管疾病进程，最大限度降低心血管疾病发病率和死亡率，改善生活质量，延长寿命。老年高血压降压治疗应强调收缩压达标，在能耐受的前提下，逐步使血压达标。在启动降压治疗后，需注意监测血压变化，避免降压过快带来的不良反应。在追求降压达标的同时，针对所有可逆性心血管危险因素（如吸烟、血脂异常或肥胖、血糖代谢异常或尿酸升高等）干预处理，并同时关注和治疗相关靶器官损害及临床疾病。大多数患者需长期甚至终生坚持治疗。

一、起始药物治疗的血压值和降压目标值

三大指南对于降压目标值都分人群进行了描述，特别是欧洲指南更能体现人群差别：推荐所有患者的第一个降压目标为<140/90 mmHg，包括老年人，推荐等级为 I A；如耐受降压治疗，大部分患者可降至 130/80 mmHg，甚至更低；所有高血压患者均可考虑舒张压降至<80 mmHg。对于<65 岁的患者，推荐收缩压目标是 120～129 mmHg，对于≥65 岁的患者，推荐收缩压目标是<130～139 mmHg，及随着患者的年龄增加，推荐的目标值有所上升。推荐糖尿病患者的收缩压目标为 130 mmHg 或更低，但前提是患者耐受，另外需密切监测不良事件；CKD 患者的目标收缩压是<130～139 mmHg；脑卒中/TIA 后患者的目标血压是<120～129 mmHg。中国指南中降压目标值的描述与欧洲指南相似（表8-4）。此外，对于老年或高龄人群的高血压管理，该类患者心血管风险更高，更能从严格的血压管理中获益（表8-5）。

表 8-4　欧洲指南高血压患者降压治疗诊室血压的靶目标推荐

推荐	推荐级别	证据水平
一般人群降压治疗第一目标是<140/90 mmHg	I	A
如果能够耐受，大多数患者应该将血压降低到 130/80 mmHg 或更低	I	A
所有患者舒张压的目标值应为<80 mmHg	II a	B
<65 岁推荐收缩压目标值 120～129 mmHg	I	A
≥65 岁推荐收缩压目标值 130～139 mmHg	I	A*
糖尿病患者推荐收缩压目标值 130 mmHg 或更低**	I	A
冠心病患者推荐收缩压目标值 30 mmHg 或更低**	I	A
慢性肾病患者推荐收缩压目标值 130～139 mmHg	I	A
脑卒中后或 TIA 患者可以考虑收缩压目标值 120～129 mmHg	II a	B

＊密切监测不良反应；＊＊如果可以耐受

表 8-5　推荐老年患者起始药物治疗的血压值和降压目标值

推荐	推荐类别	证据水平
年龄≥65 岁，血压≥140/90 mmHg，在生活方式干预的同时启动降压药物治疗，将血压降至<140/90 mmHg	I 类	A 级
年龄≥80 岁，血压≥150/90 mmHg，即启动降压药物治疗，首先应将血压降至<150/90 mmHg，若耐受性良好，则进一步将血压降至<140/90 mmHg	II a 类	B 级
经评估确定为衰弱的高龄高血压患者，血压≥160/90 mmHg，应考虑启动降压药物治疗，收缩压控制目标为<150 mmHg，但尽量不低于 130 mmHg	II a 类	C 级
如果患者对降压治疗耐受性良好，不应停止降压治疗	III 类	A 级

二、非药物治疗

非药物治疗是降压治疗的基本措施，无论是否选择药物治疗，都要保持良好的生活方式，主要包括：健康饮食、规律运动、戒烟限酒、保持理想体质量、改善睡眠和注意保暖。

（一）健康饮食

减少钠盐摄入，增加富钾食物摄入，有助于降低血压。WHO建议每日摄盐量应<6 g，老年高血压患者应适度限盐。鼓励老年人摄入多种新鲜蔬菜、水果、鱼类、豆制品、粗粮、脱脂奶及其他富含钾、钙、膳食纤维、多不饱和脂肪酸的食物。

（二）规律运动

老年高血压及高血压前期患者进行合理的有氧锻炼可有效降低血压；建议老年人进行适当的规律运动，每周不少于5 d、每天不低于30 min的有氧体育锻炼，如步行、慢跑和游泳等。不推荐老年人剧烈运动。

（三）戒烟限酒

戒烟可降低心血管疾病和肺部疾患风险。老年人应限制酒精摄入，男性每日饮用酒精量应<25 g，女性每日饮用酒精量应<15 g。白酒、葡萄酒（或米酒）或啤酒饮用量应分别<50、100、300 ml。

（四）保持理想体重

超重或肥胖的老年高血压患者可适当控制能量摄入和增加体力活动。维持理想体重（体重指数20.0～23.9 kg/m²）、纠正腹型肥胖（男性腹围≥90 cm，女性腹围≥85 cm）有利于控制血压，减少心血管病发病风险，但老年人应注意避免过快、过度减重。

（五）改善睡眠

睡眠的时程、质量与血压的升高和心血管疾病发生风险有关。保证充足睡眠并改善睡眠质量对提高生活质量、控制血压和减少心脑血管疾病并发症有重要意义。

（六）注意保暖

血压往往随着季节的变化而变化。老年人对寒冷的适应能力和对血压的调控能力差，常出现季节性血压波动现象。应保持室内温暖，经常通风换气；骤冷和大风低温时减少外出；适量增添衣物，避免血压大幅波动。

三、药物治疗

（一）老年人降压药物应用的基本原则

老年高血压患者药物治疗应遵循以下几项原则。①小剂量：初始治疗时通常采用较小的有效治疗剂量，并根据需要，逐步增加剂量；②长效：尽可能使用1次/天、

24 h持续降压作用的长效药物，有效控制夜间和清晨血压；③联合：若单药治疗疗效不满意，可采用两种或多种低剂量降压药物联合治疗以增加降压效果，单片复方制剂有助于提高患者的依从性；④适度：大多数老年患者需要联合降压治疗，包括起始阶段，但不推荐衰弱老年人和≥80岁高龄老年人初始联合治疗；⑤个体化：根据患者具体情况、耐受性、个人意愿和经济承受能力，选择适合患者的降压药物。

（二）常用降压药物的种类和作用特点

常用降压药物包括：钙通道阻滞剂（CCB）、血管紧张素转换酶抑制剂（ACEI）。血管紧张素受体阻滞剂（ARB）、利尿剂、β受体阻滞剂。其他种类降压药有时亦可应用于某些特定人群（表8-6）。

表 8-6　常用的各种降压药

分类	药物	每日剂量（mg/d）	每日服药次数	注意事项
噻嗪类利尿剂	氢氯噻嗪	6.25～25.00	1	监测钠、钾、尿酸和钙浓度
	吲达帕胺	0.625～2.500	1	有痛风病史者慎用，除非已接受降尿酸治疗
祥利尿剂	布美他尼	0.5～4.0	2	合并症状性心力衰竭优选祥利尿剂
	呋塞米	20～80	1～2	CKD 3～4 期患者优选祥利尿剂
	托拉塞米	5～10	1	
保钾利尿剂	阿米洛利	5～10	1～2	单用降压效果不明显
	氨苯喋啶	25～100	1	CKD 5 期患者避免应用
醛固酮受体拮抗剂	依普利酮	50～100	1～2	螺内酯较依普利酮增加男性乳腺增生和 ED 风险
	螺内酯	20～60	1～3	血钾升高，避免联合应用补钾、保钾药 CKD3～4 期患者避免应用
CCB（二氢吡啶）	苯磺酸氨氯地平	2.5～10.0	1	无绝对禁忌证
	马来酸左旋氨氯地平	1.25～5.00	1	剂量相关的踝部水肿、颜面潮红、便秘，女性多见于男性
	苯磺酸左旋氨氯地平	1.25～5.00	1	左旋氨氯地平踝部水肿等副作用相对少
	非洛地平	2.5～10.0	1	
	乐卡地平	10～20	1	
	硝苯地平缓释	10～80	2	
	硝苯地平控释	30～60	1	
	西尼地平	5～10	1	
	拉西地平	4～8	1	
	贝尼地平	4～8	1	
CCB（非二氢吡啶）	地尔硫䓬	90～180	2～3	避免与 β 受体阻滞剂常规合用，会增加心动过缓和传导阻滞
	地尔硫䓬缓释	90～360	1～2	不用于收缩性心力衰竭
	维拉帕米缓释	120～240	1～2	
ACEI	贝那普利	5～40	1～2	ACEI 不宜与 ARB 合用
	卡托普利	25～300	2～3	合并 CKD 患者或使用补钾或保钾药物者增加高钾血症风险
	依那普利	2.5～40.0	1～2	严重双侧肾动脉狭窄患者增加急性肾衰风险
	福辛普利	10～40	1	服用 ACEI 发生血管性水肿病史的患者禁用
	赖诺普利	2.5～40.0	1	血肌酐水平＞265 μmol/L 者禁用
	咪哒普利	2.5～10.0	1	
	培哚普利	4～8	1	
	雷米普利	1.25～20.00	1	
ARB	坎地沙坦	4～32	1	适应证与禁忌证同 ACEI
	厄贝沙坦	150～300	1	ACEI 不宜与 ARB 合用
	氯沙坦	25～100	1	因干咳而不能耐受 ACEI 者可换用 ARB
	奥美沙坦	20～40	1	
	替米沙坦	20～80	1	
	缬沙坦	80～160	1	
	阿利沙坦	240	1	
β受体阻滞剂—心脏选择性	阿替洛尔	12.5～50.0	1～2	有气道痉挛性疾病患者禁用，必须应用时应选高选择 $β_1$ 受体阻滞剂
	比索洛尔	2.5～10.0	1	避免突然停药

分类	药物	每日剂量（mg/d）	每日服药次数	注意事项
β受体阻滞剂—α+β	酒石酸美托洛尔	25～100	2	
	琥珀酸美托洛尔	23.75～190.00	1	
	卡维地络	12.5～50.0	2	有气道痉挛性疾病患者禁用，必须应用时应选高选择 $β_1$ 受体阻滞剂
	阿罗洛尔	10～20	1～2	避免突然停药
	拉贝洛尔	200～600	2	
$α_1$ 受体阻滞剂	多沙唑嗪	1～16	1	可引起体位性低血压，尤其是老年人更易发生
	哌唑嗪	1～10	2～3	伴良性前列腺增生患者可作为二线用药
	特拉唑嗪	1～20	1～2	
中枢性降压药	可乐定	0.1～0.8	2～3	避免突然停药引起高血压危象
	甲基多巴	250～1000	2～3	
	利血平	0.05～0.25	1	
直接血管扩张药	肼屈嗪	25～100	2	大量可引起多毛症和狼疮综合征

CCB：钙通道阻滞剂；ACEI：血管紧张素转换酶抑制剂；ARB：血管紧张素受体阻滞剂；CKD：慢性肾脏病

CCB、ACEI、ARB、利尿剂及单片固定复方制剂，均可作为老年高血压降压治疗的初始用药或长期维持用药。根据患者的危险因素、亚临床靶器官损害以及合并临床疾病情况，优先选择某类降压药（表8-7）。老年群体降压药物的选择详见表8-8。

表8-7 特定情况下首选的药物

情况	药物
无症状靶器官损害	
LVH	ACEI、CCB、ARB
无症状动脉粥样硬化	ACEI、CCB、ARB
微量白蛋白尿	ACEI、ARB
轻度肾功能不全	ACEI、ARB
临床心血管事件	
既往心肌梗死	βB、ACEI、ARB
心绞痛	βB、CCB
心力衰竭	利尿剂、βB、ACEI、ARB、醛固酮受体拮抗剂
主动脉瘤	βB
房颤，预防	ACEI、ARB、βB、醛固酮拮抗剂
房颤，心室率控制	βB、非二氢吡啶类CCB
外周动脉疾病	ACEI、CCB、ARB
其他	
单纯收缩期高血压（老年人）	利尿剂、CCB
代谢综合征	ACEI、ARB、CCB
糖尿病	ACE I、ARB

LVH：左心室肥厚；ACEI：血管紧张素转换酶抑制剂；CCB：钙通道阻滞剂；ARB：血管紧张素受体阻滞剂；βB：β受体阻滞剂

表 8-8 老年高血压降压药物的选择

推荐	推荐类别	证据水平
推荐使用噻嗪类/袢利尿剂、CCB、ACEI 和 ARB 进行降压的起始和维持治疗	I 类	A 级
对于大多数高于靶目标值 20 mmHg 以上的老年患者，起始治疗可采用两药联合	I 类	A 级
如果两种药物联合治疗血压仍不能达标，推荐采用噻嗪类/袢利尿剂、CCB、ACEI 或 ARB 三种药物联合治疗，或使用单片复方制剂	I 类	A 级
≥80 岁的高龄患者和衰弱的老年患者，推荐初始降压采用小剂量单药治疗	I 类	A 级
不推荐两种 RAS 抑制剂联合	III 类	A 级

CCB：钙通道阻滞剂；ACEI：血管紧张素转换酶抑制剂；ARB：血管紧张素受体阻滞剂；RAS：肾素-血管紧张素系统

常用降压药物如下：

（1）利尿剂：主要是噻嗪类利尿剂，属于中效利尿剂。根据分子结构又可分为噻嗪型（如氢氯噻嗪）和噻嗪样利尿剂（如吲达帕胺）。保钾利尿剂属于弱效利尿剂，分为两类：一类为醛固酮受体拮抗剂，代表药物包括螺内酯和依普利酮。另一类作用不依赖醛固酮，代表药物包括氨苯蝶啶和阿米洛利。利尿剂尤其适合老年高血压、难治性高血压、心力衰竭合并高血压和盐敏感性高血压等患者。利尿剂单药治疗推荐使用小剂量，以避免不良反应发生。

（2）CCB：根据血管和心脏的亲和力及作用比将其分为二氢吡啶类 CCB 与非二氢吡啶类 CCB。不同制剂的二氢吡啶类 CCB 作用持续时间、血管选择性及药代动力学不同，其降压效果和不良反应存在一定差异。

（3）ACEI：各类 ACEI 制剂的作用机制大致相同。ACEI 具有良好的靶器官保护和心血管终点事件预防作用，尤其适用于伴慢性心力衰竭以及有心肌梗死病史的老年高血压患者。ACEI 对糖脂代谢无不良影响，可有效减少尿白蛋白排泄量，延缓肾脏病变进展，适用于合并糖尿病肾病、代谢综合征、慢性肾脏病（CKD）、蛋白尿或微量白蛋白尿的老年高血压患者。

（4）ARB：对于高血压伴心血管事件高风险患者，ARB 可以降低心血管死亡、心肌梗死、卒中或因心力衰竭住院等复合终点事件发生风险。ARB 可降低糖尿病或肾病患者的蛋白尿及微量白蛋白尿，尤其适用于伴左室肥厚、心力衰竭、糖尿病肾病、代谢综合征、微量白蛋白尿或蛋白尿患者以及不能耐受 ACEI 的患者。

（5）β受体阻滞剂：β受体阻滞剂适用于伴快速性心律失常、心绞痛、慢性心力衰竭的老年高血压患者。在与其他降压药物的比较研究中，对于降低卒中事件发生率，β受体阻滞剂并未显示出优势。因此，不建议老年单纯收缩期高血压患者和卒中患者首选β受体阻滞剂，除非有β受体阻滞剂使用的强适应证，如合并冠心病或心力衰竭。

（三）降压药物的联合应用

单药治疗血压未达标的老年高血压患者，可选择联合应用 2 种降压药物。初始联合治疗可采用低剂量联用方案，若血压控制不佳，可逐渐调整至标准剂量。联合用药时，药物的降压作用机制应具有互补性，并可互相抵消或减轻药物不良反应。如 ACEI 或 ARB 联合小剂量噻嗪类利尿剂。应避免联合应用作用机制相似的降压药物，如 ACEI 联合 ARB；但噻嗪类利尿剂或袢利尿剂和保钾利尿剂在特定情况下（如高血压合并心力衰竭）可以联合应用；二氢吡啶类 CCB 和非二氢吡啶类 CCB 亦如此。若需 3 药联合时，二氢吡啶类 CCB＋ACEI（或 ARB）＋噻嗪类利尿剂组成的联合方案最为常用。对于难治性高血压患者，可在上述 3 药联合基础上加用第 4 种药物，如醛固酮受体拮抗剂、β 受体阻滞剂或 α 受体阻滞剂。

单片复方制剂通常由不同作用机制的降压药组成。与自由联合降压治疗相比，其优点是使用方便，可增加老年患者的治疗依从性。目前我国上市的新型固定配比复方制剂主要包括：ACEI＋噻嗪类利尿剂、ARB＋噻嗪类利尿剂、二氢吡啶类 CCB＋ARB、二氢吡啶类 CCB＋β 受体阻滞剂、噻嗪类利尿剂＋保钾利尿剂等。

（四）降压治疗后的随访

适当的随访和监测可以评估治疗依从性和治疗反应，有助于血压达标，并发现不良反应和靶器官损害。启动新药或调药治疗后，需要每月随访评价依从性和治疗反应，直到降压达标。随访内容包括血压值达标情况、是否发生过体位性低血压、是否有药物不良反应、治疗的依从性、生活方式改变情况、是否需要调整降压药物剂量，实验室检查包括电解质、肾功能情况和其他靶器官损害情况。启动降压药物治疗后，家庭测量血压的应用，团队照顾以及恰当的远程医疗均有助于改善老年患者的血压达标率。

第五节　特殊老年群体及合并新型冠状病毒肺炎群体的降压治疗

一、高龄老年高血压

高血压患者年龄≥80 岁，称为高龄老年高血压。此类患者的降压治疗以维持老年人器官功能、提高生活质量和降低总死亡率为目标，采取分层次、分阶段的治疗方案。降压药物的选择应遵循以下原则：①小剂量单药作为初始治疗；②选择平稳、有效、安全、不良反应少、服药简单、依从性好的降压药物，如利尿剂、长效 CCB、ACEI 或 ARB；③若单药治疗血压不达标，推荐低剂量联合用药；④应警惕多重用药带来的风险和药物不良反应；⑤治疗过程中，应密切监测血压（包括立位血压）并评估耐受性，若出现低灌注症状，应考虑降低治疗强度。

高龄老年高血压患者采用分阶段降压，血压≥150/90 mmHg，即启动降压药物治疗，首先将血压降至＜150/90 mmHg，若能耐受，收缩压可进一步降至 140 mmHg 以下。

二、老年高血压合并其他基础疾病

(一) 高血压合并脑血管病治疗推荐

详见表 8-9。

表 8-9　老年高血压合并脑血管病的降压治疗推荐

推荐	推荐类别	证据水平
对于急性脑出血的患者，应将收缩压控制在<180 mmHg	Ⅱa 类	B 级
急性缺血性卒中的患者，应将收缩压控制在<200 mmHg	Ⅱa 类	C 级
既往长期接受降压药物治疗的急性缺血性脑卒中或短暂性脑缺血发作患者，为预防卒中复发和其他血管事件，推荐发病后数日恢复降压治疗	Ⅰ 类	A 级
既往缺血性卒中或短暂性脑缺血发作患者，应根据患者具体情况确定降压目标。一般认为应将血压控制在 140/90 mmHg 以下	Ⅱa 类	B 级
既往缺血性卒中高龄患者血压应控制在 150/90 mmHg 以下	Ⅱa 类	C 级

(二) 高血压合并冠心病

高血压合并冠心病的患者宜采取个体化、分级达标治疗策略。降压药物从小剂量开始，逐渐增加剂量或种类，使血压平稳达标，若出现降压治疗相关的心绞痛症状，应减少降压药物剂量并寻找可能诱因。治疗推荐详见表 8-10。

表 8-10　老年高血压合并冠心病的降压治疗推荐

推荐	推荐类别	证据水平
对于<80 岁者，血压控制目标为<140/90 mmHg	Ⅰ 类	A 级
若一般状况好、能耐受降压治疗，尤其伴既往心肌梗死者，可降至<130/80 mmHg	Ⅱa 类	B 级
对于≥80 岁者，血压控制目标为<150/90 mmHg，如耐受性良好，可进一步降至 140/90 mmHg 以下	Ⅱa 类	B 级
对于脉压增大（≥60 mmHg）者强调 SBP 达标。DBP<60 mmHg 时，需在密切监测下逐步降至目标 SBP	Ⅱa 类	C 级

SBP：收缩压；DBP：舒张压

对于伴稳定型心绞痛和（或）既往心肌梗死病史者，初始降压治疗首选 β 受体阻滞剂和 RAS 抑制剂。血压难以控制且心绞痛持续存在时，可加用长效二氢吡啶类 CCB；若无心绞痛持续存在，可选择二氢吡啶类 CCB、噻嗪类利尿剂和（或）醛固酮受体拮抗剂。对于患变异型心绞痛者，首选 CCB。对于伴稳定型心绞痛者，如无心肌梗死和心力衰竭病史，长效二氢吡啶类 CCB 也可作为初始治疗药物。合并 ACS 者，若无禁忌，起始降压治疗应包括 β 受体阻滞剂和 RAS 抑制剂。若存在严重高血压或持续性心肌缺血，可选择静脉 β 受体阻滞剂（如艾司洛尔等）。若血压难以控制或 β 受体阻滞剂存在禁忌，可选择长效二氢吡啶类 CCB；伴心力衰竭或肺淤血证据时，不宜给予非二氢吡啶类 CCB。硝酸酯类药物可用于控制血压，能够缓解心肌缺血和肺淤血症状。

如伴心肌梗死、心力衰竭或糖尿病且血压控制欠佳，可加用醛固酮受体拮抗剂。

（三）高血压合并心力衰竭

心力衰竭是高血压较为常见的并存临床疾病。无论射血分数如何，合理控制血压均有助于缓解心力衰竭症状、延缓心功能进一步恶化。治疗推荐详见表8-11。

表8-11 老年高血压合并心力衰竭的降压治疗推荐

推荐	推荐类别	证据水平
合并心力衰竭的老年高血压患者应首先将血压控制在<140/90 mmHg，若能耐受，	Ⅱa类	B级
进一步降至<130/80 mmHg		
若无禁忌证，ACEI或ARB、醛固酮受体拮抗剂、利尿剂、β受体阻滞剂、血管紧张素受体	Ⅰ类	A级
脑啡肽酶抑制剂（ARNI）均可作为治疗的选择		
对于心力衰竭患者，不推荐应用非二氢吡啶类CCB	Ⅲ类	C级

ACEI：血管紧张素转换酶抑制剂；ARB：血管紧张素受体阻滞剂；ARNI：脑啡肽酶抑制剂；CCB：钙通道阻滞剂

（四）高血压合并CKD

老年CKD患者高血压患病率随年龄增长而逐渐增加，而血压控制率却逐渐下降。积极控制血压是有效减少老年CKD患者发生心血管事件和死亡的重要手段之一。既往指南推荐，CKD尤其是合并尿白蛋白的患者，目标血压相对较低；而欧洲指南指出，与伴发其他并发症的高血压患者相比，CKD患者收缩压目标值较高，为130~139 mmHg，这是因为荟萃分析显示，CKD患者降压治疗能够降低全因死亡率，而降低尿白蛋白水平一直被认为是治疗的靶标。荟萃分析提示，尿白蛋白>1 g/d的非糖尿病CKD患者收缩压为110~119 mmHg时，患者的CKD进展最慢；相反，尿白蛋白<1 g/d的CKD患者收缩压<140 mmHg时，CKD进展风险最低（非心血管风险）。目前，CKD患者降压目标值的证据比较复杂，我国老年高血压治疗推荐详见表8-12。降压药物的选择详见表8-13。

表8-12 高血压合并慢性肾脏病的降压治疗推荐

推荐	推荐类别	证据水平
对于老年CKD患者，推荐血压降至<140/90 mmHg	Ⅰ类	A级
对于尿白蛋白30~300 mg/d或更高者，推荐血压降至<130/80 mmHg	Ⅰ类	C级
血液透析患者透析前收缩压应<160 mmHg；老年腹膜透析患者血压控制目标可放宽至<150/90 mmHg	Ⅱa类	C级

CKD：慢性肾脏病

表 8-13 老年高血压合并慢性肾脏病患者的降压药物推荐

推荐	推荐类别	证据水平
CKD 患者首选 ACEI 或 ARB，尤其对合并蛋白尿患者	Ⅰ类	A 级
应用 ACEI 或 ARB，可以从小剂量开始，对于高血压合并糖尿病肾病者，用至可耐受最大剂量	Ⅱb类	C 级
CKD 3～4 期的患者使用 ACEI 或 ARB 时，初始剂量可减半，严密监测血钾和血肌酐水平以及 eGFR，并及时调整药物剂量和剂型	Ⅱa类	C 级
不推荐 ACEI/ARB 合用	Ⅲ类	A 级
对于有明显肾功能异常及盐敏感性高血压患者，推荐应用 CCB	Ⅰ类	C 级
容量负荷过重的 CKD 患者，CKD 4～5 期患者推荐应用袢利尿剂（如呋塞米）	Ⅰ类	C 级
α/β 受体阻滞剂可以考虑用于难治性高血压患者的联合降压治疗	Ⅱb类	C 级

CKD：慢性肾脏病；ACEI：血管紧张素转换酶抑制剂；ARB：血管紧张素受体阻滞剂；CCB：钙通道阻滞剂

（五）高血压合并糖尿病

高血压和糖尿病均为心脑血管疾病的独立危险因素。二者并存时可显著增加心脑血管疾病的风险。老年糖尿病患者更易合并高血压，而降压治疗可有效降低糖尿病患者的动脉粥样硬化性心血管事件、心力衰竭及微血管并发症发生率。糖尿病患者的降压目标一直存在争议，2018 年欧洲高血压指南同样两步推荐，即首选达到<140/80 mmHg，若患者可以耐受，进一步使收缩压降至 120～130 mmHg，舒张压降至 70～80 mmHg。既往指南推荐，与一般的高血压患者相比，糖尿病患者舒张压目标更低，而 2018 美国高血压指南推荐糖尿病患者与一般高血压患者一致，目标均为 70～80 mmHg。对于收缩压的管理，ACCORD 研究提示在高血压合并糖尿病患者中，收缩压控制过于严格（<120 mmHg）并不能降低致死性及非致死性心血管事件发生率。因此，应对老年糖尿病患者进行综合评估（共病、认知及功能评价）。治疗推荐详见表 8-14。降压药物的选择详见表 8-15。

表 8-14 老年高血压合并糖尿病的降压治疗推荐

推荐	推荐类别	证据水平
对于老年糖尿病患者，推荐血压控制在<140/90 mmHg，若能耐受，进一步降低至<130/80 mmHg	Ⅰ类	A 级
推荐舒张压尽量不低于 70 mmHg	Ⅰ类	C 级

表 8-15 老年高血压合并糖尿病患者的降压药物选择

推荐	推荐类别	证据水平
高血压合并糖尿病患者首选 ACEI/ARB，ACEI 不能耐受时考虑 ARB 替代	Ⅰ类	A 级
若存在糖尿病肾脏损害，特别是 UACR＞300 mg/g 或者 eGFR＜60 ml/（min·1.73 m²）者，推荐使用 ACEI/ARB，或成为联合用药的一部分	Ⅰ类	A 级

续表

推荐	推荐类别	证据水平
对于糖尿病患者，推荐二氢吡啶类 CCB 与 ACEI 或 ARB 联合应用	Ⅰ类	B级
糖尿病患者 eGFR<30 ml/（min·1.73 m²）时可选用袢利尿剂	Ⅱb类	C级
糖尿病患者慎用大剂量利尿剂	Ⅲ类	C级
糖尿病患者可选用小剂量、高选择性 β_1 受体阻滞剂与 ACEI 或 ARB 联合治疗	Ⅱb类	C级
糖尿病患者慎用 β 受体阻滞剂与利尿剂联合应用	Ⅲ类	C级
老年前列腺肥大患者可考虑应用 α 受体阻滞剂，但要警惕体位性低血压的风险	Ⅱb类	C级

ACEI：血管紧张素转换酶抑制剂；ARB：血管紧张素受体阻滞剂；UACR：尿白蛋白/肌酐；eGFR：估算肾小球滤过率

二、难治性高血压的处理

老年高血压患者在改善生活方式的基础上，合理并足量应用 3 种不同机制的降压药物（包括 1 种利尿剂）治疗>1 个月血压仍未达标（<140/90 mmHg）或至少需要 4 种不同机制的降压药物才能使血压达标，称为老年难治性高血压（RH）。

诊断老年难治性高血压，首先应排除假性 RH，包括：血压测量方法不正确、治疗依从性差（患者未坚持服药）、白大衣高血压和假性高血压等。

对于符合难治性高血压诊断标准的患者，应寻找血压控制不佳的原因，包括：①不良生活方式，如肥胖、过量饮酒和高盐饮食等；②应用拮抗降压的药物，如非甾体类抗炎药、类固醇激素、促红细胞生成素、麻黄素、甘草和抗抑郁药等；③高血压药物治疗不充分，如用量不足、未使用利尿剂或联合治疗方案不合理；④其他，如失眠、前列腺肥大（夜尿次数多影响睡眠）、慢性疼痛和长期焦虑等影响血压的因素和继发性高血压等。常规治疗推荐详见表 8-16。

表 8-16　老年难治性高血压的治疗推荐

推荐	推荐类别	证据水平
纠正影响血压控制的因素，积极改善生活方式，提高治疗依从性	Ⅰ类	B级
血压不达标者应考虑加用醛固酮受体拮抗剂	Ⅱa类	B级
静息心率快，合并冠心病和心力衰竭患者推荐应用 β 阻滞剂	Ⅰ类	A级
老年男性患者合并前列腺增生应考虑选择 α_1 受体阻滞剂	Ⅱa类	B级
对于老年难治性高血压患者，可以考虑加用直接血管扩张剂（如肼苯哒嗪、米诺地尔）或中枢性降压药（如可乐定、α-甲基多巴）	Ⅱb类	B级

非药物治疗方法，如经皮导管射频消融去肾交感神经术（RDN）和颈动脉窦压力感受器电刺激治疗，在老年人群中的有效性和安全性尚不明确。

三、高血压急症与亚急症

高血压急症是指原发性或继发性高血压患者，在某些诱因作用下，血压突然和显著升高（一般＞180/120 mmHg），同时伴有急性进行性心、脑、肾等重要靶器官功能不全的表现。老年高血压急症主要包括高血压脑病、颅内出血（脑出血和蛛网膜下腔出血）、脑梗死、急性心力衰竭、急性冠脉综合征、主动脉夹层、肾脏损害、围手术期重度高血压、嗜铬细胞瘤危象等。高血压亚急症是指血压显著升高但不伴急性靶器官损害，患者可以有血压明显升高造成的症状，如头痛、胸闷、鼻出血和烦躁不安等。血压升高的程度不是区别高血压急症与高血压亚急症的标准，区别两者的唯一标准是有无新近发生的急性进行性的严重靶器官损害。

老年高血压急症降压治疗第一目标：在 30～60 min 内将血压降至安全水平，除特殊情况外（脑卒中、主动脉夹层），建议第 1～2 h 内使平均动脉压迅速下降但不超过 25%。降压治疗第二目标：在达到第一目标后，应放慢降压速度，加用口服降压药，逐步减慢静脉给药速度，建议在后续的 2～6 h 内将血压降至 160/100～110 mmHg。降压治疗第三目标：若第二目标的血压水平可耐受且临床情况稳定，在后续的 24～48 h 逐步使血压降至正常水平（表 8-17）。

表 8-17　高血压急症的具体降压要求、降压目标、药物选择

临床情况	降压要求	降压目标	药物选择及用法用量	推荐等级	证据级别
高血压脑病	降低血压的同时需保证脑灌注，给药开始 1 h 将 SBP 降低 20%～25%，不超过 50%	160～180/100～110 mmHg	乌拉地尔（10～50 mg iv，6～24 mg/h）拉贝洛尔（20～100 mg iv，0.5～2 mg/min iv，24 h 不过 300 mg）尼卡地平 [0.5～10 μg/（kg·min）iv]	I 类	C 级
脑出血	当急性脑出血患者 SBP≥220 mmHg，积极静脉降压同时严密监测血压；SBP≥180 mmHg，静脉降压并根据临床表现调整降压速度	SBP<180 mmHg	乌拉地尔（10～50 mg iv，6～24 mg/h）拉贝洛尔（20～100 mg iv，0.5～2 mg/min iv，24 h 不过 300 mg）	II a 类	B 级
蛛网膜下腔出血	防止出血加剧及血压过度下降，引起短暂性神经功能缺陷，造成迟发性脑血管致死性痉挛	SBP<150～160 mmHg	尼卡地平 [0.5～10 μg/（kg·min）iv]拉贝洛尔（20～100 mg iv，0.5～2 mg/min iv，24 h 不过 300 mg）艾司洛尔 [250～500 μg/kg iv，随后 50～300 μg/（kg·min）iv]	I 类	C 级
脑梗死	一般不积极降压，稍高的血压有利于缺血区灌注，除非血压 200/110 mmHg，或伴有心功能不全、主动脉夹层、高血压脑病等。如考虑紧急溶栓治疗，为防止高血压致脑出血，血压≥180/100 mmHg 就应降压治疗	24 h 降压应不超过 25%	乌拉地尔（10～50 mg iv，6～24 mg/h）拉贝洛尔（20～100 mg iv，0.5～2 mg/min iv，24 h 不过 300 mg）尼卡地平 [0.5～10 μg/（kg·min）iv]	II a 类	C 级
恶性高血压或不伴肾脏损害	避免血压剧烈波动，平稳降压，保证肾灌注	<140/90 mmHg	利尿剂乌拉地尔（10～50 mg iv，6～24 mg/h）尼卡地平 [0.5～10 μg/（kg·min）iv]拉贝洛尔（20～100 mg iv，0.5～2 mg/min iv，24 h 不过 300 mg）	I 类	C 级
急性心力衰竭	常表现为急性肺水肿，为缓解症状和减少充血，推荐血管扩张剂联合利尿剂治疗	<140/90 mmHg	硝普钠 [0.25～10 μg/（kg·min）iv]酸甘油（5～100 μg/min iv）乌拉地尔（10～50 mg iv，6～24 mg/h）利尿剂	I 类	C 级
急性冠脉综合征	降低血压、减少心肌氧耗量，但不影响冠状动脉灌注压及冠状动脉血流，不能诱发反射性心动过速	<140/90 mmHg	硝酸甘油（5～100 μg/min iv）艾司洛尔 [250～500 μg/kg iv，随后 50～300 μg/（kg·min）iv]地尔硫䓬 [10 mg iv，5～15 μg/（kg·min）iv]乌拉地尔（10～50 mg iv，6～24 mg/h）	I 类	C 级

续表

临床情况	降压要求	降压目标	药物选择及用法用量	推荐等级	证据级别
主动脉夹层	扩张血管、控制心室率、抑制心脏收缩，在保证器官灌注的前提下，迅速将血压降低并维持在尽可能低的水平；首选静脉途径的β受体阻滞剂、非二氢吡啶类CCB，必要时可联合使用乌拉地尔、硝普钠、尼卡地平等	SBP<120 mmHg	艾司洛尔［250～500 μg/kg iv，随后50～300 μg/（kg·min）iv］ 拉贝洛尔［20～100 mg iv，0.5～2 mg/min iv，24 h不超过300 mg 地尔硫䓬［10 mg iv，5～15 μg/（kg·min）iv］ 乌拉地尔（10～50 mg iv，6～24 mg/h） 硝普钠［0.25～10 μg/（kg·min）iv］ 尼卡地平［0.5～10 μg/（kg·min）iv］	I类	C级

SBP：收缩压；CCB：钙通道阻滞剂

对于老年高血压亚急症的患者，建议在稳定、缓和、长效的口服降压药物基础上，适当加用中短效口服药物，避免静脉用药。在血压监测的情况下，可在24～48 h将血压缓慢降至160/100 mmHg，2～3 d后门诊调整剂量，此后可应用长效制剂控制至最终的靶目标血压。

四、老年高血压合并体位性血压波动

（一）体位性低血压（OH）

指由卧位转为直立位时（或头部倾斜>60°）收缩压下降≥20 mmHg和（或）舒张压下降≥10 mmHg；根据发生速度分为早期型（≤15 s）、经典型（≤3 min）和迟发型（>3 min）。OH患者可无任何临床表现，严重者致卧床不起，其常见的临床症状包括疲乏、头晕、目眩、晕厥、跌倒，不常见的临床表现包括颈部及肩背部疼痛、衰弱等。部分病例可出现OH伴卧位高血压，即卧位时收缩压≥150 mmHg或者舒张压≥90 mmHg。OH可增加心血管死亡、全因死亡、冠心病事件、心力衰竭和卒中的风险，还可以增加发生反复跌倒及衰弱的风险严重影响患者的生活质量。因此在老年高血压患者的诊疗过程中需要测量卧位、立位血压。

老年高血压合并OH主要以平稳缓慢降压、减少OH发生、预防跌倒为治疗目标。首先应维持血压稳定，应选择可改善大脑血流量的降压药物，如ACEI或ARB，并从小剂量起始，每隔1～2周缓慢增加剂量，避免降压过度。其次，患者在起身站立时应动作缓慢，尽量减少卧床时间，避免使用可加重OH的药物，如α受体阻滞剂、利尿剂、三环类抗抑郁药物等。患者还可以通过物理对抗或呼吸对抗的手段改善体位不耐受的相关症状，包括双腿交叉站立、蹲位、下肢肌肉的紧张状态、穿戴弹力袜及腹带、缓慢深呼吸、用鼻吸气、撅起嘴唇呼气等。如果经过非药物治疗，OH或体位不耐受症状仍然持续存在，特别是神经源性OH，可以考虑药物治疗。其中米多君是美国食品药品监督管理局（FDA）推荐治疗OH的一线用药，其他药物还包括屈昔多巴、氟氢可的松等，具体药物剂量、副作用及注意事项见表8-18。由于以上药物存在较多不良反应及治疗的个体差异，临床医师应该谨慎使用。

表 8-18　体位性低血压推荐药物及常见副作用

药物名称	药物类别	剂量	副作用	注意事项
米多君	α受体激动剂	推荐剂量为2.5~10 mg，3次/天	紫癜、尿潴留、卧位高血压	避免在入睡前4~5 h使用
屈昔多巴	去甲肾上腺素前体物质	起始剂量为100 mg，3次/天，每隔3~7 d递增剂量100 mg，直至适宜维持剂量	卧位高血压、头痛、头晕及恶心	充血性心力衰竭、慢性肾功能不全应谨慎
氟氢可的松	发挥肾上腺盐皮质激素受体作用	通常的起始剂量是0.1 mg，每天<0.3 mg	卧位高血压、水肿、低钾血症、头痛，严重者可发生肾上腺功能抑制	心力衰竭、肾功能衰竭或严重高血压时应禁用

（二）OH 伴卧位高血压

OH 伴卧位高血压是一类特殊的血压波动。OH 引起的低灌注和卧位高血压所致的靶器官损害均可对患者造成危害。该类患者应强调个体化的治疗方案，通常来讲，应在夜间尽量抬高床头（10°~15°），避免在白天仰卧，避免在睡前1 h内饮水。应根据卧位血压水平进行降压治疗，推荐在夜间睡前使用小剂量、短效降压药，如卡托普利或氯沙坦，并避免使用中长效降压药物或利尿剂。日间 OH 症状明显的患者，可在清晨使用米多君或氟氢可的松。

五、老年高血压合并新型冠状病毒肺炎

新冠状病毒肺炎高血压患者的降压药物治疗，一直是国内外高血压学界密切关注的问题。近日，上海同济大学医学院左为教授团队，在预印本网站 bioRxiv 上发布了一项有关于武汉新型冠状病毒肺炎相关的重要研究成果，研究人员认为，冠状病毒的表达、复制都与血管紧张素转化酶2（ACE2）相关。他们还发现，男性表达 ACE2 的细胞占比似乎比女性更高，而且亚裔有可能比其他人种的 ACE2 细胞占比更高。研究结果也与前不久中国科学院上海巴斯德研究所和中国科学院武汉病毒研究所的科学家发现一致：武汉新型冠状病毒（SARS-CoV-2）进入细胞需要血管紧张素转化酶2。

（一）针对 ACE2 开发新药，能否降低 SARS-CoV-2 的感染？

新型冠状病毒感染人体需要与宿主细胞表达的受体结合，虽然病毒入侵人体可能有多种不同方式，但通过呼吸道入侵肺部并引发重症肺炎仍是其致病最主要模式。肺泡内又有Ⅰ型Ⅱ型两类肺泡上皮细胞及伴行的血管内皮细胞，还有包括巨噬细胞在内的各种免疫细胞等。任何一类细胞理论上均可能成为冠状病毒感染的靶细胞。

血管紧张素转化酶2 在 2000 年作为第一个被报道的 ACE 同源物开始为世人所知。ACE2 与 ACE 均属于肾素-血管紧张素系统（RAS）。ACE2 和 ACE 的作用不一样，并不是激活 RAS，反而是这个系统刹车。血管紧张素Ⅰ（Ang Ⅰ）由 ACE 转化成强效血管收缩剂血管紧张素Ⅱ（Ang Ⅱ），通过血管紧张素受体 1/2（AT1R/2R）发挥生理作用；ACE2 可裂解 Ang Ⅰ，产生推测为无活性的血管紧张素 1~9 肽，然后可以通过 ACE 或其他肽酶转化为血管扩张肽 Ang（1~7）。另一方面，ACE2 可将 Ang Ⅱ水解成

Ang（1～7），水解 Ang Ⅱ 的效率大于其水解 Ang Ⅰ 的效率的 400 倍，说明 ACE2 主要通过水解 Ang Ⅱ 这一途径生成 Ang（1～7）。Ang（1～7）通过作用于 Mas 受体，起到舒张血管、抗增生、抗氧化应激的心血管保护作用。在生物体内，ACE/Ang Ⅱ /AT1R 轴和 ACE2/Ang（1～7）/MAS 轴相互制衡，既弥补不足，又防止矫枉过正（图 8－1）。

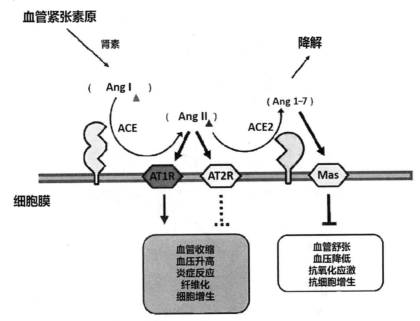

图 8－1 ACE/AngⅡ/AT1R 轴和 ACE2/Ang（1～7）/MAS 轴的作用机制

ACE2 不仅在心血管系统中发挥了重要的功能，而且作为冠状病毒入胞的受体在肺部疾病中发挥了一定作用。2003 年，ACE2 已被鉴定为重症急性呼吸综合征冠状病毒（SARS－CoV）的重要功能性受体。此外，ACE2 还是人 CoV－NL63 冠状病毒的受体。ACE2 通常定位于上皮细胞的腔面，这与 ACE 相反，ACE 似乎均匀分布在极化细胞的顶膜和基底外侧膜之间（图 8－2）。而当 SARS 冠状病毒通过表达 ACE2 的细胞腔面进行感染时，其感染效力提高 10 倍。武汉新型冠状病毒虽然换掉了 4 个关键蛋白，但是与人 ACE2 的亲和力还是很强。2020 年 1 月 21 日，上海巴斯德研究所研究人员通过对 SARS－CoV－2 S－蛋白结构的模型分析，率先推测 SARS－CoV－2 与 SARS－nCoV 一样，通过 S－蛋白与人细胞表面 ACE2 受体的介导作用进行入侵，来感染人的呼吸道上皮细胞。经研究证实，在角膜和结膜组织中存在 ACE2 的表达，但表达量较心、肺组织细胞要少。理论上这些部位都是冠状病毒的潜在感染靶点。据以前报道，ACE2 作为完整分子和/或其跨膜区在感染时与非典病毒外壳一起被内化，此内吞作用对病毒感染至关重要。1 月 26 日，上海同济大学医学院的左为团队在 bioRxiv 平台发表文章，分析发现 83％的表达 ACE2 的细胞是 Ⅱ 型肺泡上皮细胞（AT2），占所有 AT2 细胞的 1.4％左右。ACE2 受体的表达主要集中在肺内一小群 Ⅱ 型肺泡上皮细胞（AT2）上。更为重要的是在那些表达 ACE2 的 Ⅱ 型肺泡上皮细胞里面，有几十个基因的表达表达水平显著升高，它们涉及病毒的复制、装配和生命周期的调节等。另一个发现是唯一一例亚裔（男性）标本的 ACE2 阳性细胞的比例为 2.5%，远高于非洲裔和白种人（仅为 0.47%），提示亚裔是新型冠状病毒的易感人群，但由于样本量较小仅为 8 例，有待更大规模的人群数据来进一步验证。目前虽然各种证据均指向 ACE2 是新型冠状病毒的受体，但还有待动物实验的进一步证实，特别是通过 ACE2 敲除实验来证实其对于病毒感染是必需的。

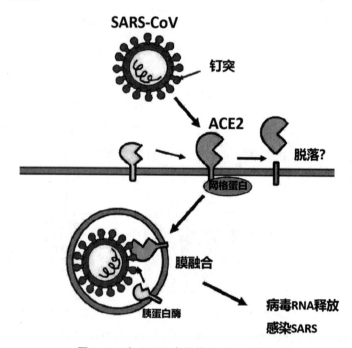

图 8-2　由 ACE2 介导的 SARS 病毒感染

国内最初死于新型冠状病毒感染的 40 例资料中，有 23 例（57.5%）提及了既往病史，其中 60.9%合并有高血压。这与 17 年前 SARS 类似，北京市疾病控制中心对 SARS 死亡病例进行分析发现，70.9%的患者合并多种基础疾病，其中高血压也是常见合并症之一。以往研究表明，当 SARS-CoV 病毒进入人体后，它首先与 ACE2 结合，导致蛋白质降解，ACE2 的数量减少，机体从而遭到破坏，肺部受到损伤，引起肺功能衰竭。相关研究表明，在高血压患者中也发现 ACE2 的表达量降低，因此 ACE2 降血压的能力下降。高血压患者本身就有 ACE2 表达量降低，如果受到新型冠状病毒感染就可能会引发更为严重的肺衰竭。

（二）ACE 抑制剂对新冠病毒感染是否有用呢？

为了评估 ACE 抑制剂和他汀类药物对病毒性肺炎插管率和死亡率的影响。德克萨斯州研究人员在 2018 年发表的一篇论文中回顾性分析了 539 例病毒性肺炎患者。结果发现入院前给予 ACEI 和他汀类药物不能降低病毒性肺炎患者的死亡率和插管率，但院内持续给予又能降低死亡率和插管率。病毒性肺炎患者的致病病毒包括鼻病毒、甲型流感病毒、肺病毒、呼吸道合胞病毒、乙型流感病毒、腺病毒和副流感病毒，并不是冠状病毒。因此，更准确地说，ACEI 和他汀类药物可能对非冠状病毒引起的病毒性肺炎有一定的临床疗效。

SARS 冠状病毒感染后小鼠 ACE2 表达下调，而 ACE 的表达没有明显改变，提示 SARS 冠状病毒可能通过下调 ACE2 导致肺功能损伤。虽然 ACE 抑制剂或 AT1 受体阻滞剂对 RAS 的抑制作用会上调 ACE2mRNA 的表达，但各种 ACE 抑制剂，如卡托普利和赖诺普利并不影响 ACE2 的活性。

因此，具有抑制血管紧张素转化酶（ACE）作用的降压药物，对于血管紧张素转化酶 2，不但不会抑制，还会增加其浓度。理论上对于新型冠状病毒可能有加速病毒复制或进入细胞作用，感染的病毒与人呼吸道和肺组织的 ACE2（血管紧张素转换酶 2）相结合后，将会导致的一系列瀑布反应。这也是前期报道死亡的新型冠状病毒肺炎病例中合并有高血压者比例较大（60.9%）的可能原因。

（三）老年高血压合并新型冠状病毒肺炎口服降压药物建议

世界高血压联盟前主席、中国高血压联盟终身名誉主席刘力生教授非常关注新型冠状病毒肺炎高血压患者的治疗，多次与国内外高血压专家，特别是与直接肾素抑制剂发明人、缓激肽 BK2 受体阻断剂创始人之一的瑞士 Juerg Nussberger 教授等反复讨论后提出如下建议：

1）轻型普通新型冠状病毒肺炎合并高血压患者，考虑停用血管紧张素转换酶抑制剂（ACEI）、血管紧张素 II 受体拮抗剂（ARB）和利尿剂，改用钙拮抗剂（CCB）。

2）重症新型冠状病毒肺炎合并高血压患者，应立即停用 ACEI、ARB 和慎用利尿剂，改用直接肾素抑制剂阿利吉仑（aliskiren）和/或 CCB。

3）危重型新型冠状病毒肺炎患者合并呼吸窘迫或神经血管性水肿时，建议一线医生选择合适病例使用缓激肽（BK2）受体阻断剂 Icatibant。

4）直接肾素抑制剂阿利吉仑，服药剂量与用法：150~300 mg，口服，每日 1 次。

5）已发生低血压的新型冠状病毒肺炎高血压患者应停用降血压药物。

6）非新型冠状病毒肺炎的其他高血压患者应加强家庭自我血压监测，按医嘱在医生指导下继续服药，不要随意改变原有治疗方案或停用降压药物。

（四）高血压急症合并新型冠状病毒肺炎降压治疗建议

高血压急症是 COVID-19 患者的严峻挑战，新型冠状病毒（SARS-CoV-2）通过 S 蛋白与血管紧张素转换酶 2（ACE2）结合入侵肺组织细胞，导致 ACE2 水平下调和血管紧张素 II（Ang II）水平上调，后者是血压升高导致高血压急症的重要因素；此外，COVID-19 的主要病理环节之一是微循环障碍，而重症 COVID-19 导致体内细胞因子等炎症介质激活，甚至后期产生"炎症风暴"等应激状态可进一步加重高血压和心脏负荷，显著增加了患者的血压管理难度和死亡风险。

COVID-19 发生高血压急症的治疗策略选择受限。一方面，降压治疗可能导致 COVID-19 患者的不良事件风险，尤其表现在炎症应激、微循环障碍和肺功能方面；

另一方面，重症COVID-19常发生于老年患者，并存多重临床情况，导致降压药物的选择受限。由此可见，COVID-19合并高血压急症的患者临床风险高、管理难度大，最终导致预后不良，针对机制早期控制血压、预防高血压急症和并发症风险至关重要。与普通高血压患者人群一致，对于COVID-19合并高血压急症患者，高血压治疗策略的核心环节仍然是有效控制血压。《中国高血压防治指南》(2018年修订版)明确指出：高血压急症的血压控制是在保证重要脏器灌注基础上的迅速降压。

药物选择方面，建议尽快静脉应用合适的降压药控制血压，以阻止靶器官进一步损害，降低并发症并改善结局。目前主要推荐药物的类别包括：静脉用α肾上腺素能受体阻滞剂（例如盐酸乌拉地尔）、血管扩张剂（例如硝普钠）和β肾上腺素能受体阻滞剂（例如拉贝洛尔）等。α受体阻滞剂盐酸乌拉地尔是选择性α_1受体阻滞剂。在控制高血压急症方面，盐酸乌拉地尔的优势主要体现在：

1）盐酸乌拉地尔通过外周和中枢双重作用机制发挥较强的降压作用，盐酸乌拉地尔通过对突触后膜α_1受体的阻断作用而拮抗α_1肾上腺素能效应，并对中枢5-羟色胺1A（5-HT1A）受体产生调节反馈而发挥抗交感作用，因此盐酸乌拉地尔能够同时抑制儿茶酚胺的血管收缩作用和降低交感神经兴奋性。研究显示，盐酸乌拉地尔能够快速、有效降低血压并实现稳定的血压控制。

2）盐酸乌拉地尔在降压安全性方面具有优势。盐酸乌拉地尔通过血管舒张发挥降压作用，不导致反射性心动过速和体位性低血压，不影响心排出量和颅内压，且对Ang Ⅱ无显著性影响，因此对血流动力学影响较小。鉴于此，盐酸乌拉地尔常规用于围术期和全身麻醉患者控制血压。

3）盐酸乌拉地尔联合用药适应证较充分，可在其他种类降压药物控制不佳时单药或联合应用。

鉴于上述机制优势，指南推荐盐酸乌拉地尔既是高血压急症的一线治疗药物，也是难治性高血压可进一步选择的治疗药物。

COVID-19合并高血压急症：针对机制，安全降压是关键问题在控制血压基础上，针对COVID-19合并高血压患者的主要发病机制，合理选择药物以实现安全降压、减少并存临床风险是另一个关键问题，最终影响患者预后。血压控制方案应当针对机制，尽可能实现协同干预效应。机制研究显示，以肺微循环为主的微循环障碍可能是COVID-19发生急性呼吸窘迫综合征（ARDS）、甚至多器官功能障碍综合征（MODS）的主要病理机制。基于微循环流出道的平滑肌细胞主要是肾上腺素能α_1受体，因此，在COVID-19导致的微循环障碍的防治上，联合α肾上腺素受体阻滞剂可能提高疗效。盐酸乌拉地尔是选择性α_1受体阻滞剂，对于COVID-19合并高血压急症的患者，应用盐酸乌拉地尔在有效控制血压的同时，能够有效降低外周血管阻力、增加心排出量和改善组织血液灌注，进一步减少COVID-19患者全身炎症反应导致的微循环障碍和休克风险。在降压治疗的同时，实现肺功能和肺循环功能的改善。既往研究证据显示，盐酸乌拉地尔能够显著改善肺血流动力学和气体交换功能，主要体现在以下3个方面。

一是对于肺动脉高压（PAH）和慢性阻塞性肺疾病（COPD）患者，应用盐酸乌拉地尔静脉注射能够显著降低平均肺动脉压、肺毛细血管楔压和肺血管阻力。

二是盐酸乌拉地尔不增加肺血分流率，不降低动脉血氧分压，运动时 SvO_2 和 SaO_2 均显著上升。

三是应用盐酸乌拉地尔在降低血压的同时，在静息时和运动时均不增加、甚至降低心率水平，而在运动时能够显著增加心脏每搏输出量，心脏指数有增加趋势，最终改善有效循环血量。

因此，对于 COVID-19 合并高血压急症患者，盐酸乌拉地尔在实现降压获益的同时，或能进一步改善 COVID-19 患者的肺循环，在降低肺血管阻力的同时不增加肺血分流，最终实现静息和运动时的肺功能获益。安全性是选择降压药物的重要因素，应尽可能降低不良事件风险。

在 COVID-19 合并高血压急症的治疗方面，盐酸乌拉地尔选择性阻断 α_1 受体功能，因此与硝普钠、β受体阻滞剂和钙通道阻滞剂相比，盐酸乌拉地尔对心率的影响较小，无反射性心动过速，不增加心肌耗氧量和心肌缺血风险。

盐酸乌拉地尔对肺功能影响较小，研究显示，与硝普钠相比，盐酸乌拉地尔不降低 PaO_2、不增加心排出量 Qs/Qt，不抑制低氧性肺血管收缩；对于 COPD 患者，应用盐酸乌拉地尔时 1 s 用力呼气量（FEV1）和支气管激发试验等肺功能指标均无显著性变化，而β受体阻滞剂存在相对禁忌证。

此外，研究显示盐酸乌拉地尔不显著影响肾素－血管紧张素－醛固酮系统（RAAS）的活性，鉴于 SARS-CoV-2 感染可能导致 ACE2 表达下调，所以 RAAS 抑制剂能否应用于 COVID-19 合并高血压患者，目前尚不明确。

综上所述，COVID-19 合并高血压急症患者应针对发病机制优化选择血压控制方案，兼顾有效性和安全性，在实现血压达标的同时改善微循环，尽可能保护肺功能，最终改善不良预后。盐酸乌拉地尔通过外周和中枢双重作用机制实现早期、有效的血压控制，同时选择性针对 α_1 受体，改善微循环和降低肺血管阻力，不影响心率和心肺功能，安全性和联合用药证据充分。相信通过进一步临床研究和实践，盐酸乌拉地尔可能成为 COVID-19 合并高血压急症的优化药物选择。

第六节　老年继发性高血压

在老年高血压患者中，继发性高血压并不少见，常见病因包括肾实质性病变、肾动脉狭窄、原发性醛固酮增多症、嗜铬细胞瘤/副神经节瘤等。此外，老年人常因合并疾病而服用多种药物治疗，应注意药物（如非甾体类抗炎药、甘草等）相关性高血压。

一、肾实质性高血压

肾实质性高血压是指由肾实质性病变（如肾小球肾炎、间质性肾炎等）所引起的血压升高。提示肾实质性高血压的线索包括：①肾损伤的标志：白蛋白尿［尿白蛋白排泄率≥30 mg/24 h，尿白蛋白肌酐比值≥30 mg/g（或≥3 mg/mmol）］、尿沉渣异常、肾小管相关病变、组织学异常、影像学所见结构异常和肾移植病史等；②肾小球滤过率（GFR）下降：eGFR＜60 ml/（min·1.73m²）。

肾脏超声是最常用和首选的检查手段。CT 及 MRI 检查常常作为重要补充手段。肾活检是肾脏病诊断的金标准。

ACEI 和 ARB 为优选降压药物，尤其适用于合并蛋白尿者；二氢吡啶类 CCB 适用于有明显肾功能异常者，且降压作用不受高盐饮食影响；利尿剂适用于容量负荷过重者，与 ACEI 或 ARB 联用可降低高钾血症风险；β 受体阻滞剂适用于伴快速性心律失常、交感神经活性增高、冠心病或心功能不全者。

二、原发性醛固酮增多症

原发性醛固酮增多症（PA）简称原醛症，是指肾上腺皮质增生或肿瘤，醛固酮分泌过量，导致体内潴钠排钾，血容量增多，肾素－血管紧张素系统活性受抑，临床主要表现为高血压伴或不伴低血钾。需要筛查 PA 的情况如下：①持续性血压＞160/100 mmHg、难治性高血压；②高血压合并自发性或利尿剂所致的低钾血症；③高血压合并肾上腺意外瘤；④早发性高血压家族史或早发（＜40 岁）脑血管意外家族史的高血压患者；⑤PA 患者中存在高血压的一级亲属；⑥高血压合并阻塞性睡眠呼吸暂停。

PA 确诊试验主要为生理盐水试验和卡托普利试验，筛查指标为血浆醛固酮与肾素活性比值。对所有确诊的 PA 患者，推荐行肾上腺 CT 明确肾上腺病变情况。如患者愿意手术治疗且手术可行，推荐行双侧肾上腺静脉取血以明确有无优势分泌。

确诊醛固酮瘤或单侧肾上腺增生患者推荐行腹腔镜下单侧肾上腺切除术，如患者存在手术禁忌或不愿手术，推荐使用醛固酮受体拮抗剂治疗，而特发性醛固酮增多症及糖皮质激素可抑制性醛固酮增多症患者肾上腺切除术效果欠佳，应首选小剂量糖皮质激素。

三、肾动脉狭窄

老年人动脉粥样硬化引起单侧或双侧肾动脉主干或分支狭窄导致肾缺血引起的血压增高为肾血管性高血压（RVH）。需要筛查肾动脉狭窄的情况如下：①持续高血压达 2 级或以上，伴有明确的冠心病、四肢动脉狭窄或颈动脉狭窄等；②高血压合并持续的轻度低血钾；③高血压伴脐周血管杂音；④既往高血压可控制，降压药未变情况下突然血压难以控制；⑤顽固性或恶性高血压；⑥重度高血压患者左心室射血分数正常，但反复出现一过性肺水肿；⑦难以用其他原因解释的肾功能不全或非对称性肾萎缩；⑧服用 ACEI 或 ARB 后出现血肌酐明显升高或伴有血压显著下降；⑨舒张压水平维持在 90 mmHg 以上。

双肾功能超声检查为临床一线检查手段，其可显示肾实质、肾盂、肾动脉主干及肾内血流变化。CTA 具有较高空间分辨率，可对肾动脉主干及分支病变的程度、形式（斑块、钙化及夹层等）及副肾动脉的情况提供详细的信息。肾动脉造影是诊断肾动脉狭窄的"金标准"，能清晰准确地显示病变的部位、程度，并可同期行介入治疗。

ACEI/ARB 是 RVH 的一线治疗药物，但需注意 ACEI/ARB 慎用于孤立肾或双侧肾动脉狭窄者。肾动脉支架术入选患者需满足两个关键点：（1）肾动脉狭窄≥70%，且能证明狭窄与血压升高存在因果关系；（2）顽固性高血压或不用降压药高血压达 3 级水平。对于肾动脉狭窄病变严重但肾动脉解剖学特征不适合行血管介入治疗者，介入治疗失败或产生严重并发症者，肾动脉狭窄伴发腹主动脉病变需行开放手术治疗。

四、阻塞性睡眠呼吸暂停低通气综合征

睡眠呼吸暂停低通气综合征是以睡眠过程中反复、频繁出现呼吸暂停和低通气为特征，临床上绝大多数患者属于阻塞性睡眠呼吸暂停低通气综合征（OSAHS）。

需要筛查 OSAHS 的情况如下：①肥胖；②伴鼻咽及颌面部解剖结构异常；③睡眠过程中打鼾，白天嗜睡明显，晨起头痛、口干；④顽固性高血压或隐匿性高血压，晨起高血压，或血压节律呈"非杓型"或"反杓型"改变的高血压；⑤夜间反复发作难以控制的心绞痛；⑥夜间难以纠正的心律失常；⑦顽固性充血性心力衰竭；⑧顽固性难治性糖尿病及胰岛素抵抗；⑨不明原因的肺动脉高压；⑩不明原因的夜间憋醒或夜间发作性疾病。

多导睡眠图监测（PSG）是诊断 OSAHS 的金标准，成人 OSAHS 病情根据呼吸暂停低通气指数（AHI），即平均每小时睡眠呼吸暂停和低通气的次数，分为轻、中、重度，其中轻度 $5 < AHI \leq 15$，中度为 $15 < AHI \leq 30$，重度为 $AHI > 30$。

无创气道正压通气是目前成人 OSAHS 疗效最为肯定的治疗方法，以持续气道正压通气（CPAP）最为常用。

五、药物相关性高血压

药物相关性高血压是指由于药物本身药理和（或）毒理作用，药物之间的相互作用，或用药方法不当导致的血压升高。常见的引起血压升高的药物包括：非甾体类抗炎药、激素类（雌激素、促红细胞生成素、糖皮质激素）、抗抑郁药（单胺氧化酶抑制剂、三环类抗抑郁药等）、免疫抑制剂（环孢素 A）、血管生成抑制剂及甘草等，升压机制主要为水钠潴留、交感神经兴奋性增加和血管收缩等。

需要筛查药源性高血压的情况如下：①血压升高与所用药物在时间上有合理关联；②该药物药理作用有致高血压的可能；③有该药单用或合用导致高血压的相关报道；④停药后血压可恢复至用药前水平；⑤药物激发试验可使血压再次升高。

治疗原则包括：①立即停用致高血压药物；②由于病情需要不能停用致高血压药物或停药后血压不能恢复者，监测血压，予降压治疗；③根据具体药物引起血压升高和影响降压药作用的机制，选择合理降压方案；④积极治疗并发症。

第七节　老年高血压的社区支持和远程管理

一、社区支持

老年高血压患者的特点决定社区环境的支持十分必要。老年患者血压波动大、易发生 OH、餐后低血压、血压昼夜节律异常、白大衣高血压等，同时常合并多种疾病，同时服用多种药物，需要个体化的服药指导；自理能力相对下降，行动不便，而社区医疗方便、快捷，集治疗和预防为一体；社区医务人员对居民的健康状况、生活习惯比较了解，干预措施更有针对性。由相对熟悉和信任的社区工作人员引导，能够提高其依从性。除了医疗服务外，社区可以提供细致的亲情、人文关怀。

二、远程管理

高血压远程管理的优势远程动态监测有助于主管医生实时掌握患者血压波动情况，对病情变化进行预判，及时采取治疗措施，防止病情恶化，使患者个体化治疗落实到实处；同时，通过远程视频等技术还可利用优质的专家资源进行培训、咨询和指导，提高诊治水平。

高血压远程管理的内容主要包括及时监测数据与风险评估，优化治疗，生活方式干预，丰富健康教育内容，以及老年人情绪问题处理等。

基于以上功能，高血压远程管理以数据监测为入口，为老年高血压人群打造预防、监测、干预、保障于一体的精准管理体系。将互联网技术的实时性、及时性、个体性优势与老年高血压群体的特殊性糅合，达到优化管理的目的。

（陈　驰）

第九章

老年新型冠状病毒肺炎合并心脏疾病的室性心律失常治疗策略

彭志勇等在 138 例住院的新型冠状病毒肺炎（COVID-19）患者的病例报告中指出，16.7% 的患者患有心律失常。此外，首次报道的死亡病例是一名 61 岁的男性患者，死于急性呼吸窘迫、心力衰竭和心脏骤停。虽然目前尚无新型冠状病毒肺炎患者室性心律失常的统计数据，但有心源性猝死病例报道，需警惕室性心律失常的可能。室性心律失常包括室性早搏（室早）、非持续性与持续性室性心动过速（室速）、心室扑动（室扑）与心室颤动（室颤）。结构性心脏病和离子通道病是室性心律失常的常见原因，但在无结构性心脏病患者室性心律失常并非少见。室性心律失常的临床表现差异很大，可以毫无症状，也可引起血流动力学障碍，甚至心脏性猝死（SCD）。由于室性心律失常的危险分层和预后判断较为复杂，因此，诊断和治疗策略应根据室性心律失常患者的具体情况确定。

第一节　室性心律失常的流行病学和分类

一、室性心律失常的流行病学特点

（一）室性早搏的流行病学

无论是否合并器质性心脏病，室早均非常常见。在普通人群中，其发病率为 1%～4%。一项针对普通人群的调查发现，通过普通 12 导联心电图检出的室早患病率为 1%，而通过 24 h 或 48 h 动态心电图检测则为 40%～70%。室早的发病率随年龄增长而逐渐增加，在 <11 岁的儿童中，其发病率 <1%，而在 >75 岁的人群中，其发病率高达 69%。室早的本质是心室肌的提前除极，任何可导致心室肌提前除极的因素均可引起室早。对于无结构性心脏病的普通人群，精神紧张，过度劳累，过量烟、酒、咖啡等均可诱发室早，而各种结构性心脏病如冠心病、心肌病、瓣膜性心脏病、二尖瓣脱垂等亦是室早常见的病因。其他如洋地黄、奎尼丁、三环类抗抑郁药中毒、电解质紊乱（低钾血症、低镁血症）等也可诱发室早。在 2 项严格排除了结构性心脏病的研究中，分别仅有 2% 和 4% 的患者室早 >50 或 100 次/24 h。对普通人群进行动态心电图检查发现室早极为常见，因此室早甚至被认为是正常现象，判断症状是否由室早引起需十分谨慎。室早发生有昼夜节律变化，大部分人在日间交感神经兴奋性较高的时间增多，亦有部分人群在夜间多发。

（二）非持续性室性心动过速（NSVT）

随着动态心电图应用于临床，发现 NSVT 是临床上常见的无症状性心律失常。与室早类似，NSVT 是结构性心脏病与无结构性心脏病患者的常见表现，也可见于表面健康人群。在伴有心悸症状的所有患者中，约 6% 为 NSVT。大多数情况下，NSVT 发生短暂，无临床症状，在表面健康人群中 NSVT 与猝死的危险增加无关，在老年人中也是如此。然而越来越多的资料证实，这些看似正常但出现室性心律失常的人群存在潜在的疾病，临床上对 NSVT 患者的主要问题是甄别看似正常而实际上有潜在疾病的人群，并对合并 NSVT 的疾病患者进行危险分层。在结构性心脏病患者中，NSVT 是持续性室速或心源性猝死（SCD）危险性增加的信号。NSVT 的临床意义取决于潜在的心脏病或所患的结构性心脏病，所以对于 NSVT 患者，治疗患者的基础心脏病比治疗心律失常更重要。由于大多数 NSVT 患者无症状，仅有 50% 左右的 NSVT 患者可重复记录，所以难以得到可靠的 NSVT 流行病学资料。在 24 h 动态心电图监测中，0～3% 的健康、无症状的个体发现 NSVT，男性和女性间没有显著差别。有报道 11% 的表面健康的老年人有 NSVT。急性心肌梗死 48 h 内，45% 的患者有 NSVT，与远期死亡率增加与否没有关系。在心肌梗死 48h 后至第 1 个月，NSVT 发生率为 5%～10%。肥厚型心肌病（HCM）患者 NSVT 的发生率为 20%～30%。在曾有晕厥或心脏骤停发作史的 HCM 患者中，70%～80% 有 NSVT 发作，而在无晕厥或心脏骤停病史者，NSVT 发生率仅为 2%。HCM 合并 NSVT 的患者，每年猝死发生率为 8%～10%，而在没有 NSVT 的患者，每年猝死发生率仅为 1%。扩张型心肌病（DCM）患者，无症状性 NSVT 发生率为 40%～70%，大多数左心室功能下降的 DCM 患者可发生 NSVT，在这些人群中猝死的风险也较高。但在心功能代偿的 DCM 患者，仅有 5% 可监测到 NSVT，也并未显示有不良预后。在心脏瓣膜病患者，NSVT 并非少见，尤其是主动脉瓣狭窄和明显二尖瓣反流患者，NSVT 的发生率可达 25%。高血压合并左心室肥厚患者，NSVT 发生率为 2%～15%，而单纯性高血压患者 NSVT 的发生率仅为 6%。在心力衰竭患者，30%～80% 有 NSVT。随着左心室射血分数（LVEF）进行性下降，NSVT 的发生率会增加，其猝死的风险也会升高。NSVT 在缺血性心脏病患者中十分常见，30%～80% 的患者长时限心电图监测可以发现无症状性 NSVT。

（三）持续性单形性室性心动过速（SMVT）

接近 90% 的 SMVT 发生于结构性心脏病患者，如缺血性心脏病、HCM、DCM、先天性心脏病和瓣膜病等，以缺血性心脏病最为常见。大多数 SMVT 发生在心肌梗死后的慢性期，其发生的中位期时间为 3 年，部分 SMVT 也可发生在心肌梗死后的 10～15 年。心室收缩功能下降的持续性室速患者死亡风险明显增加，但心功能正常患者的死亡风险仍未明确。有45%～59%的缺血性心脏病室速患者植入 ICD 或接受导管消融治疗。约有10%的 SMVT 患者应用当前的临床诊断技术无病因可循，因此称为特发性室性心动过速（IVT）。IVT 包括多种类型如腺苷敏感性室速和分支性室速等，60%～80%的 IVT 起源于右心室，其中大多数为右心室流出道起源，右心室流出道室速占所有室速的10%左右。发病年龄通常为30～50岁，尤以女性多见。分支型室速主要见于15～40岁的男患者（60%～80%），占临床 IVT 的10%～15%。

（四）持续性多形性室性心动过速和心室颤动

无结构性心脏病的多形性室速或室颤通常发生在遗传性心律失常综合征患者，如长 QT 综合征（LQTS）、短 QT 综合征（SQTS）、儿茶酚胺敏感性室性心动过速（CPVT）、Brugada 综合征或 ERS。遗传性心律失常综合征的发病率目前尚无确切的统计数据，通常有家族聚集现象，但也有散发的病例。合并结构性心脏病的多形性室速或室颤最多见于冠心病患者，在心肌梗死的急性期，室颤的发生率大约为15%，数天后下降为3%，约80%的室颤发生在心肌梗死后6 h 内。发生在急性心肌梗死期间的室颤所致的心脏骤停，1年的复发率不到2%。相反，若室颤所致心脏停搏发生在慢性心肌缺血时，1年的复发率>30%。在结构性心脏病患者中多形性室速或室颤及其复发的危险因素除了冠心病外，还包括心肌病、左心室功能异常、房室传滞、室内阻滞、左心室肥厚、非特异性 ST－T 异常、非持续性室性心律失常、高血压、高血脂、吸烟、肥胖、糖耐量异常、老年和饮酒等。合并结构性心脏病的多形性室速或室颤最多见于冠心病，其次为 DCM、致心律失常性右室心肌病（ARVC）、复杂的先天性心脏病、瓣膜病和心肌炎等。

二、室性心律失常的分类

室性心律失常按临床及心电图表现可做如下分类（见表9-1、表9-2）。

表9-1 室性心律失常的临床分类

血流动力学稳定型	无症状	患者没有室性心律失常导致的任何临床症状
	轻微临床症状	心悸、心脏停跳感
	晕厥前症状	晕厥前症状如头晕、眩晕或要晕倒感觉
	晕厥	突然知觉丧失，但可自行恢复
血流动力学不稳定型	心脏性猝死	无法预测的循环衰竭，导致突然死亡，通常原因为心律失常，从症状发生至死亡时间在1 h 之内
	突然心脏骤停	无法预测的循环衰竭，导致突然死亡，通常原因为心律失常，从症状发生至死亡时间在1 h 之内，治疗干预（如除颤）可逆转预后

表 9-2　室性心律失常的心电图分类

非持续性时速	连续 3 次或 3 次以上，持续时间<30 s，心动过速频率>100 次/分的室性心律失常
单形性	其 QRS 波为同一种形态
多形性	其 QRS 波为不同形态，R-R 间距周期在 600~180 ms
持续性指数	持续时间超过 30 s 的室速和/或心动过速时因血流动力学不稳定需在 30 s 内终止的室速
单形性	其 QRS 波为同一种形态
多形性	其 QRS 波为多种形态，R-R 间距周期在 600~180 ms
无休止性室速	无休止性发作达数小时，各种干预治疗均不能终止
束支折返性心动过速	折返涉及希浦系统，通常心动过速显示 LBBB 形态，常发生在心肌病患者
双向性室速	QRS 波形态交替变化，常见于洋地黄中毒
尖端扭转型室速	常与 QT 或 QTc 延长有关，心动过速时心电图显示 QRS 波围绕等电位线扭转
室扑	室性心律失常节律规则，频率为 300 次/分，QRS 波呈单形性
室颤	心室率快，超过 300 次/分，室性心律不规则，其联律间期，QRS 波形态和振幅明显变异
室速/室颤风暴	24 h 内室速/室颤反复发作 3 次或 3 次以上，需要治疗干预以终止发作

第二节　室性心律失常的发病机制

室早发生机制包括自律性异常、触发活动和折返三大类。各种原因导致心室肌异常的自律性增高，早期（动作电位 3 相末）或晚期（动作电位 4 相）后除极引起的触发活动，以及局部心室肌的微折返均可能引起室早。

非持续性室性心动过速发生机制可能与持续性快速性心律失常相似，关于这些心律失常的产生机制大多是间接来自于对自律性心律失常的观察。触发活动似乎是发生非持续性室速的主要机制。折返可能是慢性冠心病非持续性室速的发生机制，其本质是激动传导延缓和单向阻滞，这与心梗后持续性室速病理机制有相似之处。室性心律失常发生的病理因素包括心室肌肥厚、局部纤维化、室壁张力异常、交感兴奋性增高和电解质异常等。

持续性单形性室速根据发生机制可分为自律性增高、触发活动及折返三大类。局灶起源室速，如特发性右室流出道室速与自律性增高及触发活动有关。折返性室速的折返环路通常位于心肌病变组织和（或）瘢痕组织内，其介导的心动过速如陈旧性心梗后室速多为大折返性室速。若折返环较小或位于心外膜的大折返伴心内膜出口可表现为局灶起源室速。值得注意的是，部分心室肌病变可导致异常自律性升高。

合并器质性心脏病的多形性室速或室颤最多见于冠心病，多形性室速或室颤的电生理机制主要为折返。室颤的发生需要触发因素和维持基质。室颤的维持基质包括固有异质性和动态不稳定性。前者包括心室本身的复杂解剖结构、遗传因素所致心肌细胞离子通道的异常以及各种器质性心脏病导致心肌组织结构的异常。动态不稳定性指动作电位、激动传导速度和有效不应期受激动节律影响而发生的动态变化。室颤的维持机制包括多发子波学说和局灶驱动学说。多发子波学说认为室颤是独立的子波围绕大量不可兴奋的组织随机扩散的结果。室颤的维持依赖于子波的数量，当子波数量不足时，它们或是衰减，或是相互融合成为一个激动波阵面，使得颤动恢复为较规则的心动过速或者扑动。局灶驱动学说认为室颤由相对稳定的局灶高频电活动转子驱动。转子不断发出快速而连续的波阵面，在传导过程中由于遇到解剖障碍或不应期产生了波裂和大量不稳定的无序子波，称之为颤动样传导。转子具有空间不稳定性和时间不稳定性。前者指转子可以游走、扭曲甚至破裂，后者指转子并不是持续存在，而是不断被新的转子取代。然而，无论是多发子波学说还是局灶驱动学说，都无法完全解释室颤过程中的所有现象。同一个心脏在不同的时间段室颤的维持机制不同，甚至在同一时间段心室不同区域室颤的维持机制也不同，这充分说明室颤维持机制的复杂性。

第三节　室性心律失常的危险分层

室性心律失常可从种类（期前收缩、室性心动过速、心室颤动等）、心电图图形、发作持续时间、有无器质性心脏病，预后等方面分类，但均不能涵盖室性心律失常的所有特点。近年来已明确合并于器质性心脏病者，特别是合并于缺血和心功能不全的患者有预后意义，应作为临床治疗的依据。在临床实践中，除非因血流动力学情况不可耐受需要立即终止心动过速，否则均应把寻找有无器质性心脏病的证据放在重要的地位，并且评价患者的心功能状态，以确定下一步的治疗原则。有的学者根据有无室性心律失常的种类和有无器质性心脏病，将室性心律失常分为三类：良性：指无器质性心脏病的室性心律失常；潜在恶性：指有器质性心脏病，心律失常为室性早搏或短阵室性心动过速；恶性：指有器质性心脏病，心律失常为持续室速或心室颤动。这种分类方法虽然没有被普遍接受，但可以作为临床实践的参考。

无症状室性期前收缩：负荷>20％的患者风险增加，应加强随访。

建议：

1. 频繁发生室性期前收缩的患者（>500 次/24 h），应转诊专科医生，进一步评估，以排除任何潜在的结构性和缺血性心脏病。

2. 频发室性期前收缩（负荷>20％）患者全因和心血管死亡风险高，应加强随访。

3. 应治疗怀疑心动过速性心肌病的室性期前收缩。

4. 无症状室性期前收缩患者的治疗重点关注潜在的心脏病，以改善预后。

有些特征表明室性期前收缩患者的预后较差，需要排除潜在的结构性、缺血性或心律失常性疾病。室性期前收缩患者预后较差的影响因素如下：①潜在的结构性、缺血性或心律失常性心脏病；②室性期前收缩超过 2 000 次/24 h；③复杂室性期前收缩（二联律、三联律和非持续性室速）；④多形性室性期前收缩；⑤运动时室性期前收缩增加；⑥非流出道室性期前收缩（单形或形态略微不同）；⑦室性期前收缩的联律间期短（R－on－T 现象）；⑧QRS 宽的室性期前收缩（常见于心肌病）。

无症状非持续性室速：评估心脏病建议：

1. 应对无症状非持续性室速患者应进行评估，以发现结构性、缺血性或心律失常性心脏病。

2. 在排除急性冠脉综合征后，非可逆原因导致室速反复发作且 LVEF<35％的患者应考虑植入择期 ICD。

3. 对于 LVEF≥40％的无症状患者，非持续性室速通常不需要特异性抗心律失常治疗，但应对基础心脏病进行优化治疗。

第四节　器质性心脏病室速的综合管理

一、非持续性室速

非持续性室速（NSVT）是指连续出现 3 个或 3 个以上的异位室性激动，频率＞100 次/min，在 30 s 内能自行终止。各类器质性心脏病患者均可能发生 NSVT，NSVT 是持续性室速或 SCD 的危险信号。

NSVT 发生的病理因素包括心室肌肥厚、局部纤维化、室壁张力异常、交感兴奋性增高和电解质异常等，机制与自律性增高、触发活动及折返相关。NSVT 在缺血性心脏病患者中十分常见，30％～80％的患者长程心电图可监测到无症状性 NSVT。目前尚无证据表明，药物或导管消融能够改善器质性 NSVT 患者的预后。相关研究显示，发生在急性冠脉事件最初几天的 NSVT 对远期预后无明显影响。但发生在心肌梗死后 48 小时或更长时间的 NSVT，即使无症状，也会增加死亡率和致残率。然而对于非缺血性心脏病患者，NSVT 对于预后的影响尚不明确，目前无相关研究提供针对该类人群的明确治疗意见。有研究表明，在植入 ICD 的患者中，NSVT 与电击频率和全因死亡率增加相关。对于这部分患者，延长室速的识别和诊断时间十分重要。

器质性心脏病 NSVT 的临床意义取决于潜在的基础心脏疾病，对于该类患者，治疗基础心脏病比治疗心律失常更重要。当记录到多形性 NSVT 时应尽快评估患者是否存在心肌缺血，针对该类心律失常的主要治疗措施是改善冠脉供血。如果非持续性多形性室速被确诊为儿茶酚胺敏感性室速（CPVT），其致死风险高，推荐给予 β 受体阻滞剂，必要时植入 ICD 治疗。对于尖端扭转型室速（Tdp）患者，应予纠正电解质紊乱，避免使用延长复极的药物等。

根据近期相关指南，所有左心功能受损（LVEF<35％）的患者在优化药物治疗不佳或无效的情况下应考虑植入 ICD，但是对于左心室收缩功能中度受损（LVEF<40％）的缺血性心脏病 NSVT 患者，应先进行心脏电生理检查，如果电生理检查诱发出持续性室速或室颤，则推荐植入 ICD。对于心肌梗死后 LVEF>40％且伴有晕厥史的

NSVT 患者，也应遵循这一方法，如果电生理检查诱发出持续性室速，推荐 ICD 治疗。LVEF>40％的无症状性 NSVT 患者，通常不需要特殊的抗心律失常治疗，重点在于优化治疗基础疾病。对于伴有 NSVT 的肥厚型心肌病（HCM）患者，无论是否合并其他危险因素，均应考虑 ICD 植入。总之，对于症状性、反复发作性的器质性心脏病 NSVT 患者，经血运重建、优化内科治疗以及纠正可逆性诱因后仍未改善，推荐应用抗心律失常药物，必要时结合指征行 ICD 植入。

二、持续性室速

器质性心脏病患者发作持续性室速可产生多种临床表现，从症状轻微（心悸）到低灌注症状（头晕、神志状态改变、晕厥先兆和晕厥）、心力衰竭和心绞痛加重，甚至出现 SCD；先前植入 ICD 者可出现 ICD 放电或电风暴。室速引起的血流动力学改变与心室率、室速持续时间、左心室功能不全的程度、心室激动顺序（即室速起源）以及房室收缩不同步有关。

（一）急性期处理

急性期治疗要根据患者症状及发作时血流动力学的耐受程度来决定。意识不清或血流动力学不稳定的持续性室速患者应立即给予同步直流电复律；意识清醒但血压低或症状明显的患者，先静脉使用镇静剂后再行电复律，在用镇静剂之前可以先静脉尝试利多卡因（1 mg/kg），但其对持续性室速的缓解率只有 15％；对于血流动力学稳定或针状轻微的持续性室速的患者，在密切监测 12 导联心电图下给予相应处理，胺碘酮是治疗器质性心脏病合并持续性室速最有效的药物，但迅速经中心静脉给药会引起低血压，因此用药时要严密监测生命体征，如果症状加重或血流动力学不稳定，要立即给予镇静剂并行电复律。若室速变为室颤应立即行非同步模式除颤。对于心肌缺血或心肌梗死，尽管已用上述抗心律失常药物和直流电复律，但室速/室颤仍反复发作（室速/室颤风暴）者，推荐静脉使用 β 受体阻滞剂。如已明确的缺血性心脏病出现电风暴或 ICD 反复电击的患者在药物治疗无效的情况下可考虑急诊导管消融治疗。

（二）辅助检查

急性期处理后需要进一步调查室速发作的潜在诱因及具体的器质性心脏病类型。12 导联心电图有助于对室速进行确定性诊断，辅助判断是否存在器质性心脏病，以及提示室速的可能起源部位。对于 ICD 植入患者在病情稳定后因尽早进行程控，调取事件记录日志可提供室速发作的次数、干预情况以及电击治疗是否恰当。超声心动图可显示心脏的结构和功能。如果超声心动图正常，心脏磁共振（MRI）可获取更精细的心脏影像，以排除不明显的心肌瘢痕，增强心脏磁共振（CMR）在诊断存疑时可提供更多证据。晚期钆增强可有效评估心律失常与心脏性猝死的关联度。核素显像（PET/CT）对缺血性心肌病合并室速的患者具有重要价值。在基础心率时描记的信号平均心电图，若记录到低振幅电位可提示存在病变心肌。心脏电生理检查可明确宽 QRS 心动过速的具体类型，对于表现为晕厥或持续性心悸伴有心肌瘢痕存在证据的患者，也可从心脏电生理检查中获益。对于反复发作的持续性室速，心肌缺血作为其唯一病因并不常见。大多数患有持续性室速的患者存在固定的心肌瘢痕区域，往往是陈旧性心肌梗死愈合所致。对于新近出现的持续性室速，应全面评估其心脏结构和功能，评估手段包括超声心动图、运动试验、心肌负荷/灌注显像及冠状动脉造影检查，心脏 MRI 和 PET/CT。

（三）ICD 植入

ICD 在所有器质性心脏病室速病例中几乎均有指征（预期寿命＞1 年的患者），根据临床随机对照试验的结果，持续性室速合并心肌瘢痕的患者，即使心功能正常或接近正常也可以植入 ICD。ICD 可以有效避免器质性心脏病患者因室速或室颤引起 SCD，但其不能预防心律失常发作。

（四）药物治疗

器质性心脏病合并室速的患者可以通过联合抗心律失常药物及优化 ICD 程控减少放电次数。β 受体阻滞剂已被证实可以减少室速合并射血分数降低的心功能不全患者的死亡率。然而单一使用 β 受体阻滞剂无法有效阻止室速复发。

β 受体阻滞剂和胺碘酮联用通常用于改善预后及抑制室速复发，该方案被证实优于单用 β 受体阻滞剂。美西律作为 Ib 类抗心律失常药物在小样本非随机研究中作为胺碘酮治疗无效或抵抗的辅助用药。

索他洛尔可有效减少器质性心脏病合并室速患者的死亡率和 ICD 放电次数。但近期研究表明其劣于传统的 β 受体阻滞剂和胺碘酮，因此常作为二线药物。雷诺嗪可有效抑制其他抗心律失常药物无法控制的顽固性室速或室颤。

单用抗心律失常药物并不能提高器质性心脏病室速患者的生存率。尽管胺碘酮在抑制室速方面有显著的疗效，但会提高全因死亡率。

（五）室速导管消融及外科消融

对于缺血性心肌病，导管消融在减少室速患者死亡等终点事件、室速电风暴及 ICD 放电次数方面优于抗心律失常药物治疗。非缺血性心肌病导管消融的远期成功率的研究仍然尚不充分。对于导管消融失败后应用抗心律失常药物治疗无效的持续性室速患者，可再考虑外科消融。

三、室速电风暴及无休止室速的管理

室速电风暴是指在 24 h 内血流动力学不稳定的室速发作≥2 次，或已植入 ICD 的患者在 24 h 内出现≥3 次需 ICD 干预（包括 ATP 或放电）的持续性室速。室速电风暴是一种严重的临床综合征，起病急、进展快，可在段时间导致患者死亡。对于该类患者常需要多学科团队协作并及时干预，给予初步处置使患者趋于稳定、为后续治疗提供时机。合并症较复杂或血流动力学不稳定的电风暴患者应及时收入 CCU 或 ICU。初

步稳定及复苏通常遵照高级心脏生命支持（ACLS）流程实施使患者生命体征恢复稳定，必要时进行电复律或电除颤。急性缺血、电解质紊乱、致心律失常药物摄入以及失代偿性心衰等可逆性因素需排查并尽可能尽快纠正（图9-1）。

（一）ICD 程控及抗心律失常药物应用

对于原先已植入 ICD 的患者，尽早进行 ICD 程控以明确室速发作情况、点击次数以及有无误放电，通过启用 ATP、延长室速监测间期、增加心率监测阈值等方法减少点击次数。抗心律失常药物作为急诊及 CCU 的一线治疗方案已在前文中描述。胺碘酮及 β 受体阻滞剂最为常用，其次是利多卡因。因室速频发 ICD 反复放电产生应激加剧交感兴奋、进一步诱发室速从而形成交感风暴，静脉应用 β 受体阻滞剂并达最大耐受剂量对于抑制交感风暴十分重要。

（二）镇静

对室速电风暴患者进行镇静可以有效减少交感紧张、减轻反复电击产生的疼痛。此外，血流动力学不稳定的室速电风暴患者一般需要麻醉、插管及血流动力学机械支持。然而镇静在某种程度上可导致血流动力学进一步恶化，因此处理需要十分谨慎。

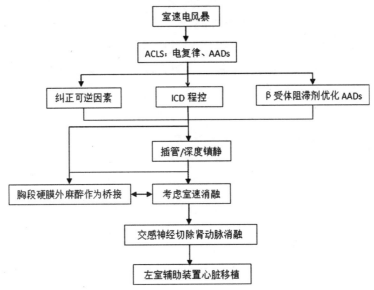

AADs：抗心律失常药物；ACLS：高级心脏生命支持

图 9-1 室速电风暴处理流程

第五节 老年新型冠状病毒肺炎合并心脏疾病的室性心律失常

老年人室性心律失常发病率高，尤其在结构性心脏病患者中，随着年龄的增长，发病率逐渐增高。研究发现，>60 岁人群中，70%～80% 患有室性心律失常。彭志勇等基于 138 例 SARS-CoV-2 肺炎住院患者的回顾分析中有 64 例（46.4%）患有 1 种或多种合并症。高血压 [43（31.2%）]、糖尿病 [14（10.1%）]、心血管疾病 [20

（14.5％）〕。中南医院的临床数据显示在新型冠状病毒感染的人群中合并高血压和心血管疾病史所占比例最高。老年新型冠状病毒感染肺炎患者尤其是合并心血管疾病基础者在出现低氧血症、电解质紊乱、心肌损伤、心衰、精神紧张、药物不良反应等情况下，增加室性心律失常发生风险。该类患者在处理心律失常的同时，更重要的是针对病因和基础疾病的治疗，且不增加病毒感染和传播的风险。因此，老年新冠状病毒感染肺炎患者的室性心律失常处理策略与普通人群有不同之处，以下是合并不同心血管基础疾病患者的具体诊疗方案。

一、老年新型冠状病毒肺炎合并冠心病的室性心律失常

老年冠心病合并新型冠状病毒肺炎患者可能室性心律失常，从偶发的室性早搏，到室扑室颤均可发生。恶性心律失常（室性心动过速/室颤）占心脏性猝死的83％。尸检显示90％的心脏性猝死者存在冠心病，而在突然死亡事件前＞50％的心脏性猝死者无明显冠心病表现。研究表明：75％的心脏性猝死患者确认为心肌梗死后患者。心肌梗死病史这一因素可提高年危险性为5％，心梗后、非持续性、可诱发、不可抑制室性心动过速，左心室射血分数＜40％的病人的5年危险性为32％。

临床资料显示，冠心病是成人室性心律失常及心源性猝死（SCD）的主要原因，其中3/4死于SCD的患者有冠心病病史。对这些患者进行尸体解剖，发现冠状动脉存在弥漫性动脉粥样硬化性改变，其中较多病例为3支或3支以上冠状动脉病变，同时发现超过50％的冠心病患者有冠状动脉血栓形成或/和斑块破裂等急性病理改变，而这种斑块破裂在老年女性中更为常见。

根据尸体解剖资料结果，将冠心病所致室性心律失常及SCD分为三种类型。①急性冠脉综合征（ACS），由于冠状动脉粥样硬化斑块破裂，急性血栓形成所引起的急性心肌缺血所致，表现为缺血心肌区域细胞外钾离子浓度升高，降低了静息膜电位；在整个心肌缺血区细胞外钾离子浓度不均一，这种现象称为心肌不应期的不均一性。同时伴有缺血区心肌细胞pH值下降，与正常心肌之间形成梯度而产生异常电流，从而导致室性心律失常的发生，最终导致SCD的发生。②慢性心力衰竭型：大多数患者既往存在心肌梗死的病史，其病理类型表现为心肌梗死后瘢痕形成、心肌纤维化、心室重构等心脏器质性改变，同时伴有左心功能下降。③混合型：在慢性病变（心肌梗死后瘢痕形成、心肌纤维化，心脏扩大）的基础上，有急性缺血的临床表现，心肌缺血既可能是室性心律失常的触发因素，同时也可能参与室性心律失常的发生。目前按照冠状动脉的病理生理学特征，将冠心病导致室性心律失常及SCD分为四个阶段：心肌短暂性缺血、ACS、瘢痕相关病理生理改变及缺血性心肌病，从这些不同阶段病理生理类型的分类，更有利于在临床上预测老年冠心病合并新型冠状病毒肺炎患者所致室性心律失常及SCD的风险。

临床表现和紧急处理原则：慢性冠心病室速可呈现从偶然发现到心脏骤停各种各样的临床表现，室速发作时血流动力学稳定性主要决定因素是室速的频率，其他因素

还包括左心室功能、缺血情况和二尖瓣关闭不全。血流动力学稳定性决定室速起始治疗的策略，尽管临床实践中一致认可利多卡因在心肌梗死后室性心动过速中的治疗作用，但已证实静脉应用胺碘酮和索他洛尔更为有效，如果室速或其他恶性室性心律失常导致血流动力学不稳定，应及时进行电转复。

在少数情况下，冠心病合并室速表现为反复或无休止性发作，往往发生于急性缺血/梗死患者及已安装 ICD 的患者。近来的多中心随机研究表明静脉注射胺碘酮对于难治性室速患者是一种有效的选择，在急性缺血等可纠正因素改善的情况下，如果室速仍然表现为反复发作或无休止发作，老年冠心病合并新型冠状病毒肺炎患者可择期行导管消融术。

二、老年新型冠状病毒肺炎合并急性心肌缺血的室性心律失常

尽管良好的血运重建、戒烟、他汀药物治疗明显降低了老年冠心病患者猝死发生率，但 ACS 及急性心梗后期的室性心律失常仍然是猝死的主要原因。猝死多发生在 ACS 入院前，说明对患者的危险分层至关重要。近 10 年住院的 ACS 患者室性心律失常明显减少，主要因为早期和强化的血运重建治疗策略以及早期适当的药物治疗。超过 6% 的 ACS 患者在症状开始出现的最初 48 h 内发生室速或室颤，大多数发生在血流再灌注之前或期间。快速和完全冠脉血运重建，非药物治疗（电复律、电除颤、起搏和导管消融）以及适当的药物治疗都是控制室性心律失常的重要手段。ACS 患者住院期间猝死的预防见表 9-3。

表 9-3　ACS 患者住院期间 SCD 的预防和处理：电除颤、电转律、药物、导管消融

推荐	推荐级别	证据级别
反复发作的多形性室速推荐 β 受体阻滞剂	I	B
多形性室速推荐静脉应用胺碘酮	I	C
持续性室速或室颤患者推荐立即电复律或电除颤	I	C
心肌缺血不能排除的反复发作性室速或室颤患者，推荐尽快冠脉造影及必要时行血运重建（COVID-19 合并 STEMI 患者首选溶栓治疗）	I	C
室速或室颤患者应纠正电解质紊乱	I	C
所有的 ACS 患者住院期间及后续的治疗，如无禁忌证，应该给予 β 受体阻滞剂	I	B
尽管经完全血运重建和最佳药物治疗，仍反复发作室速、室颤或电风暴患者，择期植入 ICD，必要时择期行射频消融术	IIa	C
尽管应用了抗心律失常药物，室速仍频繁发作，若导管消融不可施行，可考虑经静脉导管行超速刺激	IIa	C
反复发作的持续性室速或室颤患者，若 β 受体阻滞剂或胺碘酮无效，或应用胺碘酮有禁忌证，可考虑应用利多卡因治疗	IIb	C
除 β 受体阻滞剂外，不推荐预防性应用抗心律失常药物	III	B

老年 ACS 合并新型冠状病毒肺炎患者发生室性心律失常的处理：

1. ACS 患者应用抗心律失常治疗的原则，电复律或电除颤可紧急终止 ACS 患者的

室性心律失常。早期应用 β 受体阻滞剂可能会预防心律失常复发。如果室速或室颤频繁发作，且不能被电复律或电除颤有效控制，可考虑应用胺碘酮治疗。如果 β 受体阻滞剂或胺碘酮无效，或者胺碘酮禁用，考虑静脉应用利多卡因。Ic 类抗心律失常药物已被证实无益甚至有害，不推荐应用。

2. 对于 NSTEMI 患者，以强化抗栓治疗为主；对于 STEMI 患者，首选溶栓治疗，有条件具备负压导管室可在严密防护下进行急诊 PCI 治疗。拟行急诊 PCI 患者在条件允许下可使用负压型救护车将患者转运至有急诊 PCI 资质和指定隔离导管室的定点医院。坚持就近治疗、安全防护、溶栓优先、定点转运、远程会诊的五个原则。

3. ACS 患者合并室早和非持续性室速非常常见，尤其在 STEMI 患者经皮冠脉介入治疗或溶栓期间（通常为再灌注心律失常），较少与血流动力学相关，无须特殊治疗。持久或频繁的室早需要进一步血运重建（如再次血管造影和/或 PCI）。血流动力学相关的持续性室速，可考虑给予胺碘酮治疗。

4. 反复持续性室速，尤其是多形性室速或室颤是不完全血运重建、急性缺血复发的提示，应立即冠脉造影检查。复发的多形性室速易蜕变为室颤，使用 β 受体阻滞剂有效。此外，深度的镇静治疗可能减少室速或室颤发作。应用胺碘酮可紧急抑制血流动力学相关的室性心律失常。

5. 反复发作的室颤可能由起源于损伤的浦肯野氏纤维室早、或由缺血和/或再灌注心肌损伤致室早触发。对于经完全血运重建和最佳药物治疗后的室速或室颤仍频繁发作者，可考虑射频导管消融治疗。

6. 如若上述推荐的治疗措施对反复发作的室速或室颤无效，可考虑应用左室辅助装置或体外生命支持治疗以维持血流动力学稳定。这样的干预可能为冠脉介入治疗赢得时间。尽管左室辅助装置可稳定患者的血流动力学，但室速或室颤的复发率高，干预治疗难度大。

7. ACS 患者早发室颤（48 h 内）的住院死亡率增加 5 倍以上，其可能也是远期死亡率增加的一个危险预测因子。不是所有患者的晚期死亡均为猝死，如果对伴有室速/室颤 ACS 患者决定行除颤治疗，还需要考虑其他危险因素。

三、老年新型冠状病毒肺炎合并高血压的室性心律失常

高血压是机体血压调节异常导致血压水平高于正常的一种疾病，其发病机制涉及多个器官系统，目前仍无完整统一的认识。发病机制研究中较为集中的几个方面包括：交感神经系统功能亢进、肾素－血管紧张素－醛固酮系统异常激活、胰岛素抵抗和代偿性高胰岛素血症、血管内皮细胞功能紊乱、利钠肽和血管舒张肽的血压调节作用等。上述高血压发病机制中的相关因素，在引起高血压的同时，又可直接或间接地引起心肌细胞自律性、传导性或自律性伴传导性等电生理异常、导致室性心律失常的发生。

高血压的各种靶器官损害可直接或间接地引起心肌细胞电生理异常，导致室性心律失常。高血压左心室肥厚与心律失常关系密切，是高血压患者猝死的重要因素之一。

高血压性心力衰竭属高血压极高危分层，易发生持续性室速、心室颤动等致命性心律失常。高血压性心脏病引发心绞痛和心肌梗死也是室性心律失常的常见原因，特别是急性心肌梗死，不论在急性期还是坏死后瘢痕期，均可出现室性心律失常，心梗后发生的室性心律失常是猝死的最常见原因。出血性脑卒中患者心律失常发生率较缺血性脑卒中患者高且更严重，其中以蛛网膜下腔出血患者最高。老年高血压患者引起慢性肾衰常伴有其他心血管并发症、重度贫血和严重的水电解质酸碱平衡紊乱，故更易发生室性心律失常。

发生高血压急症或亚急症的老年新型冠状病毒肺炎患者，交感神经系统和肾素-血管紧张素-醛固酮系统过度激活，患者出现焦虑、恐惧心理，心率增快，心肌细胞和传导系统的兴奋性，传导性和自律性明显增强，再加上如急性冠脉综合征，急性心力衰竭，脑血管意外等心、脑靶器官急性进行性损害，易发生恶性甚至致命性心律失常。因此，对于高血压急症或亚急症患者，必须采取紧急干预措施。

老年高血压合并新型冠状病毒感染肺炎伴室性心律失常的治疗原则：

1. 病因治疗和去除诱因是关键，积极治疗新型冠状病毒肺炎，积极控制血压，当血压降至目标值后，多数室性心律失常如室性期间收缩等即可减轻或消失。

2. 有研究显示新型冠状病毒可通过 S-蛋白与细胞表面 ACE2 受体的介导作用进行入侵，来感染人的呼吸道上皮细胞，建议新型冠状病毒肺炎感染期间谨慎使用 ACEI/ARB，必要时改用 CCB 或直接肾素抑制剂阿利吉仑等药物。

3. 当心律失常频繁发作，特别是出现血流动力学障碍时，应使用抗心律失常药物或非药物治疗以控制发作。其中治疗高血压伴室性心律失常最根本的措施是积极有效降低血压和逆转左室肥厚。

四、老年新型冠状病毒肺炎合并心肌病的室性心律失常

心肌病主要包括扩张型心肌病、肥厚型心肌病、致心律失常右室心肌病、浸润性心肌病（如心脏淀粉样变性）、限制性心肌病和其他心肌病（如左室致密化不全）等。基本上所有的心肌病与室性心律失常和 SCD 风险增高相关，且随心肌病的病因学和严重性不同而变化。

心肌病和室性心律失常往往并存。在多种情况下，不易区分哪种病理状态在前，这影响了临床采取何种为主的治疗策略。心肌病伴心功能不全的老年患者普遍存在室性心律失常，大多数心肌病患者其在 24 h 动态心电图检查中均有室早，尽管这些室早并不一定与心肌病相关。然而，在一个典型的心功能不全的患者，其室早的数量往往 < 5 000 个/24 h，并且其形态呈现多样性，另一方面也要充分认识到室性心律失常是引起心肌病的重要原因之一，因为心肌电活动紊乱与心肌结构重塑存在潜在的联系。近年来多种复杂心律失常被成功消融，成为心肌病治疗的一个重要方面。

老年新型冠状病毒肺炎合并心肌病室性心律失常的处理：可以选用药物控制室性心律失常发作，β 受体阻滞剂应首选，并逐渐加大剂量以获得理想的效果，无效可换用

胺碘酮或索他洛尔。当置入 ICD 的患者出现频繁室速或室颤时也可采用药物治疗，索他洛尔效果较好，也可联合使用 β 受体阻滞剂和胺碘酮或单独静脉应用胺碘酮。所有老年新型冠状病毒肺炎合并心肌病伴发室性心律失常的患者应禁用 Ⅰc 类抗心律失常药物。对于 SCD 高风险的心肌病患者首选 ICD 治疗，对于 ICD 植入后频繁电击的患者，择期行导管消融可作为辅助手段减少室速和/或室颤的发生频率，减少患者的痛苦。

五、老年新型冠状病毒肺炎合并心肌炎的室性心律失常

心肌炎指由各种原因引起的心肌炎性损伤所导致的心脏功能受损，包括收缩、舒张功能减低和心律失常。病因包括感染、自身免疫疾病和毒素/药物毒性 3 类，其中感染是最主要的致病原因，病原体以病毒最为常见，包括肠道病毒、腺病毒、巨细胞病毒、EB 病毒和流感病毒等。

暴发性心肌炎是心肌炎最为严重和特殊的类型，主要特点是起病急骤，病情进展极其迅速，患者很快出现血流动力学异常（泵衰竭和循环衰竭）以及严重心律失常，并可伴有呼吸衰竭和肝肾功能衰竭，早期病死率极高。暴发性心肌炎通常由病毒感染引起，在组织学和病理学上与普通病毒性心肌炎比较并没有特征性差别，其更多的是一项临床诊断。一般认为，当急性心肌炎发生突然且进展迅速，很快出现严重心力衰竭、低血压或心源性休克，需要应用正性肌力药物、血管活性药物或机械循环辅助治疗时，可以诊断为暴发性心肌炎。

导致心肌损伤的机制：①直接损伤，病毒侵蚀心肌细胞及其他组织细胞并在细胞内复制，引起心肌变性、坏死和功能失常；细胞裂解释放出的病毒继续感染其他心肌细胞及组织，同时释放出细胞因子造成损害。②免疫损伤，由于病毒侵蚀组织损伤而释放的细胞因子，一方面导致炎症水肿，另一方面趋化炎症细胞包括单核巨噬细胞、淋巴细胞和中性粒细胞在间质中浸润，引起细胞毒性反应、抗原抗体反应，以及炎性因子对心肌造成损伤。机体对病毒产生的细胞免疫反应和体液免疫反应，浸润的炎症细胞和组织细胞瀑布式释放出的大量细胞因子和炎症介质如白细胞介素（IL）－1/6、内皮黏附分子、肿瘤坏死因子等可导致心肌及全身器官组织损伤；细胞因子激活白细胞和血小板形成复合物，引起血栓、血管内凝血和促进白细胞移行至组织。

对于暴发性心肌炎，病毒对心肌的直接损伤严重，异常的免疫系统激活、过度的巨噬细胞极化和在组织器官中聚集所致的间接损伤是导致患者病情急剧恶化的重要病理生理机制。需要特别指出的是，暴发性心肌炎不仅只是心肌受损，病毒侵蚀、细胞因子释放、免疫反应还可导致全身多器官损伤，因此严格意义上是一个以心肌受累为主要表现的全身性疾病。心脏损伤最为严重，并且是引起血流动力学障碍、导致患者死亡的主要原因。

在最近 138 例住院的新型冠状病毒肺炎患者的病例报告中指出，有 16.7% 的患者患有心律失常，7.2% 的患者出现急性心脏损伤，提示有些患者可发展为心肌炎。有报道近期武汉市收治的部分老年新型冠状病毒肺炎住院患者在入院时心肌损伤标志物明

显升高、心电异常、多脏器功能受损严重，提示部分老年重症新型冠状病毒肺炎患者可能存在暴发性心肌炎的病理过程。

老年新型冠状病毒肺炎合并心肌炎发生室性心律失常的处理应针对心律失常类型并结合患者血流动力学状况进行相应处理。患者常存在低血压或休克，如发生严重心律失常将加重血流动力学障碍，可威胁患者生命。其处理原则应遵循现有的心律失常指南，同时亦应在充分考虑患者的心脏泵功能和血压状况下选择合适的药物或处理策略。

恶性心律失常的预测：窦性心动过缓、QRS波增宽、超声心动图显示左心室功能恶化、心肌肌钙蛋白水平持续升高或波动，持续低灌注或出现非持续性室性心动过速常预示恶性心律失常的发生。

总体治疗原则：①快速识别并纠正血流动力学障碍。因心律失常导致严重血流动力学障碍者，需立即纠正心律失常，对快速心律失常如快速多型性室速、心室颤动时应立即电复律，电复律不能纠正或纠正后复发，需兼用药物，通常在兼顾血压时使用胺碘酮静脉注射。②血流动力学相对稳定者，根据临床症状、心功能状态以及心律失常性质，选用适当治疗策略及抗心律失常药物；在心律失常纠正后应采取预防措施，尽力减少复发。③积极改善心脏功能、低血压情况，纠正和处理电解质紊乱、血气和酸碱平衡紊乱等内环境紊乱。④快速室性心律失常首选胺碘酮静脉推注，然后维持静脉泵入。⑤急性期发生室性心动过速、心室颤动的患者，急性期及病情恢复后也均不建议植入埋藏式心律转复除颤器（ICD）。

对于可能或已经出现急性重症心肌炎的老年新型冠状病毒肺炎患者，如其血流动力学不稳定，药物难以维持而且效果不佳，相比于其他危重病，机械辅助生命支持治疗对于协助患者度过急性期具有极其重要的意义，应予以高度重视，尽早识别和预判，尽早实施全方位救治，将最新的一些抢救措施如IABP、ECMO、Impella和CCRT等应用到位，以提高救治存活率，挽救患者生命。

六、老年新型冠状病毒肺炎合并心瓣膜病的室性心律失常

心脏瓣膜病是指因心脏瓣膜及其附属结构（如瓣环、瓣叶、腱索和乳头肌）发生病理改变而引起的心脏疾病，常见心脏瓣膜病有风湿性瓣膜病、缺血性瓣膜病、老年退行性瓣膜病等。老年主动脉瓣及二尖瓣瓣膜病患者非持续性室速的发生率会增加，这种心律失常不仅是潜在的心脏病标志，也是导致老年瓣膜病患者猝死的因素。

老年瓣膜病患者易患室性心律失常及心脏性猝死是由多种可能的机制决定的。心肌质量增加，心室扩张，心室壁压力以及内皮功能异常都可能导致自发的复杂性室性快速性心律失常，可能引发持续性室速及心脏性猝死，除了瓣膜病对心肌的影响，室速还可能是长期心肌受损及手术导致的纤维化的后果。有资料显示，室速在主动脉瓣置换术中比在二尖瓣置换术中更常见。在心脏扩大，残留心肌肥大以及左心室功能受损患者中室速尤其常见。

老年新型冠状病毒肺炎合并心瓣膜病并发室性心律失常的相关因素和发生机制错综复杂，在治疗时应注意以下问题：

1. 及时进行病因治疗

积极治疗病毒性肺炎，以及引起心脏瓣膜病的风湿活动、感染、心肌缺血，代谢异常、变态反应等病因，因为这些相关病因也是促发心律失常的重要因素。

2. 改善血流动力学状态

室性心律失常合并心瓣膜病时均有不同程度的血流动力学障碍，后者常引起交感神经张力增高和肾素-血管紧张素系统激活，是促发快速性心律失常的重要原因之一，应努力改善心功能的治疗。

3. 积极纠正瓣膜病变

瓣膜病变是引起相关心律失常的始动因素，如有适应证，在新型冠状病毒肺炎治愈后，应尽早进行相关瓣膜的介入治疗和手术治疗。当然，介入和手术治疗因创伤、电解质紊乱、阻断主动脉时间过长或低心排综合征等又可诱发新的心律失常，应及时加以预防。

4. 慎用抗心律失常药

对于老年新型冠状病毒肺炎合并心瓣膜病患者，偶发的室性心律失常，如无明显症状，可不使用抗心律失常药物。对于有症状而无明显血流动力学障碍的快速性室性心律失常者可使用小剂量β受体阻滞剂。对于出现复杂性快速性室性心律失常或致命性心律失常时，应积极使用胺碘酮、利多卡因等抗心律失常药物或非药物治疗（心脏电复律），出现室性逸搏心律可考虑起搏治疗。切忌对心脏瓣膜病患者长期、大剂量甚至联合应用抗心律失常药物，以免引起心功能更加恶化和发生致心律失常作用。

七、老年新型冠状病毒肺炎合并心衰的室性心律失常

心衰患者死亡的主要原因是室性心动过速和室性颤动等恶性室性心律失常与心脏机械瓣收缩功能衰竭引起的突发心脏性猝死，随着心衰病程的逐渐进展，患者表现为心腔扩大，左心室射血分数下降，心功能恶化。室性心律失常的发生和严重程度与心衰的程度相关，但其预测猝死的价值尚不明确。

老年新型冠状病毒肺炎合并心衰的室性心律失常处理，应首先进行病因治疗，包括积极治疗新型冠状病毒肺炎、稳定血流动力学、改善心肺功能、纠正电解质紊乱等。

（一）药物治疗

β受体阻滞剂是治疗心衰的"基石"，β受体阻滞剂除了具有拮抗神经内分泌过度激活效应外，还有抗心律失常和抗纤维化作用，无论是缺血性心肌病还是非缺血性心肌病患者，口服β受体阻滞剂能降低总死亡率25%～40%，降低猝死发生率32%～50%，但是中重度心衰患者口服β受体阻滞剂并不能降低心源性猝死风险。多中心非

持续性室速试验对 2 096 名冠心病合并中重度心衰患者随访 5 年发现 β 受体阻滞剂尽管能够降低总死亡率,但对心律失常性死亡或心脏骤停没有影响。传统的抗心律失常药物常常能恶化心衰患者的临床症状,CAST 试验证实心肌梗死后应用 I c 类抗心律失常药物治疗后虽然室早减少,但是死亡率却增加。索他洛尔是一种纯 III 类 I K 通道抑制剂和少量 β 受体阻滞剂效应的药物,也增加心肌梗死心衰患者的死亡率。胺碘酮可降低心衰患者的心脏性猝死,但不降低总死亡率,β 受体阻滞剂已被证实可以减少射血分数降低心衰患者的死亡率,单用胺碘酮无效或疗效不满意者可以联用 β 受体阻滞剂用于改善预后和抑制室性心律失常复发,β 受体阻滞剂从小剂量开始,注意避免心动过缓。

(二) 非药物治疗

对于血流动力学不稳定的心律失常,在室性或室上性心律失常难以明确时电复律是合适的。然而,很少有证据表明抗心律失常药物可以减少 SCD 风险。SCD-HeFT 试验显示,与对照组比较,对于 LVEF≤0.35,NYHA 心功能 II～III 级的患者胺碘酮并不能改善生存率,而 ICD 可显著降低心衰患者 23% 的总死亡率。带有除颤功能的心脏再同步化治疗 (CRTD) 可能有助于晚期心衰 (NYHA III～IV 级) 患者生存率的提高和临床症状的改善。临床研究显示,心脏再同步化治疗 (CRT) 可以改善患者的血流动力学,增加 LVEF,提高运动耐量和改善生活质量,但对于无 ICD 支持的 CRT 能否降低猝死风险仍有争议。对于合并室性心律失常的心衰患者,可在优化药物治疗的基础上,选择胺碘酮、索他洛尔和/或 β 受体阻滞剂作为 ICD 的辅助治疗。心衰猝死高危患者,应根据相关指南择期行 ICD 或 CRTD 治疗;对于 ICD 和药物治疗仍然不能控制的室性心律失常患者,可择期行导管消融治疗。

(张 伟 陶雪飞 程 标)

第十章

老年新型冠状病毒肺炎合并房颤的治疗策略

心房颤动（简称房颤）是老年病，房颤患者的平均年龄为75岁，其中84%以上大于65岁。老年房颤多见于高血压、冠心病、心肌病、甲状腺功能亢进、瓣膜病及肺心病。

血栓栓塞和心衰是房颤的主要并发症。研究发现，伴有卒中或TIA病史者房颤患者，血栓栓塞风险增加3倍，除血栓栓塞性病史外，年龄是影响房颤患者血栓栓塞事件的主要危险因素。随着年龄增加，血栓栓塞风险逐年增加，年龄>75岁者，血栓栓塞风险增加7.3倍。在血栓栓塞风险较高的房颤患者中，应用华法林或新型口服抗凝药（NOACs）抗凝可明显减少血栓栓塞事件，并改善患者的预后。既往有房颤病史的新型冠状病毒感染患者针对房颤的治疗包括血栓栓塞事件预防、节律控制、心室率控制等。

第一节　老年新型冠状病毒肺炎合并房颤的病因

房颤可见于正常人，可在情绪激动、手术后、运动或大量饮酒时发生。心脏与肺部疾病患者发生急性缺氧、高碳酸血症、代谢或血流动力学紊乱时亦可出现房颤。房颤常发生于原有心血管疾病患者，常见于风湿性心脏病、冠心病、高血压性心脏病、甲状腺功能亢进、缩窄性心包炎、心肌病、感染性心内膜炎以及慢性肺源性心脏病。老年房颤患者中部分是心动过缓-心动过速综合征的心动过速期表现。老年新型冠状病毒肺炎患者可因急性缺氧、高碳酸血症、内环境紊乱或急性心衰等在病毒感染急性期诱发房颤发作，也可表现为慢性房颤心室率变化。

第二节　房颤分类

（一）首诊房颤

第一次被确诊的房颤，与房颤持续时间及相关症状无关。

（二）阵发性房颤

持续7d内自行转复为窦性心律者，一般持续时间<48h。

（三）持续性房颤

持续 7 d 以上，需要药物或电复律才能转复为窦性心律。

（四）长期持续性房颤

房颤持续时间≥1 年并决定进行节律转复治疗。

（五）永久性房颤

不再考虑节律控制的患者。

第三节 临床表现

房颤症状的轻重受心室率快慢的影响。心室率超过 150 次/分，患者可发生心绞痛与充血性心力衰竭。心室率不快时，患者可无症状。房颤时心房有效收缩消失，心排血量比窦性心律时减少达 25％或更多。心脏听诊第一心音强度变化不定，心律极不规律。当心室率快时可发生脉搏短绌，原因是较多心室搏动过弱以致未能开启主动脉瓣，或因动脉血压波太小，未能传导至外周动脉。颈动脉波动 a 波消失。

第四节 心电图检查

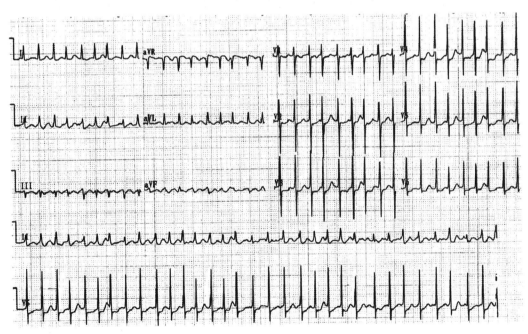

心电图表现包括：

1. P 波消失，代之以小而不规则的基线波动，形态与振幅均变化不定，称为 f 波，频率 350～600 次/分。

2. 心室率极不规则，房颤未接受药物治疗、房室传导正常者，心室率通常在 100～

160次/分，药物（儿茶酚胺等）、运动、发热、甲状腺功能亢进等均可缩短房室结不应期，使心室率加快；相反，洋地黄延长房室结不应期，减慢心室率。

3.QSR波群联律间期和振幅不等，当心室率过快，发生室内差异性传导，QRS波群增宽变形。

第五节　血栓栓塞事件预防

一、房颤缺血和出血风险评估

根据心脏结构特征，房颤分为瓣膜病房颤和非瓣膜性房颤（NVAF），合并以下情况的房颤为瓣膜病房颤：①风湿性二尖瓣狭窄；②机械瓣或生物瓣置换术后；③二尖瓣修复术后。未合并以上情况者为非瓣膜性房颤。房颤是血栓栓塞事件的独立危险因素，房颤患者血栓栓塞事件的主要表现为卒中，在少部分患者可表现为体循环栓塞，卒中和体循环栓塞的发生率为（8～10）：1，房颤相关卒中占全部卒中患者的25%。抗凝治疗能有效降低脑卒中的风险，但也是一种出血风险较高的治疗。房颤患者通常合并多种疾病，如高血压、糖尿病、冠心病、心力衰竭等，同时服用多种药物或接受经皮冠状动脉介入治疗而植入药物洗脱支架，这使抗凝治疗的过程变得更为复杂。

非瓣膜性房颤引起的卒中发生率是无房颤人群的5.6倍，在国人中非瓣膜性房颤引起的卒中发生率是无房颤者的6～8倍。房颤患者的血栓栓塞风险是连续和不断变化的，对于房颤患者应定期评估其血栓栓塞风险。指南对非瓣膜性房颤患者的卒中风险评估推荐用CHA_2DS_2-VASc评分系统（表10-1）。CHA_2DS_2-VASc评分具体为充血性心力衰竭、高血压、年龄65～74岁、糖尿病、血管疾病（既往心肌梗死、周围血管疾病、主动脉斑块）、性别为女性各计1分，年龄大于75岁、既往卒中、短暂性脑缺血发作或血栓栓塞病史计2分。非瓣膜性房颤患者CHA_2DS_2-VASc评分男性≥2分、女性≥3分，推荐口服抗凝药物治疗；CHA_2DS_2-VASc评分男性1分、女性2分，可考虑口服抗凝药物，越来越多的临床研究显示，CHA_2DS_2-VASc评分男性1分、女性2分的患者服用抗凝药物有较明显的临床净获益；CHA_2DS_2-VASc评分男性0分、女性1分，可考虑停用抗凝药物。阵发性房颤与持续性或永久性房颤具有同样的危险性，其抗凝治疗的方法均取决于危险分层。但也有研究提示在危险分层相同的情况下，持续性房颤患者血栓栓塞的风险比阵发性房颤患者高21%～30%。

在抗凝治疗前，需评估患者出血风险。可用的量表有HAS-BLED、HEMORR2HAGES和ATRIA评分系统，其中HAS-BLED评分系统（表10-2）预测价值相对较高。具体为高血压、肝功能异常、肾功能异常、卒中史、出血史、INR不稳定、年龄大于65岁、合用增加出血倾向的药物、过量饮酒各计1分，总分大于3分者出血风险增高。从房颤患者血栓栓塞危险分层和抗凝出血危险评估可以看出，出血和血栓具有很多相同的危险因素，老龄和血栓栓塞史既是血栓栓塞也是出血的重要危险因素。出血风险增高者发生血栓栓塞事件的风险往往也高，这些患者接受抗凝治疗的净获益可能更大。因此，即使是出血风险高的患者，对其抗凝治疗，收益仍可能远大于风险，但开始抗凝治疗前应注意筛查并纠正增加出血风险的可逆因素，例如没有控制好的高血压、INR 不稳定、合用增加出血的药物以及酗酒等，其他潜在可逆的出血危险还包括贫血、肝肾功能损伤及血小板计数和功能下降等，在开始抗凝治疗之后加强监测。在新型冠状病毒感染急性期，尤其是重症患者，可能合并多器官功能不全、DIC 等并发症，在决定加用抗凝药物或已经使用抗凝药物过程中，更应该严密监测患者出血情况及肝肾功能、血小板计数以及凝血功能，随时调整治疗方案，并注意抗病毒药物与抗凝药物之间的相互作用。

表 10-1　房颤血栓危险度评分 CHA_2DS_2-VASc 评分

危险因素	评分
心力衰竭/LVEF<40%（C）	1
高血压（H）	1
年龄>75 岁（A）	2
糖尿病（D）	1
卒中/血栓形成（S）	2
血管性疾病（V）	1
年龄 65～74 岁（A）	1
女性（Sc）	1
总分	9

注：卒中/血栓形成（S）：血栓栓塞，卒中或短暂性脑缺血发作；血管性疾病（V）：外周动脉血管病或主动脉瓣疾病

表 10-2　HAS-BLED 评分-出血风险评估

字母代号	临床疾病	评分
H（Hypertension）	高血压	1
A（Abnormal renal and liver Function）	肝肾功能不全	各1分
S（Stroke）	卒中	1
B（Bleeding）	出血	1
L（Labile INRs）	异常 INR 值	1
E（Elderly）	年龄>65 岁	1
D（Drugs or alcohol）	药物或饮酒	各1分

注：高血压指收缩压>160 mmHg；异常肝功能是指慢性肝病或显著的生化指标紊乱（如胆红素>正常值上限的 2 倍，并且 ALT/AST/ALP>正常值上限的 3 倍等）；肾功能异常为慢性透析或肾移植或血清肌酐≥200 μmol/L；INR 不稳定指 TTR<60%

瓣膜病房颤患者，指南推荐使用华法林治疗。

二、新型口服抗凝药的应用

非瓣膜性房颤患者推荐的口服抗凝药物包括：维生素 K 拮抗剂和新型口服抗凝药（NOACs），指南推荐在可能的情况下可首选 NOACs，与华法林相比，房颤患者应用 NOACs 的获益风险比更明显。对比较 NOACs 和华法林的 4 个主要随机对照研究（RE-LY、ROCKET AF、ARISTOTLE、ENGAGE AF）进行荟萃分析，包括 42 411

名患者接受 NOACs、29 272 名患者接受华法林治疗，发现 NOACs 与华法林相比可以明显减少卒中和体循环栓塞 19%，其中出血性卒中下降明显，全因死亡率降低 10%，颅内出血减少一半，但消化道出血略增加。NOACs 在各亚组中有效预防卒中的疗效一致，但降低主要出血并发症作用存在差异，对于华法林抗凝强度不稳定的房颤患者（INR 在治疗目标范围内的时间百分比 TTR<66%），NOACs 在保障有效性的同时，减少出血的作用更明显。

新型口服抗凝药（NOAC），在保证抗凝疗效的同时显著降低出血风险，尤其是明显降低颅内出血风险。目前应用于临床的 NOACs 包括凝血酶抑制剂—达比加群和 Xa 因子拮抗剂—利伐沙班、阿哌沙班、依度沙班等，通过与凝血酶或 Xa 因子可逆性结合而发挥抗凝作用。在使用洛匹那韦/利托那韦抗病毒治疗的新冠状病毒感染的患者不推荐合用利伐沙班。NOAC 的优点是：①不需像华法林一样常规监测抗凝强度；②除特殊情况（肾功能不良、高龄，低体重等），一般治疗人群不需要调整剂量；③口服后吸收快，血药浓度较快达到峰值并发挥抗凝作用；④半衰期较短，停药后抗凝作用消失较快；⑤具有稳定的剂量相关性抗凝作用，受食物和其他药物的影响小。

目前可用于临床的 NOAC 有 2 类：直接凝血酶抑制剂（DTI，如达比加群）和 Xa 因子抑制剂（利伐沙班、阿哌沙班和依度沙班）。DTI 与凝血酶结合，阻断凝血酶转化纤维蛋白原为纤维蛋白的功能而发挥抗凝作用。此外，DTI 能阻断凝血酶介导的 V、Ⅷ、Ⅸ 因子激活过程而增强其抗凝作用。DTI 还能阻断凝血酶介导的血小板活化，抗纤溶作用和炎症过程。与肝素不同，DTI 不仅能与游离的凝血酶结合，还能与已经结合在纤维蛋白上的凝血酶结合。沙班类 NOAC 直接作用于 Xa 因子，抑制其在凝血过程中的作用（表 10-3）。

表 10-3 新型口服抗凝药的药理学特点

药物	作用机制	生物利用度（%）	食物对药物吸收的影响	经肾脏清除（%）	经肝脏CYP3A4代谢	口服后作用达峰时间（h）	半衰期（h）
达比加群	抑制凝血酶	3~7	无	80	否	0.5~2.0	12~17
利伐沙班	抑制 Xa 因子	66~100	增加	35	是	1~4	5~13
阿哌沙班	抑制 Xa 因子	50	无	27	是（少量）	1~4	8~15
依度沙班	抑制 Xa 因子	62	增加	50	是（少量<4%）	1~2	6~11

新型口服抗凝药的应用：目前的循证医学证据表明达比加群酯具有更好的卒中预防效果，单纯房颤患者可选用达比加群酯。房颤合并冠心病的患者首选利伐沙班，减少心肌缺血风险。阿哌沙班可能具有更小的出血风险（包括颅内出血、消化道出血），因此消化道出血高危患者首选阿哌沙班。伴随时间增加，房颤患者使用 NOACs（特别是达比加群酯和利伐沙班）可能比华法林具有更少的肾脏不良事件风险。老年房颤患者在抗凝治疗中，使用达比加群酯比华法林具有更低的骨质疏松性骨折风险。抗凝是一种风险较高的治疗，患者可能发生大出血或颅内出血等严重并发症。此外，患者肝、肾功能改变或其他疾病（如高血压、冠心病、糖尿病等）治疗药物的变化，药物相互

作用等均可能影响抗凝治疗的疗效和安全性，因此，定期随访是必需的。一般情况下，对 NOAC 服药后 1 个月应完成第 1 次随访，以后每 3 个月或半年随访 1 次。随访频度还取决于合并疾病的严重程度。随访的主要项目包括：①评估患者对抗凝治疗的依从性；②血栓栓塞事件；③出血事件，包括隐匿性出血；④其他不良反应；⑤同时使用的药物；⑥取血标本查肝、肾功能和血红蛋白，每年 1 次。肾功能轻—中度损害（CrCl 在 30～60 ml/min）或服用达比加群的高龄（>75 岁）或衰弱患者，每半年应查 1 次肾功能；如果肾功能严重损害（CrCl 在 15～30 ml/min），应 3 个月查 1 次。

合并慢性肾功能不全者：在 NOAC 的临床试验中，包括许多轻-中度 CKD 患者，轻度 CKD 对 NOAC 药代动力学影响很小。中-重度 CKD 对药代动力学有明显影响，严重 CKD（CrCl<15 ml/min）为 NOAC 的禁忌证（见表 10-4、10-5）。

表 10-4 新型口服抗凝药的常用剂量

药物	研究中使用剂量	3 期临床试验
达比加群	150 mg bid；110 mg bid	RE-LY
利伐沙班	20 mg qd；15 mg qd	ROCKET-AF
阿哌沙班	5.0 mg bid；2.5 mg bid	ARISTOTLE AVERROES
依度沙班	60 mg qd；30 mg qd；15 mg qd	ENGAGE-AF

注：依度沙班还未获准上市；bid：每日 2 次；qd：每日一次

表 10-5 慢性肾脏疾病患者新型口服抗凝药推荐剂量

肾功能	达比加群	利伐沙班	阿哌沙班
正常或轻度损害（CrCl>50 ml/min）	150 mg bid 或 110 mg bid	20 mg qd	5 mg bid 或 2.5 mg bid
中度损害（CrCl：30～50 ml/min）	110 mg bid 或 75 mg bid	15 mg qd	5 mg bid 或 2.5 mg bid
重度损害（CrCl：15～30 ml/min）	75 mg bid	15 mg qd	2.5 mg bid
严重损害（CrCl<15 ml/min）	不推荐使用	不推荐使用	不推荐使用

新型口服抗凝药与其他抗血栓药的替换治疗：

（1）NOAC 替换华法林或肝素：当 INR<2.0 时，应立即开始 NOAC 的治疗。当 INR2.0～2.5 时，可第 2 d 开始 NOAC 治疗。如果 INR>2.5，应根据 INR 的实际值和华法林的半衰期（36～42 h）估计 INR 降到 2.5 以下所需时间，并根据再次测定的 INR 值决定 NOAC 开始治疗的时间。

（2）NOAC 替换肝素或低分子肝素：静脉使用肝素停用后即可开始 NOAC 治疗，因肝素半衰期较短（2 h 左右），如果合并肾功能衰竭应注意，肝素清除时间将延长。对已使用低分子肝素者，可在预期下次使用低分子肝素的时间开始 NOAC 治疗。

（3）华法林替换 NOAC：口服华法林需等待 5～10 d，INR 才能达到目标治疗范围（2.0～3.0）并且个体差异并较大。因此，华法林应与 NOAC 重叠使用一段时间，直到 INR 达到目标治疗范围，才停用 NOAC。不推荐给予华法林负荷剂量。NOAC，特别是 Ⅹa 因子抑制剂可能对 INR 值有一定影响，因此应在下一次 NOAC 服用前取血测 INR。已停用 NOAC 单独使用华法林时应在停 NOAC 24 h 后再测 1 次 INR，以保证华法林单独使用的抗凝强度已达到目标治疗范围（INR 2.0～3.0）。

（4）肝素和低分子肝素替代 NOAC：停用 NOAC 后，在原计划下一次使用 NOAC 的时间，即可开始使用肝素或低分子肝素。

（5）NOAC 不同种类的替换：在计划下一次服用原使用的 NOAC 时，即可开始服用更换的另一种 NOAC，停用原使用的 NOAC。

（6）阿司匹林或氯吡格雷和 NOAC 的替换：停用阿司匹林或氯吡格雷后，即可开始使用 NOAC。

新型口服抗凝药漏服、过量的处理：

（1）漏服：漏服 1 次 NOAC，下次服药无须采用双倍剂量。如果采用每天服 2 次的 NOAC，漏服后 6 h 内可补充漏服的剂量。如果已超过 6 h，无须补服，按原计划服下一次药。如果采用每天服 1 次的 NOAC，漏服后 12 h 内可补充漏服的剂量，如果已超过 12 h，无须补服，按原计划服下一次药。

（2）过量：如果 1 次误服双倍剂量，停服 1 次即可，如果超服剂量很大或不确定，必要时应住院，按药物过量和中毒处理，密切观察和处理药物可能导致的出血并发症。

凝血实验检测指标的应用：使用 NOAC 并不需要常规监测凝血的实验室指标。但在下列情况下，凝血的实验室指标有助于临床决策：①严重出血；②血栓栓塞事件；③急诊外科手术；④肝、肾功能不良；⑤怀疑药物过量；⑥怀疑药物间相互作用而影响抗凝治疗的疗效和安全性。服用 NOAC 后，血药浓度对凝血指标有明显影响。根据药代动力学参数可推算取血标本的时间是峰值或谷值血药浓度的时间。活化部分凝血活酶时间（aPrr）延长可定性反映血中存在达比加群。凝血酶原时间（PT）延长可定性地反映血中存在利伐沙班或其他 Χa 因子抑制剂。目前尚无临床实用的检测方法用于定量分析凝血酶活性和 Χa 因子活性受抑制的强度。INR 不能用于监测服用 NOAC 的患者。

表 10－6　凝血实验室指标对新型口服抗凝药治疗患者的临床意义

药物	血药浓度峰值时间（服药后，h）	血药浓度谷值时间（服药后，h）	PT	INR	aPTT	dTT	ECT
达比加群	2	12～24	无用	无用	谷值时>正常上限 2 倍提示出血风险	谷值时>200 ng/ml 或>65 s，有出血风险	谷值时≥正常上限 3 倍有出血风险
利伐沙班	2～4	16～24	延长可能提示出血风险	无用	无用	无用	无影响
阿哌沙班	1～4	12～24	无用	无用	无用	无用	无影响
依度沙班	1～2	12～24	延长，与出血的关系不清楚	无用	延长，与出血的关系不清楚	无用	无影响

注：PT＝凝血酶原时间；INR＝国际标准化比值；aPTT＝活化部分凝血活酶时间；dTT＝稀释凝血时间；ECT＝蛇静脉酶凝结时间

NOACs 抗凝治疗的出血并发症：与华法林相比，NOAC 导致的危及生命的出血，如颅内出血等显著少于华法林。但胃肠道出血并不少见。目前国内尚无 NOAC 特异性拮抗剂逆转 NOAC 的抗凝作用。对非致命性出血，常规的支持治疗包括局部压迫止血、外科手术止血、输液和输血等。NOAC 半衰期较短，一般在停药后 12~24 h，体内凝血系统功能恢复正常。对肾功不良的患者，需要较长时间，如服用达比加群：肾功能轻度损害（CrCl 为 50~80 ml/min）恢复时间延长到 24~36 h；中度损害（CrCl 为 30~50 ml/min），恢复时间为 36~48 h；重度损害（CrCl＜30 ml/min），恢复时间将延长到 48 h 以上。在选择血液透析治疗时，这是应考虑的一个重要因素。等待药物从体内自行排除后凝血系统功能恢复，或是采用血液透析加快药物的清除，这应根据患者出血的严重性、肾功能、药物清除所需时间等综合因素来决定。对 Ⅹ a 因子抑制剂来说，血液透析并不能明显降低血药浓度，因为它们与血浆蛋白的结合率很高。对致命性出血，在上述一系列支持治疗的基础上，如果仍需要迅速止血，可使用凝血酶原复合物浓缩物（PCC），活化的 PCC（aPCC）或活化的基因重组Ⅶ因子（rFⅦa）对抗 NOAC 的抗凝作用。根据动物和健康志愿者的试验，PCC 和 rFⅦa 可逆转 NOAC 的抗凝作用。

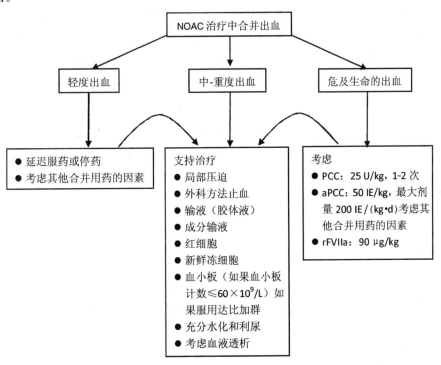

NOAC＝新型口服抗凝药；PCC＝凝血酶原复合物浓缩物；aPCC＝活化的 PCC；rFⅦa＝活化的基因重组Ⅶ因子

图 10-1 NOACs 出血并发症处理

三、华法林的应用

荟萃研究表明，华法林可使房颤患者发生卒中的相对危险度降低 64％，每年发生卒中的绝对危险度降低 2.7％，全因死亡率降低 26％。但是，这类药物在临床应用中有明显局限性，包括：①不能根据剂量预测抗凝强度；②诸多因素（如包括食物和药物）都可影响其在体内的代谢和抗凝强度；③维持治疗时，每月至少应测 1 次国际标准化比值（INR）；④即使按时监测 INR，并据此调整剂量，INR 在目标治疗范围（2.0~3.0）的时间也很难超过整个疗程时间的 65%；⑤大出血并发症发生率较高，每年可达 3%。以上这些因素极大地限制了华法林的广泛使用。在我国，具有脑卒中高风险的房颤患者中，华法林的使用率不到 20%。

华法林抗凝治疗的效益和安全性取决于抗凝治疗的强度和稳定性。临床研究证实抗凝强度为 INR 2.0~3.0 时，华法林可有效预防卒中事件。华法林抗凝治疗的稳定性常用 INR 在治疗目标范围内的时间百分比（TTR）表示，INR 在治疗目标范围内的时间越长，华法林抗凝治疗的获益越明显。

有一些临床特征可影响华法林抗凝强度的稳定性，包括女性、年龄<60 岁、疾病史>2 种、应用相互作用的药物如胺碘酮、吸烟和种族，这些临床特征被汇总为 SAMe-TT2R2 评分。疾病史包括高血压、糖尿病、冠心病或心肌梗死、外周动脉疾病、心衰、卒中史、肺病、肝病或肾病等。该评分与华法林抗凝强度的稳定性相关，评分越高（>3 分）、维持 TTR 较高的可能性较小，血栓栓塞、严重出血和死亡率也增加。在服用华法林时应加强监测和管理或在可能的情况下改用 NOACs。

表 10-7　影响华法林抗凝强度稳定性 SAMe-TT2R2 积分

危险因素	积分	危险因素	积分
性别（女性）（S）	1	吸烟（近 2 年内）（T）	2
年龄（<60 岁）（A）	1	种族（非白种人）（R）	2
疾病史＊（两种以上合并症）（Me）	1	总积分	8
治疗（相互作用的药物如胺碘酮）（T）	1		

＊疾病史定义为合并有 2 种以上的下列疾病，包括高血压、糖尿病、冠心病或心肌梗死、外周动脉疾病、心衰、卒中史、肺部、肝病或肾病

华法林的剂量：建议中国人的初始剂量为 1~3 mg（国内华法林主要的剂型为 2.5 mg 和 3 mg），可在 2~4 周达到目标范围。中国人房颤的抗栓研究中华法林的维持剂量大约为 3 mg。

某些患者如老年、肝功能受损、充血性心力衰竭和出血高风险患者，初始剂量可适当降低。如果需要快速抗凝，如 VTE 急性期治疗，给予普通肝素或低分子肝素与华法林重叠应用 5 d 以上，即在给予肝素的第 1 d 或第 2 d 即给予华法林，并调整剂量，当 INR 达到目标范围并持续 2 d 以上时，停用普通肝素或低分子肝素。治疗过程中剂量调整应谨慎，频繁调整剂量会使 INR 波动。如果 INR 连续测得结果位于目标范围之外再开始调整剂量，一次升高或降低可以不急于改变剂量而应寻找原因。华法林剂量调整幅度较小时，可以采用计算每周剂量，比调整每日剂量更为精确。INR 如超过目标范围，可升高或降低原剂量的 5%~20%，调整剂量后注意加强监测。如 INR 一直稳定，偶尔波动且幅度不超过 INR 目标范围上下 0.5，可不必调整剂量，酌情复查 INR（可数天或 1~2 周）。患者剂量稳定前应数天至每周监测 1 次，INR 稳定后，可以每 4

周监测 1 次。如果需调整剂量，应重复前面所述的监测频率直到 INR 再次稳定。由于老年患者华法林清除减少，合并其他疾病或合并用药较多，应加强监测。长期服用华法林患者 INR 的监测频率受患者依从性、合并疾病、合并用药药物、饮食调整等因素影响。服用华法林 INR 稳定的患者最长可以 3 个月监测 1 次 INR。

华法林的抗凝作用易受食物药物的影响，尤其在联合应用抗感染药物的新型冠状病毒感染的患者中，如必须使用华法林，建议选用对华法林影响较小的抗感染药物（表 10-8），并密切监测 INR，出现 INR 波动或出血及时处理。

表 10-8 药品、食品、膳食补充剂与华法林的相互作用

影响程度	抗感染药物	心血管药物	非甾体消炎药及免疫抑制剂	中枢神经系统药物	胃肠道药物和食物	中草药	其他药物
增强							
高度可能	环丙沙星、复方磺胺甲噁唑、红霉素；氟康唑、口服异烟肼、甲硝唑、咪康唑凝胶、咪康唑阴道栓、伏立康唑	胺碘酮、安妥明，地尔硫䓬；非诺贝特、普罗帕酮、普萘洛尔、磺吡酮（先增强后抑制的双相作用）	保泰松、吡罗昔康	酒精（如合并肝脏疾病）、西酞普兰、恩他卡朋、舍曲林	甲腈咪胍、鱼油、芒果、奥美拉唑	博尔多、胡芦巴、龟苓膏	合成代谢类固醇、齐留通
很可能	阿莫西林—克拉维酸钾、阿奇霉素、克拉霉素、伊曲康唑、左氧氟沙星、利多那韦、四环素	阿司匹林、阿伐他汀、奎尼丁；罗匹尼罗、辛伐他汀	对乙酰氨基酚、阿司匹林、塞来昔布；右丙氧芬、干扰素、曲马多	双硫仑、伏合氯醛（先增强后抑制的双相作用）	葡萄柚	丹参、当归、宁夏枸杞	左旋咪唑、氟尿嘧啶、吉西他滨/氟尿嘧啶、紫杉醇、他莫昔芬、托特罗定
可能	阿莫西林、阿莫西林—氨甲环酸洗剂；氯霉素、加替沙星、咪康唑外用凝胶、萘啶酸、诺氟沙星、氧氟沙星、沙奎那韦、特比萘芬	中毒量胺碘酮；丙吡胺、吉非罗齐、美托拉宗	塞来昔布、消炎痛、来氟米特、丙氧芬、罗非昔布、舒林酸、托美汀、外用水杨酸	非氨酯	奥利司他	丹参/甲基水杨酸	阿卡波糖、环磷酰胺/甲氨蝶呤/氟尿嘧啶；达托霉素、达那唑、异环磷酰胺、曲妥单抗
不可能	头孢孟多、头孢唑啉、磺胺异噁唑	苯扎贝特、肝素	左旋咪唑、甲基萘、丁美酮	氟西汀与地西泮、喹硫平			依托泊苷/卡铂、左炔诺孕酮
抑制							
高度可能	灰黄霉素、奈夫西林、利巴韦林、利福平	消胆胺	美沙拉嗪	巴比妥类、卡马西平	含大量维生素 K 的食物或肠道营养剂、进食大量鳄梨		巯嘌呤
很可能	双氯西林、利托那韦	波生坦	硫唑嘌呤	氯氮䓬	豆奶、硫糖铝	人参制品	螯合疗法、流感疫苗、复合维生素补充剂、盐酸雷洛昔芬
可能	特比萘芬	替米沙坦	柳氮磺吡啶		含有紫菜的寿司		环孢素、芳香维甲酸、辅酶 Q_{10}
不可能	氯唑西林、萘夫西林/双氯西林、替考拉宁	呋塞米		丙泊酚		绿茶	

197

华法林导致出血事件的发生率因不同治疗人群而异。例如，在非瓣膜病房颤患者的前瞻性临床研究中，华法林目标为 INR 2~3 时严重出血的发生率为每年 1.4%~3.4%，颅内出血的发生率为 0.4%~0.8%。出血可以表现为轻微出血和严重出血，轻微出血包括鼻出血、牙龈出血、皮肤黏膜淤斑、月经过多等；严重出血可表现为肉眼血尿、消化道出血，最严重的可发生颅内出血。出现 INR 波动或出血的处理（表 10-9）：

表 10-9　国际标准化比值（INR）异常升高或出血时的处理

INR 异常升高或出血情况	需采取的措施
INR>3.0~4.5 （无出血并发症）	适当降低华法林剂量（5%~20%）或停服 1 次，1~2 d 后复查 INR。当 INR 恢复到目标值以内后调整华法林剂量并重新开始治疗。或加强监测 INR 是否能恢复到治疗水平，同时寻找可能使 INR 升高的因素
INR>4.5~<10.0 （无出血并发症）	停用华法林，肌内注射维生素 K_1（1.0~2.5 mg），6~12 h 后复查 INR。INR<3 后重新以小剂量华法林开始治疗
INR≥10.0 （无出血并发症）	停用华法林，肌内注射维生素 K_1（5 mg），6~12 h 后复查 INR。INR<3 后重新以小剂量华法林开始治疗。若患者具有出血高危因素，可考虑输注新鲜冰冻血浆、凝血酶原浓缩物或重组凝血因子 Ⅶa
严重出血 （无论 INR 水平如何）	停用华法林，肌内注射维生素 K_1（5 mg），输注新鲜冰冻血浆、凝血酶原浓缩物或重组凝血因子 Ⅶa，随时监测 INR。病情稳定后需要重新评估应用华法林治疗的必要性

注：维生素 K_1 可以静脉、皮下或口服，静脉内注射维生素 K_1 可能会发生过敏反应，而口服维生素 K_1 的起效较慢。当需要紧急逆转抗凝作用时，也可以静脉内缓慢注射维生素 K_1。当应用大剂量维生素 K_1 后继续进行华法林治疗时，可以给予肝素直到维生素 K_1 的作用消失，患者恢复对华法林治疗的反应

四、房颤合并 ACS 或接受 PCI 治疗的抗栓策略

长期口服抗凝药物的房颤患者合并 ACS 或接受 PCI 治疗后，往往需要双联抗血小板治疗（DAPT），但研究显示，三联抗栓治疗导致大出血的风险是 OAC 或 DAPT 单独用药的 3~4 倍。OEST 研究旨在探讨接受 OAC 治疗并行冠状动脉支架置入患者的最佳抗栓策略，与三联治疗组（华法林＋氯吡格雷＋阿司匹林）比较，华法林＋氯吡格雷组出血风险明显减低（44.4%比 19.4%，$P<0.001$）；且华法林＋氯吡格雷组预防缺血的疗效优于三联治疗组（17.6%比 11.1%，$P=0.025$）；PIONEER AF-PCI 研究纳入 ACS 伴 NVAF 患者 2 100 例，分别给予新型口服抗凝药（NOAC）利伐沙班（15 mg、1 次/d）联合氯吡格雷（75 mg/d），或利伐沙班（2.5 mg、2 次/天）联合 DAPT（氯吡格雷 75 mg/d＋阿司匹林 75~100 mg/d），或华法林联合 DAPT 治疗 12 个月，研究结果显示，利伐沙班联合氯吡格雷与利伐沙班联合 DAPT 临床出血率均明显低于华法林联合 DAPT，且全因死亡率和再住院率也明显低于华法林联合 DAPT 组。ATLAS ACS2-TIMl51 研究纳入 15 526 例近期 ACS 患者，接受 DAPT 且初始症状稳定后 1~7 d 后，观察利伐沙班的二级预防效果。结果显示，在 DAPT 基础上加用低剂量（2.5 mg、2 次/天）的利伐沙班治疗明显降低 ACS 患者的心血管死亡、心肌梗死或卒中的发生率（8.9%比 10.7%，$P=0.008$），但出血事件增多（2.1%比 0.6%，$P<$

0.001)，部分抵消了其获益。GEMINI-ACS 研究纳入了 3 037 例近期 ACS 患者，比较了在 P2Y12 抑制剂（氯吡格雷或替格瑞洛）基础上，小剂量利伐沙班与阿司匹林在 ACS 患者中的安全性。结果发现利伐沙班 2.5 mg、2 次/天+P2Y12 受体抑制剂与标准 DAPT 相比出血风险差异无统计学意义（$P=0.58$），缺血性复合终点事件发生率差异也无统计学意义（$P=0.73$），提示不能耐受阿司匹林的 ACS 患者可用利伐沙班 2.5 mg、2 次/天+P2Y12 受体抑制剂作为替代抗栓治疗方案。

　　基于以上循证医学证据，合并 ACS 患者同时需行 GRACE 评分和 CRUSADE 评分进行 ACS 早期危险分层，预测缺血和出血风险，选择合适的抗栓治疗策略，具体推荐如下：

　　1. 低出血风险的 ACS 合并房颤患者，起始 NOAC 或华法林+阿司匹林及氯吡格雷三联抗栓治疗持续 6 个月，再 NOAC 或华法林+阿司匹林或氯吡格雷治疗至 12 个月。

　　2. 高出血风险的 ACS 合并 NVAF 患者，应根据缺血风险给予起始 NOAC 或华法林+氯吡格雷双联治疗，或 NOAC/华法林+阿司匹林+氯吡格雷联抗栓治疗持续 1 个月，再 NOAC 或华法林+阿司匹林或氯吡格雷双联抗栓至 12 个月。

　　3. 如使用 NOAC，可考虑以下方案以减少出血风险：①达比加群 110 mg、2 次/d 基础上加用氯吡格雷 75 mg/d；②利伐沙班 15 mg、1 次/d 基础上加用氯吡格雷 75 mg/d；③利伐沙班 2.5 mg、2 次/d 基础上联合 DAPT（氯吡格雷 75 mg/d+阿司匹林 100 mg/d）。

　　经皮左心耳封堵术对于不能长期应用抗凝药物的房颤患者是一种有效的替代治疗方式，推荐级别是Ⅱb，证据等级是 B-NR。两项前瞻性随机对照研究 PROTECT AF 和 PREV AIL，评估了经皮左心耳封堵器 Watchman 与华法林相比在血栓栓塞风险增高房颤患者中的有效性和安全性，结果提示与华法林相比，左心耳封堵可明显降低出血性卒中，但缺血性卒中增加，如果不包括围术期事件，则缺血性卒中增加不明显。对于大多数血栓栓塞风险增高的房颤患者来说，口服抗凝药物仍是预防卒中的首选治疗方法。左心耳封堵器相关血栓形成并不少见，且明显增加临床血栓栓塞事件，封堵器相关血栓可发生于术后 12 个月或更长时间。左心耳封堵术在房颤管理指南中推荐级别不高的另外一个重要原因是目前尚缺乏比较左心耳封堵术与 NOACs 在房颤患者中的有效性研究，而 NOACs 在房颤患者血栓栓塞事件预防中的获益风险比明显优于华法林。感染新型冠状病毒急性期患者由于病毒传染性和防护实施困难，考虑经皮左心耳封堵术的可能性更小。

第六节　节律控制

　　针对房颤的治疗策略围绕着心率控制抑或节律控制进行了多项大规模的随机对照研究（RCT），总体结果提示，节律控制效果并不优于频率控制，但是也有部分研究显示，在房颤合并心力衰竭的人群中，恢复窦性心律的患者较频率控制的患者左室功能更优，生活质量更高。CASTLE-AF 研究证实了心衰合并房颤患者导管消融的获益，但是该研究入选的患者较少，因此 2019AHA/ACC/HRS 房颤管理指南仅给予Ⅱb类推荐，指南推荐对于射血分数降低型心衰且有症状的房颤患者，房颤导管消融以降低死亡率、减少心衰住院治疗可能是合理的（Ⅱb，B-R）。而 CABANA 研究是一项大规模随机对照研究，亚组分析发现真正在导管消融中获益的是心衰合并房颤的患者。有专家指出，如果 2019 年 AHA/ACC/HRS 房颤指南将 CABANA 研究考虑在内，心衰合并房颤的导管消融级别推荐可能上升至Ⅰ类或Ⅱa类。

恢复和维持窦性心律是房颤管理的一个重要组成部分，可显著改善患者的房颤相关症状。虽然早期临床研究未能证实节律控制较室率控制在终点事件发生率上存在获益，为避免房颤持续发作引起的心脏重构、心功能恶化等不良影响，临床治疗中通常仍首选节律控制。房颤的节律控制包括房颤急性发作复律和长期节律控制两方面，指南肯定了房颤导管消融在房颤治疗中的主流地位。

一、急性期复律

同步直流电复律是非常有效的节律控制方法，特别适用于伴有血流动力学不稳定的急性房颤发作患者，有助于迅速恢复其心排量（Ⅰ，B）。不伴有血流动力学异常的房颤急性发作患者，可根据其个人意愿选择电复律或药物复律治疗。对于没有缺血性或结构性心脏病的患者，使用氟卡尼、普罗帕酮或维那卡兰复律为Ⅰ类推荐，伊布利特为Ⅱa类推荐（证据等级：B级）。对于伴有缺血性或结构性心脏病的房颤患者来说，胺碘酮为药物复律的Ⅰ类推荐（证据等级：A级）。严重心力衰竭或严重结构性心脏病（尤其是主动脉瓣狭窄）且不伴有低血压的患者中，维那卡兰可作为胺碘酮的替代药物（Ⅱa，B）。房颤发作时间超过 48 h 的患者在复律前应使用 OAC 治疗至少 3 周，复律后继续抗凝 4 周（如存在卒中危险因素则长期使用）。若需早期复律，可通过经食道超声心动图来排除左心房血栓。对于既往无房颤病史的患者，在新型冠状病毒感染急性期新发房颤，首先考虑去除诱因，如：心肌损伤、心力衰竭、心肌缺血、低氧血症、重症感染等。因房颤导致严重血流动力学障碍者，应立即电复律，电复律不能纠正或纠正后复发，需兼用药物，通常在兼顾血压时使用胺碘酮静脉注射，同时应尽早开始抗凝治疗。对于房颤合并预激综合征，血流动力学不稳定的患者推荐行直流电复律治疗。

二、长期节律控制

（一）抗心律失常药物

长期使用抗心律失常药物（AADs）控制节律时，应结合患者病情特点，优先考虑药物治疗的安全性，其次才是有效性。胺碘酮较其他 AADs 更有效，2016 年 ESC/EACTS 房颤管理指南建议（Ⅱa，C）。当患者开始使用 AADs 时，应仔细分析其心电图改变，如 PR 间期、QRS 间期和 QT 间期长短，明确是否存在药物所致的心律失常风险。不推荐存在 QT 间期延长、有明显窦房结或房室结功能障碍且未植入起搏器的患者采用 AADs 治疗（Ⅲ，C）。老年人往往合并有许多基础疾病，药物复律需要充分评估，之前要反复评估心脏功能及电解质情况。心功能不全患者禁用 Ⅰc 类抗心律失常药物，在低钾低镁的情况下使用Ⅲ类抗心律失常药物容易诱发尖端扭转性室速。

（二）导管消融治疗

射频消融在房颤治疗中发挥着越来越重要的作用，特别是在症状非常明显的患者中可作为主要治疗方法。在症状反复发作的阵发性房颤患者中，临床医生在权衡药物和导管消融治疗利弊后，在抗心律失常药治疗前进行导管消融是一个合理的初始心律控制策略（证据级别 B）。指南推荐，在维持窦性节律方面导管射频消融术优于当前的抗心律失常药物；有证据支持在经验丰富的中心，对于年轻、无结构性心脏病的阵发性房颤的患者其效果最好。

随着临床证据的积累和消融技术的日趋成熟，新指南进一步提升了导管消融在房颤治疗中的地位。对于部分有症状的阵发性房颤患者，综合评估患者的个人意愿、临床获益和治疗风险后，导管消融可替代 AADs，作为改善患者症状、预防房颤复发的一线治疗（Ⅱa，B）。对于不能耐受 AADs，或 AADs 治疗后房颤复发且伴有明显症状的阵发性、持续性和长程持续性房颤患者，导管消融可作为二线治疗方案，且较 AADs 更为有效（Ⅰ，A）。其中持续性房颤和长程持续性房颤患者的导管消融操作需在经验丰富的中心由受过充分训练的团队来完成（Ⅱa，C）。导管消融治疗应以实现肺静脉隔离为终点，可选择逐点消融、线性消融或冷冻球囊消融（Ⅱa，B）。持续性房颤是否需在肺静脉隔离的基础上采取更为积极的消融策略，目前仅有部分数据支持。指南建议，首次接受消融治疗的患者，在验证肺静脉电隔离后，无须额外行其他操作。消融术后房颤复发，决定接受二次手术者，在确保肺静脉电隔离的基础上，可进一步行线性消融或碎裂电位消融。如房颤导管消融失败，经有经验的房颤消融团队讨论后，可考虑行外科微创心外膜肺静脉隔离（Ⅱa，B），或行迷宫术改善症状（Ⅱa，C）。对于行心脏手术的患者，在评估手术风险及获益后，可同时行迷宫术，双侧心房效果更优（Ⅱa，A）。房颤消融围术期应继续服用 VKA（Ⅱa，B）或 NOACs（Ⅱa，C），确保有效抗凝。所有行导管消融（Ⅱa，B）及外科消融（Ⅱa，C）的患者，术后均需口服抗凝药物至少 8 周。对卒中高危患者，即使导管消融或外科消融术后获得初步成功，仍应持续抗凝治疗（Ⅱa，C 级）。慢性房颤患者不建议在新冠状病毒感染急性期行房颤射频消融或在不充足抗凝情况下行药物复律。

第七节 心室率控制

老年房颤患者往往有基础心脏疾病，并且持续时间较长，不管以何种方式转复为窦性心律的可能性较小，即使能够转复，也往往复发。心室率控制已渐成为多项房颤诊疗指南所推荐的一线治疗方案，而且一般认为，目标心率以静息时心率<80 bpm、中等活动量时心率<110 bpm 为宜。然而，RACE-2 研究表明，严格控制心室率患者得益并不比宽松控制心率的患者多，无需将房颤患者的心率严格控制在静息时<80 bpm，活动时<110 bpm 的范围。但心力衰竭和房颤常伴随发生，大量的临床试验研究证实，心力衰竭患者的房颤发生率随心功能的降低而升高，神经内分泌的激活、心脏电生理和机械因素的变化、细胞内外环境的改变等因素共同形成心力衰竭和房颤发生与维持的特殊环境，两者相互促进，形成恶性循环。Van Gelder 等认为，RACE-2 研究中宽松控制心室率患者发生心血管事件致死、致残率不高，一个主要原因是两组患者发生心力衰竭的比例无明显差异，并且认为当心室率<110 bpm 时，患者已经可以从中获益，减少了因心率增快引起心力衰竭的比例。因此，在房颤的治疗中，无论选用何种方法，都要注意尽可能减少心力衰竭发生和防止心力衰竭加重。

2016 年 ESC/EACTS 房颤管理指南未对房颤患者的最佳心室率控制目标作出规定，仅指出除非因房颤症状需要更严格的心室率控制，初始治疗时宽松的心室率控制（静息心率小于 110 次/分）是可以接受的（Ⅱa，B）。

严格控制心率的房颤患者多数需要联合使用 2 种甚至 3 种药物，而非严格控制心率患者多数仅用单药治疗，因此严格控制心率患者往往需要面对更多的药物不良反应、增加的住院概率和较大的医药花费。房颤患者急性期或长期心室率控制的常用药物包括：β受体阻滞剂、非二氢吡啶类钙拮抗剂和强心苷类药物。如单一用药不能有效控制心室率，可考虑联合应用不同药物（Ⅱa，C）。对于左心室射血分数≥40%的房颤患者，推荐选用β受体阻滞剂、地高辛或维拉帕米控制心室率（Ⅰ，B）；对于左心室射血分数<40%的患者，推荐使用β受体阻滞剂或地高辛控制心率（Ⅰ，B）。尽管在合并射血分数降低心力衰竭的房颤患者中，β受体阻滞剂并不能改善预后，但它仍然是控制心室率的首选药物。有限的证据表明强心苷类药物，如地高辛和洋地黄可以控制心室率，且对病死率无明显影响。在危重患者和左心室收缩功能严重受损的患者中，可以选择静脉注射胺碘酮，病情不稳定的患者需要紧急复律。当使用药物无效时，房室结/希氏束消融可以有效地控制心室率，但需要植入永久性起搏器。

新型冠状病毒感染患者在用药物控制心室率之前，首先应积极改善心脏功能、心肌缺血、低血压情况，纠正和处理电解质紊乱、血气和酸碱平衡紊乱等内环境紊乱。首先积极治疗诱发心动过速的因素：心肌损伤、心力衰竭、心肌缺血、低氧血症、重症感染等。对合并急性心衰患者不宜使用β受体阻滞剂、非二氢吡啶类钙拮抗剂等负性肌力、负性频率抗心律失常药物，重症患者应首先考虑积极纠正心功能不全。在治疗诱发因素后，可使用β受体阻滞剂或非二氢吡啶类钙通道阻滞剂控制心室率，对不伴预激综合征的急性房颤患者可静脉用β受体阻滞剂或非二氢吡啶类钙通道阻滞剂控制心室率。快心室率心房颤动患者可给予洋地黄类药物控制心室率。

（陶雪飞）

第十一章
老年合并心血管疾病的
新型冠状病毒肺炎患者的护理

自 2019 年 12 月新型冠状病毒感染的肺炎疫情发生以来，确诊病例的危重症人群中老年人居多。我国是老龄大国，老年人多且免疫功能弱，往往伴随若干慢性非传染性基础疾病，是传染病的易感人群和高危易发人群。而我国人群的心血管患病率、发病率不断攀升，在老年共病中，心血管疾病居于首位，随着我国人口老龄化趋势的加快，老年心血管疾病日益突出，特别是高血压、冠心病、慢性心力衰竭、心律失常等心血管疾病是严重影响高龄人群健康以及致残致死的主要原因。因此在新型冠状病毒防控形势下，老年合并心血管疾病的新型冠状病毒感染肺炎患者的治疗和护理难度显而易见，针对这一特殊人群，为进一步做好临床护理工作，需要特别关注以下护理内容。

第一节　病情监测

老年合并心血管疾病的新型冠状病毒肺炎老年患者病情进展迅速，护理人员应密切监测生命体征，严密监测体温，呼吸节律、频率和深度及血氧饱和度、血压、心率、心律、心电图，检查血电解质、血气分析等。

护理人员应严密观察病情变化。

1. 给予患者心电监护，监测心脏功能，协助做好心电图检查，尽早发现可能的心脏损害、及时识别恶心心律失常。注意观察患者肺底湿啰音、颈静脉怒张、肝大、下肢水肿情况及尿量的变化。

2. 监测患者的感染指标，判断有无急性呼吸窘迫综合征、感染性休克、应激性溃疡、深静脉血栓等并发症的发生。

3. 观察患者意识及全身症状，以及咳嗽、咳痰、胸闷、呼吸困难和发绀情况。

4. 准确记录出入量，严格出入量管理，观察呕吐物及大便次数、性质和量等，维持水、电解质平衡。

第二节　氧疗护理

有效氧疗包括鼻导管、面罩给氧、经鼻高流量氧疗、无创或有创机械通气，以缓解患者呼吸困难、纠正缺氧、保护心脏功能等，氧疗装置专人专用，防止交叉感染。

采取鼻导管给氧及面罩给氧的患者，护理人员根据患者病情及医嘱调节合适的氧流量，密切观察患者呼吸情况及血氧饱和度，如氧疗持续达不到既定目标应引起警惕，全面分析原因，及时通知医师。

重症患者在序贯使用各种氧疗方式时，应保持呼吸道和呼吸管路通畅，动态监测氧疗效果，使用高流量鼻导管吸氧时应注意调节合适的氧流量及温、湿度。使用无创机械通气时应做好患者的健康教育，最大化提高人机配合度，密切观察患者的意识情况及呼吸功能的改善情况。

第三节　药物护理

护理人员根据医嘱准时、准确给药，掌握血管活性药物、抗心律失常药物、降压药物、利尿药物、抗病毒药物、抗菌药物等药物的不良反应，观察用药效果。应特别注意鉴别患者的临床表现是属病情变化还是药物的不良反应。

严格控制液体入量，避免加大心脏负荷。静脉注射使用留置针或安全型留置针，输注药物过程中严格控制输注速度，避免过快导致心律失常和急性肺水肿，适宜的溶液稀释，防止漏于血管外。

老年心血管疾病患者常用药物如抗高血压药、抗心律失常药、利尿药、扩血管药等，可通过影响神志、精神、视觉、步态、平衡、血压等，增加跌倒的风险，且合并心血管疾病易影响脑血流灌注及氧供应突然发生脑功能失调，出现意识丧失，导致跌倒，护理人员应对患者进行跌倒风险评估并及时采取安全防范措施，防止意外发生。

患者应用抗病毒和类固醇激素治疗易导致心律失常，护理人员应了解患者的检验报告，连续动态地观察患者血压、心率、呼吸、血氧饱和度及心电图的变化。

激素治疗过程中避免不良反应，加强口腔护理，严密观察有患者有无应激性溃疡和胃肠道出血并发症的发生。

第四节　皮肤护理

严格卧床的患者，保持床褥清洁、柔软、平整、干燥，重症患者可使用气垫床。应用糖皮质激素治疗的患者，增加了蛋白分解，若进食少，易造成营养素失衡，皮下脂肪减少；严重水肿的心衰患者处于强迫体位，护理人员应辅助患者定时翻身，更换体位，防止长期卧床造成皮肤完整性受损。

有腹泻的卧床患者应查找原因，给予相应治疗的同时注意肛周皮肤的护理，保持清洁。

在使用各种氧疗方式时应合理使用皮肤护理产品避免鼻面部、口唇的压力性损伤。

第五节　病情发生变化需紧急行心脏介入治疗患者的护理

一、病情发生变化需紧急行经皮冠状动脉介入治疗（PCI）术的患者

1. 病房护理人员做好患者准备后，患者按固定的转运路线运送至指定隔离机房。心导管室护理人员按医嘱完成术前准备，工作人员按要求做好个人防护。

2. 术后患者做好以下护理工作

（1）护理人员查看患者静脉输液、末梢循环状况以及穿刺部位有无渗血、血肿等，穿刺肢体制动。

（2）术后患者行心电监护、血压监测，严密观察患者有无心律失常、心肌缺血、心肌梗死等急性期并发症，即刻做 12 导联心电图做对比。

（3）对术后并发症包括急性冠状动脉闭塞、穿刺血管并发症、尿潴留、低血压、造影剂不良反应、心肌梗死进行严密观察和处理。

二、病情发生变化需紧急行临时起搏器植入术的患者

1. 患者因发生急性心肌梗死、严重感染等紧急情况下出现危及生命的缓慢性心律失常，需紧急植入临时起搏器，护理人员做好患者准备后，患者按固定的转运路线运送至指定隔离机房。心导管室护理人员按医嘱完成术前准备，工作人员按要求做好个人防护。

2. 术后患者做好以下护理工作

（1）经股静脉安置临时起搏器的病人需绝对卧床，平卧或左侧卧床，术侧肢体避免屈曲或活动过度，妥善固定临时起搏器防电极导线脱位。

（2）患者术后描记 12 导联心电图，进行心电监护，监测脉搏、心率、心律、心电变化及病人自觉症状，及时发现有无电极导线移位或起搏器起搏、感知障碍。

（3）术后患者每日换药，防止感染。

第六节　特殊治疗护理

使用主动脉内球囊反搏（IABP）的重症患者，护理人员应严格无菌操作，每小时使用肝素盐水冲洗测压管道以免血栓形成。持续监测并记录患者生命体征、意识形态、心排出量、心脏指数、心电图变化、搏动压力情况等，仔细观察及发现反搏有效的征兆，严密对并发症进行观察与处理。

重症患者需采取有创机械通气联合俯卧位治疗，应遵循俯卧位标准操作流程，采取轴翻的方式变换体位，同时要预防压疮、坠床、管路滑脱、眼部受压等并发症。

使用体外膜肺氧合（ECMO）治疗的重症患者应严密监测氧合器的性能，观察氧合器的凝血情况，如氧合器颜色变深提示可能存在凝血情况，应报告医师，酌情调节肝素剂量，必要时重新更换氧合器。应动态监测凝血功能，包括凝血象及弥散性血管内凝血（DIC）全套、活化部分凝血活酶时间等，密切观察患者有无出血征象，如皮肤黏膜有无青紫，鼻腔、口腔有无出血，是否有血性痰液，是否有尿血、便血，腹部是否有膨隆、移动性浊音，双侧瞳孔是否等大等。应确保 ECMO 管路连接紧密，固定牢靠，预防空气栓塞和管路滑脱。

第七节　感染预防与管理

（一）医护人员防护

1. 严格执行医护人员手卫生规范。

2. 实施分级防护。普通门诊与病房医护人员采用一级防护。发热门诊、隔离区、隔离病房工作人员根据需要采用二级、三级防护。

（二）住院患者防护

1. 疑似病例或确诊病例应分区域安置。谢绝探视。

2. 患者住院期间佩戴医用外科口罩。

3. 严格患者呼吸道分泌物、排泄物、呕吐物等处理。大量污染物用含吸水成分的消毒粉、漂白粉或一次性吸水材料完全覆盖后，浇上足量的 5 000～10 000 mg/L 的含氯消毒液，作用 30 min 以上，清除干净。清除过程中避免接触污染物。患者的排泄物、分泌物、呕吐物等应有专门容器收集，用含 20 000 mg/L 含氯消毒剂，按粪、药比例 1∶2 浸泡消毒 2 h。

（三）住院患者感染预防

1. 做好患者的基础护理，如口腔护理、皮肤护理，严格对重症患者各种留置管路、大小便等进行管理，严格执行无菌操作及消毒隔离规范，预防呼吸机相关性肺炎、导管相关性血流感染、导尿管相关性尿路感染及其他继发感染等。

2. 有效清理患者呼吸道，行气管插管或气管切开建立人工气道的患者应使用密闭式吸痰管吸痰，减少病毒播散，同时护理人员需在实施三级防护措施下做好人工气道的管理。

第八节　营养支持

根据患者的需求提供低盐低脂、高蛋白、高维生素、含碳水化合物易消化的饮食

（如鸡蛋、鱼、瘦肉、奶类等），补充足够营养，提高机体的抵抗力。进食不宜过快、过饱，以免加重心脏负担。

对于重症老年患者，因受心脏功能的影响导致食欲减退，摄入不足，或在发病早期，持续高热，进食量少，易造成营养不良，若不及时纠正，机体容易出现负氮平衡。因此在纠正心脏功能的同时护理人员需动态评估患者的营养风险，及时给予营养支持。能经口进食者推荐进食高蛋白、含碳水化合物的饮食。不能经口进食、无肠内营养禁忌证者应尽早开放肠内营养，力争尽快达到目标能量。

第九节　康复锻炼

老年患者由于长期缺氧、卧床、肌肉无力等，导致活动耐量降低，在病情允许的情况下，正确评估患者的活动耐力以及心肺功能状态后，护士应协助患者循序渐进地进行康复锻炼，有利于患者心脏功能的恢复和防止下肢深静脉血栓的形成，促进日常生活能力及运动能力的恢复。

第十节　心理护理

老年患者住院后，易产生孤独感，出现忧郁、焦虑、睡眠障碍甚至是绝望。护理人员正确评估患者心理状态类型与需求，通过接触、交谈，及时解答患者的疑问，向患者讲解疾病相关知识，使患者对自己的病情有所了解。合理应用积极的心理学手段，鼓励患者，减轻患者的焦虑、恐惧心理。

第十一节　隔离病区的管理

一、病区布局

要设立相对独立区域，分为清洁区、潜在污染区和污染区，设立两通道和三区之间的缓冲间。各区之间界线清楚，标识明显。

二、病区空气

病房应保持空气清新，能保持良好的自然通风。每日通风 2～3 次，每次不少于 30 min。

三、物体表面、地面、空气消毒

物体表面可选择用 1 000 mg/L 的含氯消毒液或 75％酒精，采用擦拭或浸泡消毒方法。地面可用 1 000 mg/L 的含氯消毒液擦拭或喷洒消毒。室内空气消毒在无人条件下，可选择过氧乙酸，过氧化氢和二氧化氯等消毒剂，采用超低容量喷雾法进行消毒。有条件的医疗机构可配备循环风空气消毒设备（医用）进行空气消毒。

第十二节　出院健康指导

一、疾病预防指导

1. 积极干预各种高危因素，包括控制血压、血糖、血脂，积极治疗原发病，注意避免心衰的诱发因素：如感染、过度劳累、情绪激动、钠盐摄入过多，饱餐及便秘。

2. 传染病流行期间，老年人应减少不必要的外出，注意保暖，尽量不到人流密集和空气流通不畅的公共场所，如必须去应戴口罩。

3. 教会患者正确、及时洗手：在咳嗽和打喷嚏后；在制备食品前后；饭前、便后；手脏时；处理动物或动物排泄物后均应注意洗手。可用肥皂和水或者含有酒精的洗手液洗手。

4. 老年人应尽量住单间，家中若有疑似或确诊病例，老人在家也应在家人指导下佩戴 N95 或医用外科口罩。

5. 居住环境开窗通风，有条件使用空气消毒机；通风时转移老人，注意保暖。每日对物品表面清洁、消毒。不要触摸他人个人物品，注意消毒；老人日用品也应消毒。外出购买的物品有条件应表面消毒后使用。新型冠状病毒对热敏感、可用 75％酒精、含氯消毒剂、过氧化氢消毒液，氯仿等脂溶剂进行消毒。

6. 年龄是老年人静脉血栓的独立危险因素，传染病期间老年人活动量较少，长期卧床的人群更多，发生静脉血栓可能性增大，可采取下肢活动等方法预防，例如：坐着和卧床时适当抬高肢体 30°～60°，促进肢体血液自然回流，同时活动足踝关节，促使小腿肌肉运动收缩以促进下肢血液流动；能够行走者，可以在房间里多走动，避免久坐久卧，适当运动，尤其是每隔 1～2 h 起来活动一次；使用循序减压弹力袜、适当饮水、合理饮食、控制原发病等。

二、疾病知识指导

1. 控制心血管病危险因素：告知合并高血压、冠心病、心力衰竭、心律失常以及高血糖、高血脂的患者需遵医嘱按时按量服药，定期门诊随访，通过必要的药物治疗控制心血管病危险因素，使患者血压、胆固醇和血糖控制在适当水平。对于一般身体情况良好的高龄患者建议血压<150/90 mmHg；糖化血红蛋白不超过 8.0％；低密度脂蛋白胆固醇降低至 1.8 mmol/L 以下。对虚弱、预期寿命差的患者应个体化治疗。

2. 保持健康的生活方式，包括健康饮食、戒烟限酒、保持理想体质量、改善睡眠。

（1）宜进食低脂清淡饮食，忌饱餐和刺激性食物，多食新鲜蔬菜和水果，增强机体免疫力，保持排便通畅，戒烟限酒。减少钠盐摄入，增加富钾食物摄入。WHO 建议每日摄盐量应<6 g，老年高血压患者应适度限盐。鼓励老年人摄入多种新鲜蔬菜、水果、鱼类、豆制品、粗粮、脱脂奶及其他富含钾、钙、膳食纤维、多不饱和脂肪酸的食物。

（2）戒烟限酒：戒烟可降低心血管疾病和肺部疾患风险。老年人应限制酒精摄入，男性每日饮用酒精量应<25 g，女性每日饮用酒精量应<15 g。白酒、葡萄酒（或米酒）或啤酒饮用量应分别<50、100、300 ml。

（3）保持理想体重：超重或肥胖的老年高血压患者可适当控制能量摄入和增加体力活动。维持理想体重（体重指数 $20.0\sim23.9\ kg/m^2$）、纠正腹型肥胖（男性腹围>90 cm，女性腹围≥85 cm）有利于控制血压，减少心血管病发病风险，但老年人应注意避免过快、过度减重。

（4）保证充足睡眠并改善睡眠质量，劳逸结合，对提高生活质量、控制血压和减少心血管疾病并发症有重要意义。

3. 保持科学合理的运动锻炼，运动康复可使高龄患者获益，患者所处的每一个阶段评估、康复措施、康复目标不尽相同。病情稳定还能够参加体力适应计划者，都应该规律运动，运动前可通过医学及运动评估，制定个性化运动处方，包括有氧代谢运动，抗阻运动以及柔韧性训练。

三、用药指导与病情监测

1. 老年人患病本身临床表现不典型，告知只要出现疑似症状，比如发热、咳嗽、咳痰、呼吸困难，甚至仅仅是乏力和纳差，都应该及时佩戴好口罩前往综合性医疗机构发热门诊就近就医。

2. 合并心血管疾病的老年特殊人群，因需要长期服用药物，坚持遵医嘱服药，不擅自停药、乱用药，不可随意增减剂量以免发生意外，掌握观察药物副作用的方法及应对措施，建立良好的遵医服药行为。且老年心血管病患者病情变化快，随时有就医需求，所以叮嘱定期心内科门诊复诊的患者，如无紧急就诊需求，传染病流行期间应暂缓来院就诊。但出现以下情况必须就医：

（1）急性冠脉综合征：胸闷、胸痛，持续不缓解等。

（2）心力衰竭：呼吸困难、不能平卧、尿量减少、下肢水肿等。

（3）心动过速/过慢：心率过快≥150 次/分，或过慢≤50 次/分。出现头晕、黑蒙、胸闷、晕厥等不适。

（4）高血压急症：血压突然和显著升高（一般超过 180/110 mmHg），伴有面色苍白、烦躁不安、多汗、心率增快等。

（5）起搏器：起搏器电池耗竭、起搏器工作异常（如植入起搏器后自测心跳多次明显<60 次/分），出现心衰症状，出现 ICD 放电等。

（潘媛媛）

第十二章

老年新型冠状病毒肺炎合并心脏疾病的康复

中国居民营养与慢性病状况报告（2015 年）显示，2012 年中国居民慢性病死亡占总死亡人数的 86.6%，其中心血管疾病死亡占 40%。2010 年国家疾病监测系统数据显示，心血管病死亡导致我国人群平均寿命缩短近 5 年。加强对心血管疾病的防控是改善我国慢性病流行病学现状的重要突破口。虽然心脏急性事件的治疗技术飞速发展，但心脏康复是治疗稳定期心血管疾病以及预防再发心血管事件的重要手段。心脏康复在发达国家已经开展多年，其疗效已得到大量临床研究的验证，美国心脏病学学会、美国心脏协会和欧洲心脏病学学会均将心脏康复列为心血管疾病防治的Ⅰ级推荐。

心脏康复是一门融合生物医学、运动医学、营养医学、心身医学和行为医学的专业防治体系，是指以医学整体评估为基础，将心血管病预防管理措施系统化、结构化、数字化和个体化，通过五大核心处方［药物处方、运动处方、营养处方、心理处方（含睡眠管理）和戒烟限酒处方］的综合模型干预危险因素，为心血管疾病患者在急性期、恢复期、维持期以及整个生命过程中提供的生理、心理和社会的全面和全程管理服务和关爱。

第一节 老年患者心脏康复的获益证据

根据 2017 年的统计结果，中国 60 岁以上人口比例约为 17.3%，预计在 2030 年将超过 30%，中国正在进入老龄化社会。老年人是心血管高危人群，中国的老年心血管患者中仍流行静息修养，尤其是卧床休息的康复观念。单纯卧床休息有很多不利影响，长期卧床休息会造成患者肌肉体积和收缩力的下降，易引起直立性低血压，造成循环血容量下降导致反射性心动过速。更为严重的是，长期卧床患者血液黏稠度增加，会导致血栓，特别是下肢深静脉血栓的出现，严重威胁患者生命安全。随着对心脏康复认识的逐渐加深，临床已摒弃单纯卧床休息或单纯运动训练的康复形式，形成以运动康复为主，同时涵盖心内科、老年医学、外科、营养医学、运动医学、药学、心理学等多学科共同干预的现代心脏康复理念。

心脏康复在欧美历经 50 年的研究与发展，其获益已得到循证医学证据的广泛支持。ACC/AHA 已将心脏康复作为ⅠA 类证据推荐。目前已有大量临床研究证据支持心脏康复获益。20 世纪 80 年代的随机对照试验证明，心脏康复能降低心肌梗死后患者全因死亡率 8%～37% 和心血管病死率 7%～38%；另有大量研究证实，稳定性心绞痛、冠状动脉旁路移植术（CABG）、经皮冠状动脉介入治疗（PCI）、各种原因导致的慢性心力衰竭、心脏瓣膜置换或修复术后以及心脏移植术后患者可从心脏康复项目中获益。美国一项对 60 万例老年住院冠心病患者（急性冠状动脉综合征、PCI 或 CABG）5 年随访研究发现，心脏康复组患者 5 年死亡率较非心脏康复组患者减少 21%～34%，其中高康复次数组优于低康复次数组。家庭心脏康复与传统心脏康复具有同等效果的获益，并且提高治疗依从性，可以作为传统心脏康复中心模式的替代模式。

第二节　心脏康复分期和标准化流程

　　传统心脏康复的标准模式包括院内康复、院外早期、门诊康复期及院外长期康复。欧美国家指南明确提出，心脏康复方案可以多样化，除传统心脏康复中心模式外，家庭心脏康复、结合人工智能基于网络的心脏康复方案都是有效的心脏康复模式。

　　但无论采用哪种模式，均需满足指南规定的安全有效的心脏康复方案的所有标准。鉴于心脏康复的临床获益，欧美国家已将心脏康复作为心血管疾病临床治疗的必要组成部分，我国目前尚未将心脏康复纳入心血管疾病治疗临床路径，根据欧美国家临床路径结合我国国情，2018 中国心脏康复指南建议心脏康复临床路径可采取 6 个步骤：

　　1. 识别住院或门诊心脏康复适应证患者，尽早转诊接受心脏康复治疗，建议医院设自动转诊流程。

　　2. 心脏康复专业人员对患者进行首次评估。

　　3. 心脏康复专业医师根据评估结果制定个体化心脏康复处方。

　　4. 由心脏康复专业人员指导患者在医院或家庭完成 36 次心脏康复处方。

　　5. 心脏康复专业人员完成对患者心脏康复结局评估，并提供心脏康复效果分析报告。

　　6. 向患者提供院外心脏病长期治疗方案。

第三节　院内康复及院外早期康复

　　目前新型冠状病毒肺炎对人体功能损害的影响尚不明确，新型冠状病毒肺炎到底与 SARS 等疾病在传染性，免疫机制、转归机制等方面的有何异同还不清晰。当前最重要的是要切断传播途径，避免人群聚集和大规模流动，做好自我防护，将已经患病或者疑似患病者快速识别出来并隔离治疗，做好防护，尽最大努力不要让现在正在接受康复治疗的患者出现交叉的感染，尽全力抢救危重症患者。目前的数据显示轻症患者可在医生指导下居家隔离，保证通风和休息，优化营养，适当运动，是可以自愈的；重症患者则需要在定点医院由专业的呼吸、感染和 ICU 及相关专业医生进行救治。因此，目前阶段建议以预防、防控、救治为主，不宜行早期康复介入，一方面会增加一线感染防控的负担，另一方面会增加医务人员感染概率，危重症早期康复需要严格掌握适应证和禁忌证，在生命体征不稳定时应以抢救生命为主要目标。

普通隔离病房的新型冠状病毒肺炎合并心脏疾病的老年患者建议：①积极配合医生治疗；②房间定时通风，保证充足的睡眠，加强营养；③保持良好的心态，可听一些舒缓的音乐，以缓解紧张、焦虑的情绪；④呼吸康复：痰液廓清训练，尽量把痰液排出来，吐在一次性口袋中，并密闭后丢在医疗垃圾回收袋内；可以根据自身情况在病房做三位一体呼吸操，即卧位、坐位和立位呼吸操；适当运动，如病房内行走，原地踏步，拉伸运动等，原则是以不疲劳为度。

可以做好宣教和建议，鼓励在家日常锻炼，增强抵御病毒侵害和体能储备，尤其建议合并心脏疾病的老年患者循序渐进地开展居家运动方案。现阶段我们应该尽一切努力了解和控制新型冠状病毒肺炎，对新型冠状病毒肺炎合并心脏疾病的老年危重症患者开展院内及院外早期康复为时尚早。

第四节　门诊康复及院外长期康复

采用个体化病例管理模式，通过对每位患者的综合评估，制定个性化危险因素干预目标，以患者为中心，在设定目标时充分考虑患者的意愿和接受能力，与患者达成共同一致的短期和长期目标。坚持危险因素的总体干预原则同时兼顾个体化原则，充分考虑患者的意愿和接受能力实施起来会更为有效。

一、适应证

ST 段抬高型心肌梗死、非 ST 段抬高型急性冠状动脉综合征、稳定性心绞痛、冠状动脉旁路移植术后、经皮冠状动脉介入术后、缺血性心肌病、慢性收缩性心力衰竭、心脏猝死综合征、下肢动脉闭塞症、心血管风险评估高危个体。

二、禁忌证

不稳定性心绞痛、安静时收缩压>200 mmHg 或舒张压>110 mmHg 的患者、直立后血压下降>20 mmHg 并伴有症状者、重度主动脉瓣狭窄、急性全身疾病或发热、未控制的严重房性或室性心律失常、未控制的明显窦性心动过速（>120 次/分）、未控制的心力衰竭、Ⅲ度房室传导阻滞且未置入起搏器、活动性心包炎或心肌炎、血栓性静脉炎、近期血栓栓塞、安静时 ST 段压低或抬高（>2 mm）、严重的可限制运动能力的运动系统异常以及其他代谢异常，如急性甲状腺炎、低血钾、高血钾或血容量不足。

三、康复开始时间、疗程和流程

所有符合心脏康复适应证的患者应尽早接受心脏康复治疗。研究显示，心脏康复开始的时间越早，获益越大。患者首次接触心脏康复的时间与患者是否接受心脏康复治疗以及治疗依从性关系密切。有研究显示，患者在出院前接触到心脏康复，出院后接受心脏康复治疗的比例最高，随着距离发病时间的延长，每延迟一天，患者接受心脏康复治疗的可能性降低1%。老年新型冠状病毒肺炎合并心脏疾病的患者建议在完全治愈出院1个月后进行。心脏康复流程见图12—1。

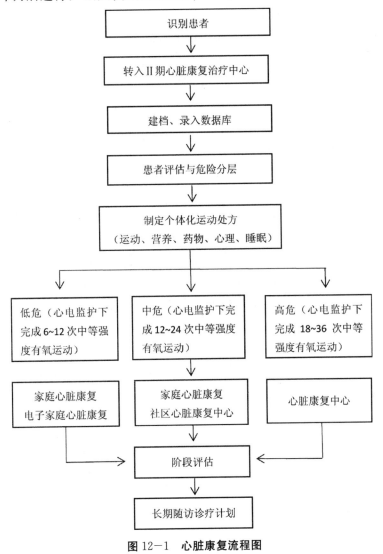

图 12—1　心脏康复流程图

四、门诊及院外长期心脏康复的核心内容

（一）综合评估和危险分层

综合评估是制定个体化心脏康复处方的前提，通过评估，了解患者的整体状态、危险分层以及影响其治疗效果和预后的各种因素，从而为老年新型冠状病毒肺炎合并心脏疾病患者制定最优化治疗策略，实现全面、全程的医学管理。

评估时间分别为：初始评估，每次运动治疗前评估，新发或异常体征/症状的紧急评估，心脏康复治疗周期中每 30 d 再评估和 90 d 结局评估。合并心脏疾病的高龄患者因风险大而不适宜采用运动负荷试验，可通过运动状况间接评估运动耐量。循证医学证实 6 min 步行试验是一种简单易操作、花费少、能科学地用步行的距离计算患者运动能力的试验，与运动最大耗氧量具有良好的相关性，能反映患者的心功能情况。所有患者在接受心脏康复治疗前都要进行综合评估（见表 12-1）。

表 12-1　患者评估的内容

项目	内容
病史	与新型冠状病毒肺炎合并心血管病相关的诊断、并发症、合并症以及既往病史
体格检查	心肺功能评估
	肌肉骨骼系统功能评估，特别是四肢和腰部
静息心电图	了解有无静息心电图 ST-T 改变，严重心律失常等
用药情况	包括药物种类，名称剂量和次数
	不可校正的危险因素：年龄、性别、心血管病家族史
	可校正的危险因素：
	吸烟情况，高血压病史及控制情况
	血脂异常病史及控制情况：6~8 周内血脂包括 TC，LDL-C，HDL-C 水平
心血管危险因素	饮食结构，特别是膳食脂肪，饱和脂肪，胆固醇和热卡摄入量
	身体构成：体重、身高、体重指数、腰围、腰臀比、脂肪含量（%）
	空腹血糖、糖化血红蛋白及糖尿病病史和血糖控制情况
	体力活动状态：休闲运动情况，最喜欢的运动形式，每日静坐时间
	社会心理功能评估：抑郁、焦虑情况，精神疾病家族史
	其他问卷资料，如睡眠障碍和呼吸睡眠暂停（匹兹堡睡眠质量量表，PISQ）
运动能力	运动试验、心肺运动试验、6 min 步行试验
心肌坏死标志物	血清肌钙蛋白浓度
超声心动图	心腔大小、左心室射血分数

危险分层：所有老年新型冠状病毒肺炎合并心脏疾病的患者在接受心脏康复治疗前都要进行危险分层。通过对患者进行危险分层，评估运动中发生心血管事件的风险，进而帮助患者制定个体化的运动方案和运动监护级别，最大限度保证患者运动中的安全，降低运动风险（见表 12-2）。

表 12-2　运动过程中发生心血管事件的危险分层

项目		危险分层		
		低危	中危	高危
运动试验指标	心绞痛	无	可有	有
	无症状，但心电图有心肌缺血	无	可有，心电图 ST 段下移 <2 mm	有，心电图 ST 段下移 ≥2 mm
	其他明显不适症状，如气促、头晕等	无	可有	有
	复杂心律失常	无	无	有
	血流动力学反应（随着运动负荷量的增加，心率增快、收缩压增高）	正常	正常	异常，包括随着运动负荷量的增加心率变时功能不良或收缩压下降
	功能储备	≥7Mets	5.0~7.0Mets	≤5Mets

续表

项目		危险分层		
		低危	中危	高危
非运动试验指标	左心室射血分数	≥50%	40%~50%	<40%
	猝死史或猝死	无	无	有
	静息时复杂室性心律失常	无	无	有
	心肌梗死或再血管化并发症	无	无	有
	心肌梗死或再血管化后心肌缺血	无	无	有
	充血性心力衰竭	无	无	有
	临床抑郁	无	无	有

注：低危条目中所有项目均满足为低危；高危条目中有一项满足即为高危；Mets 为代谢当量

（二）药物治疗及心血管危险因素的控制

定期评估老年新型冠状病毒肺炎合并心脏疾病患者的体重、血糖、血脂、血压等心血管危险因素；评估患者对药物的认知程度，因患者的认知与药物治疗依从性密切相关。主要心血管疾病危险因素的控制目标及相关药物包括：阿司匹林、氯吡格雷（替格瑞洛）、β受体阻滞剂、他汀类药物、血管紧张素系统抑制剂、血管紧张素受体脑啡肽酶抑制剂等。主要心血管疾病危险因素的控制目标见表 12-3。

表 12-3 主要心血管疾病危险因素的控制目标及相关药物

危险因素	控制目标及相关药物
血脂异常	LDL-C<2.6 mmol/L（高危）；<1.8 mmol/L（极高危，包括 ACS 或冠心病糖尿病）TG<1.7 mmol/L 非 HDL-C<3.3 mmol/L（高危）；<2.6 mmol/L（极高危） 首选他汀类药物降低胆固醇，应用中等强度他汀，LDL-C 未达标时可加用依折麦布 5~10 mg/d
高血压	血压控制目标值：<140/90 mmHg，衰弱的老年新型冠状病毒肺炎合并心脏疾病患者放宽到 150/90 mmHg 所有患者接受健康生活方式指导，注意发现并纠正睡眠，呼吸暂停；冠心病或心力衰竭合并高血压的老年新型冠状病毒肺炎患者首选 ACEI/ARB、β受体阻滞剂，必要时加用其他种类降压药
糖尿病	HbA1c≤7.0%
心律控制	老年新型冠状病毒肺炎合并冠心病患者静息心率控制在 55~60 次/分，药物首选β受体阻滞剂 依法布雷定适用于应用β受体阻滞剂后，窦性心律>70 次/分的慢性稳定性心绞痛患者
体重和腰围	BMI 维持在 18.5~23.9 kg/m^2；腰围控制在男≤90 cm、女≤85 cm

第五节 老年新型冠状病毒肺炎合并心脏疾病患者的肺功能康复

老年新型冠状病毒肺炎合并心脏疾病患者经过积极治疗治愈后，可能遗留肺纤维化、肺功能下降等并发症，可以接受以下肺功能康复治疗（见表 12-4）

表 12-4　老年新型冠状病毒肺炎合并心脏疾病的肺功能康复处方

项目	治疗建议
病情评估	病史采集及体格检查 呼吸功能评定－主观症状 肺功能评定：FEV1、肺活量、残气量 运动能力评定：心肺运动试验、6 min 步行试验
运动处方	运动方式：有氧运动、抗阻力量训练、日常活动上下肢训练、中医传统运动功法 运动强度：以靶心率（靶心率＝［(220－年龄) －静态心率）］X60%～85%＋静态心率) 及 Borg 量表为监测指标，低强度开始，循序渐进。运动后无全天持续疲劳感，原有疾病、症状无加重，饮食、睡眠良好是合适运动量的判断标准 运动频率及时间：患者接受 6～12 周，3 次/周，10～45 min/次的运动训练。时间越长、效果越好。通常运动和休息的比例是 1：1。患者训练的动机、家庭的支持、环境和疾病的稳定性是患者能否坚持训练的主要原因。不能接受正规康复治疗的患者，建议每天行走 20 min 呼吸肌训练：有效进行呼吸肌锻炼可预防呼吸肌疲劳和呼吸衰竭的发生，不仅可以维持和增大胸廓的活动度，还能强化有效的咳嗽、改善呼吸的协调性 主要方式：腹式呼吸、缩唇呼吸或全身呼吸体操，并可以配合上肢和躯干的活动

第六节　老年新型冠状病毒肺炎合并
不同类型心脏疾病患者的康复治疗

　　欧美各国根据大量的循证证据，推出了以药物治疗为基础，运动医学治疗为核心的心脏康复治疗指南，将心脏康复作为Ⅰ类推荐的心血管疾病，包括稳定型心绞痛、急性冠脉综合征、冠状动脉介入治疗、冠状动脉旁路移植术以及慢性收缩性心力衰竭。合并不同心血管疾病患者运动康复的核心内容有所不同。

一、老年新型冠状病毒肺炎合并稳定性冠心病和择期冠脉介入治疗患者的心脏康复

　　稳定性冠心病和择期冠脉介入治疗患者的心脏康复是冠心病患者长期治疗的重要内容，进一步降低了冠状动脉粥样硬化相关的发病率和死亡率。运动康复治疗可以提高缺血阈值，减少心绞痛发作的次数和减轻严重程度，甚至可以提高生存率（见表 12-5）。

表 12-5　老年新型冠状病毒肺炎合并稳定性冠心病和择期冠脉介入治疗患者的运动康复

项目	治疗建议
患者评估	运动危险分层 血常规、肾功能、血脂血糖 口服葡萄糖耐量试验（OGTT) 心电图、动态心电图 心脏彩超评价左心功能 既往体力活动水平 推荐采用心肺运动试验测试运动量和缺血阈值 必要时采取运动或药物负荷试验
运动监测	康复运动的主要形式为步行，也可采取如爬楼梯、骑自行车等相当运动强度的其他形式，速度由慢逐渐加快，运动强度以最大心率的 65%～80% 作为靶心率，运动时间为 20～40 min，活动结束后再进行 5～10 min 的放松运动，以使血压、心率恢复至运动前热身水平。运动频率每周至少 2～3 次。对于中－高危以及多重危险因素患者，如近期血运重建，心衰症状和体征，建议医疗监护下运动训练，患者运动中出现不适，随时进行药物调整和危险因素控制

项目	治疗建议
营养咨询	所有患者进行日常体力活动和体重管理
血脂管理	所有患者服用他汀类药物治疗
体重管理	定期测量体重、体重指数（BMI）和腰围。建议超重和肥胖者在 6~12 个月内减轻体重 10%，取得成功后，通过进一步的评估，再尝试进一步减轻体重，使 BMI 维持在 18.5~23.9 kg/m² ；腰围控制在男≤90 cm、女≤85 cm
血压监测	保持健康生活方式，控制体重，增加体力活动，限制盐的摄入，保持新鲜水果蔬菜摄入 药物治疗：首选 β 受体阻滞剂、AECI/ARB，需要时使用其他降压药，目标血压<130/80 mmHg

二、老年新型冠状病毒肺炎合并急性冠脉综合征冠脉介入治疗患者的运动康复

多项研究结果表明，急性冠脉综合征（ACS）患者冠脉血运重建后患者的运动耐量普遍降低 40%左右，而运动耐量的下降，给患者生活质量、工作能力以及各脏器功能都带来不利影响。因此美国指南将运动康复作为 PCI 术后管理 I A 类推荐（见表 12-6）。

表 12-6　老年新型冠状病毒肺炎合并 ACS 和急诊冠脉介入治疗患者的运动康复

项目	治疗建议
患者评估	包括病史、危险因素、ACS 的发病过程、体格检查、心理社会评定以及心肺功能等运动能力和缺血阈值评估；急性心血管事件发生后 4 周内，进行踏车运动试验或平板运动试验，4~7 周进行极量运动试验
体力活动咨询	应当进行最大运动能力 50%的体力活动，并逐渐增加体力活动，缓慢，逐步增加中等强度的有氧运动，如步行、爬楼梯和骑自行车，并辅以日常活动的增加 运动能力超过 5Mets 且无症状的患者可恢复日常活动
运动训练	低风险者：可在无监护条件下进行锻炼，开始运动强度为最大运动负荷或症状发作时心率的 55%~70%，每周 3 次，每次 30~60 min 的有氧运动 中-高危患者：应延迟运动或在医生/康复治疗师监护下进行锻炼，开始时运动强度低于最大运动负荷的 50% 阻抗练习，每周 2~3 次，隔日一次，每次 8~10 个肌群，强度为每个肌群部位从每组重复 10~15 次开始，逐渐增加到 2~3 组，感觉中度疲劳为准
营养咨询	通过消耗能量来平衡摄入的能力，以避免体重增加
血脂管理	低胆固醇及低饱和脂肪酸的地中海饮食 所有患者服用他汀类药物强化降脂治疗，使 TC<4.5 mmol/L 和 LDL-C<2.6 mmol/L，极高危患者 TC<4.0 mmol/L 和 LDL-C<1.8 mmol/L
心理管理	抑郁是 ACS 预后不良的独立危险因素，可使用患者健康问卷-9 项（PHQ-9）量表进行抑郁筛查。对于评估结果为轻-中度焦虑抑郁的患者尤其伴躯体化症状的患者，可先给予对症治疗，包括对疾病正确的认知教育、运动治疗和抗抑郁药物对症治疗；对于评估结果提示为重度焦虑抑郁的患者，请精神专科会诊或转诊精神专科治疗
运动注意事项	严格按照处方的运动强度来执行，运动处方的频率，强度，时间都需采用渐进性原则。指导运动中的血压，心率和症状的自我监测

三、老年新型冠状病毒肺炎合并心脏外科手术
（包括冠状动脉旁路移植术或心脏瓣膜手术）患者的运动康复

心脏外科手术后的运动康复，包括冠状动脉旁路移植术和心脏瓣膜手术，运动康复有助于患者从手术中更快的恢复治疗策略，集中在术前评估和术后评估以及康复指导，个体化评估患者危险因素、体力、心理和社会经济状态（见表 12-7）。

表 12-7　老年新型冠状病毒肺炎合并心脏外科手术患者的运动康复

患者评估	伤口愈合情况、合并症及并发症 超声心动图：了解人工瓣膜及心脏自身瓣膜结构功能 患者教育：抗凝治疗、药物相互作用、抗凝自我管理及心内膜炎的预防知识
体力活动咨询	所有患者进行体力活动咨询，并适当考虑伤口愈合及运动能力 出院后进行持续 8~12 周的运动训练，术后 1 周左右进行次级量运动符合试验，（推荐选用心肺运动试验和 6 min 步行试验），术后大约 4 周进行极量运动试验。高龄患者因运动负荷试验风险大而不适宜采用，可通过运动状况间接评估运动耐量
运动训练	下肢力量训练术后即可开始，通常 6 周后可以开始上肢力量训练 根据临床情况、基线运动能力、心功能等来个体化制定运动训练
饮食/营养咨询	注意抗凝和维生素 K 丰富的食物及其他药物与胺碘酮的相互作用
心理管理	术后可能会出现睡眠障碍，焦虑，抑郁和生活质量受损

四、老年新型冠状病毒肺炎合并合并慢性心力衰竭患者的运动康复

心力衰竭是心脏功能终末期症状状态，不仅运动耐量和生活质量下降，而且反复再住院风险和死亡风险明显升高。大量的心脏康复研究显示，收缩性心衰患者通过运动训练可以提高心脏功能，提高生活质量，降低再住院率，改善临床预后。所有心力衰竭患者，无论是否植入心脏，复律除颤器或接受心脏再同步化治疗，都需要全面的运动康复计划。运动康复可以使住院心衰急性失代偿和干预措施使用的时间均下降，院外运动康复对于改善心衰患者的远期预后非常重要（见表 12-8）。

表 12-8　老年新型冠状病毒肺炎合并慢性心力衰竭患者的运动康复

项目	运动康复建议
患者评估	血流动力学状态：肺淤血，体循环淤血体征 肌肉质量、力量和肌肉耐力减少 肾功能、电解质和脑钠肽 运动能力峰值：最大的症状限制性心肺代谢气体交换能力。踏车运动试验，每分钟 5~10 W 的微小递增，采用改良 BRUCE 方案推荐。推荐采用心肺运动试验，6 min 步行试验是公认的简易评估运动耐量的方法 其他测试如冠状动脉造影、血流动力学监测、心内膜心肌活检和睡眠监测是对心脏移植候选人的必要检查
体力活动咨询	至少每天 30 min 的中等强度体力活动，逐步增加至每天 60 min 加强呼吸肌训练：采用缩唇腹式呼吸和呼吸训练器辅助训练，从每天 10 次开始，呼吸频率 8~10 次/分，逐渐增加到 15 min/d

项目	运动康复建议
运动训练	初始阶段：开始两周根据感知的状态和临床症状，运动强度应保持低水平，持续时间从 15 min 增加到 30 min，2～3 次/周 提高阶段：主要目标是逐步增加运动强度，逐渐延长训练时间 抗阻训练：对于下肢肌肉无力患者，从无负重力量训练开始 推荐采用太极拳、八段锦、养生气功等传统运动形式替代有氧运动
营养咨询	制定特定的膳食计划，液体入量低于 1.5 L，每天钠摄入对于严重的心衰患者，通常应考虑严格限制钠摄入体重控制管理
血脂管理	他汀类药物应考虑只在确定的动脉粥样硬化患者中使用
体重管理	每天自测体重。肺淤血或体循环淤血症状之前可出现液体潴留，体重增加。24 h 体重增加>1.5 kg，或者两天体重增加>2.0 kg，表明液体潴留正在加重
心理管理	提高对抑郁症的识别和管理，可使用 PHQ-9 量表作为筛查抑郁的自评工具

第七节　高龄、衰弱的新型冠状病毒肺炎合并心脏疾病患者心脏康复注意事项

心脏运动康复主要体现在脏器康复和心肺耐力康复，其训练方法不仅仅是关注肌肉力量和速度的运动改善，而是全面考虑心血管的全身适应性恢复，从心功能的恢复到体能的恢复。高龄、衰弱的新型冠状病毒肺炎合并心脏疾病患者出院后居家心脏康复尤其如此，运动康复措施需要规范实施。在临床工作中，需要对患者制定科学合理的运动处方，包括运动的形式、运动持续时间、运动的强度、运动的频次等，才能保障患者康复运动安全有效。

高危运动风险的高龄心脏疾病患者不建议体力活动，运动本身可增加冠心病患者心肌耗氧、缩短冠状动脉灌注时间、诱导心律失常的发生，同时运动康复也可引起心肌梗死、脑梗死、心脏骤停等的发生。而增龄相关的心肺功能减退、运动能力下降、衰弱状态、运动耐量下降等因素也使得老年新型冠状病毒肺炎合并心脏疾病患者发生运动不良事件的风险增高。另外，生理性退行性变以及骨量丢失、肌肉萎缩，也会增加老年患者跌倒及急性心脑血管事件的发生风险。因此，被动康复占主要地位，尤其是被动/助力运动、呼吸训练、作业治疗等，尽量增加主动运动康复比例；中危运动风险的高龄心脏疾病患者体力活动时应密切监测，尽量以主动运动康复为主，加强被动康复辅助训练；低危高龄心脏疾病患者以主动运动康复为主，可适当安排部分被动康复（物理因子治疗、传统康复、放松训练、呼吸训练等）辅助患者训练、缓解疲劳、加速恢复。

由于老年新型冠状病毒肺炎合并心脏疾病患者存在多病共存的特点，全面评估并制定个体化的康复方案是目前面临的重要挑战，完善老年患者心脏康复的风险分层不仅为心脏康复运动方案的制定提供依据，也有利于提高心脏康复的安全性。近年来，老年心脏康复的重要性逐渐受到重视，但患者参与率低及依从性差仍是目前面临的一大难题，全面推广普及心脏康复治疗需要医患双方的共同参与和不懈努力。

（张　伟）

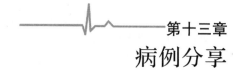

第十三章

病例分享

老年合并冠心病、房颤和肺炎诊疗 1 例

老年女性患者，心房颤动伴气紧半年，近 1 月加重，既往高血压病史 20 多年。入院诊断：高血压病（Ⅰ级，很高危组），左心扩大，心房颤动，心功能Ⅲ级，脑梗死。入院后冠脉造影提示前降支狭窄约 80%。拟行经皮冠状动脉介入支架植入术，术前出现呼吸困难加重、嗜睡、快速房颤。查体：颈静脉怒张，双肺闻及湿啰音，心律绝对不齐，心音强弱不等，脉搏短绌，房室瓣及主动脉瓣区可闻及收缩期 3/6 级吹风样杂音。中性粒细胞率，降钙素原，高敏肌钙蛋白Ⅰ轻度升高，脑钠肽明显升高。胸片提示双肺炎变。心电图提示快速房颤，ST－T 改变。心脏超声提示全心扩大，肺动脉压轻度升高。血气分析提示Ⅱ型呼吸衰竭，高碳酸血症。大便隐血阳性。给予抗感染，肺脑合剂，无创呼吸机辅助呼吸等治疗，呼吸困难无缓解，意识障碍加重，进行性少尿，血肌酐升高，二氧化碳潴留不能纠正。

该老年患者的诊断和治疗遇到瓶颈，Ⅱ型呼吸衰竭是由肺炎所致还是混杂有其他原因？如心衰、肺栓塞。是继续加强抗感染，予以气管插管或气管切开有创呼吸机辅助治疗还是寻找潜在致病因素，针对性治疗？患者的鉴别诊断对后续诊疗方向的影响？该患者患冠心病合并心房颤动、心力衰竭和消化道出血，其抗栓治疗方案该如何制定？对于老年共病合并肺炎的患者，其治疗与年轻患者相比有哪些不同？通过对这一例患者的诊疗过程进行回顾和思考，遇到类似患者，在诊疗过程中应注意哪些关键内容及细节？

第一节　病史摘要

一、现病史

患者女性，78 岁，主因"发现血压升高 22 年，活动后气紧半年，加重 1 月多"入院。入院前 22 年，无明显诱因出现血压升高，血压最高达 150/90 mmHg，无头晕、头痛、血尿、双下肢水肿，无心悸、乏力、脸色苍白，未正规诊治。入院前半年，患者出现活动后气紧，不伴胸闷、胸痛、晕厥，不伴双下肢水肿，无夜间阵发性呼吸困难，未诊治。入院前1月多，因解黑便到当地医院检查，心电图提示"房颤，ST段轻度压低，T波异常"，超声心动图提示"左房增大，二尖瓣、三尖瓣、主动脉瓣轻度反流"，CT提示"脑梗死；慢支炎，肺气肿，左下肺支气管扩张伴感染；心脏增大，冠状动脉壁钙化"，癌胚抗原5.45 ng/ml，诊断为"①消化道出血；②高血压病，心房颤动，慢性心力衰竭；③慢性支气管炎，阻塞性肺气肿；④脑梗死"。给予奥美拉唑40 mg静脉滴注，2次/天，苯磺酸左旋氨氯地平2.5 mg，1次/天，琥珀酸美托洛尔缓释片95 mg 1次/天，依姆多60 mg 1次/天。血压控制在130/70 mmHg左右，心率80次/分左右，因气紧无缓解，为求进一步诊治入我院。

二、既往史

否认糖尿病、血脂异常病史；有消化道出血、输血史；无烟酒嗜好；47岁停经，育有3子1女，均体健；家族中无类似病患者。

三、体格检查

体温：36.3℃，脉搏：82次/分，呼吸：20次/分，血压：111/60 mmHg。氧饱和度98%。神志清楚，慢性病容，脊柱后凸畸形，颈静脉无充盈，肝颈静脉回流征阴性，双肺未及干湿啰音。心界向左下扩大，心率95次/分，心律绝对不齐，心音强弱不等、脉搏短绌，二尖瓣、三尖瓣、主动脉瓣区可闻及2/6级收缩期吹风样杂音，肝肋下未及，双下肢无水肿，周围血管征阴性，神经系统阴性。

四、辅助检查

入院时，随机血糖9.5 mmol/L，血钾3.44 mmol/L，血红蛋白115 g/L，血肌酐70.8 μmol/L，肾小球滤过率70.7 ml/min，低密度脂蛋白胆固醇1.94 mmol/L，高敏肌钙蛋白16.4 ng/L。余实验室指标未见异常。心电图：心房颤动，V2～V6导联T波倒置（图13-1）。

五、入院诊断

1. 高血压病（Ⅰ级，很高危组），左心扩大，心房颤动，慢性心力衰竭，心功能NYHA Ⅲ级。
2. 脑梗死。
3. 心肌缺血。

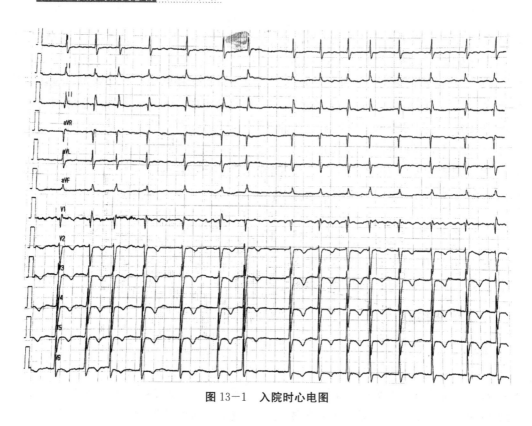

图 13-1　入院时心电图

第二节　诊治经过与诊治思维

一、简要诊治经过

患者入院后活动后气紧持续存在，行冠状动脉造影提示：左冠状动脉：左主干：未见明显狭窄；前降支：钙化，6段近端至7段远端长病变，最狭窄处狭窄约80%；回旋支：未见明显狭窄；右冠状动脉：2段近端至2段远端长病变，最狭窄处狭窄约30%；冠脉右优势型。结论：冠状动脉粥样硬化性心脏病，前降支狭窄（图13-2至图13-5）。给予拜阿司匹林、氯吡格雷二联抗血小板，阿托伐他汀钙调脂，及琥珀酸美托洛尔缓释片、单硝酸异山梨酯和质子泵抑制剂等治疗，因患者有近期消化道出血病史，拟治疗观察2周后，根据患者情况决定是否血运重建以及其策略。

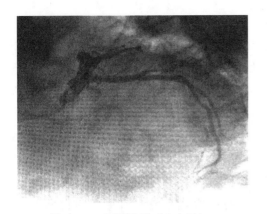

图13-2 冠脉造影（左主干）

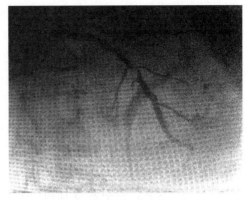

图13-3 冠脉造影（前降支）

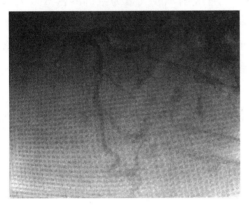

图13-4 冠脉造影（回旋支）

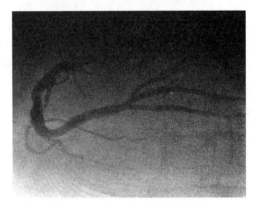

图13-5 冠脉造影（右冠状动脉）

二、病史特点

1. 高龄女性，高血压病史20多年、房颤病史半年，消化道出血病史2个多月。

2. 以劳力性呼吸困难为主要表现。

3. 查体：脊柱后凸畸形，心界向左下扩大，心律不齐，房室瓣及主动脉瓣区闻及2/6级收缩期杂音，无体循环淤血和肺循环淤血征象。

4. 随机血糖升高。

5. 心电图提示心房颤动，V2～V6导联T波倒置。

6. 院外CT提示脑梗死；慢支炎、肺气肿、左下肺支气管扩张伴感染；心脏增大，冠状动脉壁钙化。院外超声心动图提示左房增大，二尖瓣、三尖瓣、主动脉瓣轻度反流。

三、临床诊治思路

（一）鉴别诊断

患者高龄，有高血压、房颤、消化道出血病史，主要症状为劳力性呼吸困难，查体，脊柱后凸畸形，检查随机血糖升高，心电图提示胸前导联T波倒置，院外CT提示慢支炎、肺气肿、支气管扩张，院外超声心动图提示左房增大。美国胸科协会的共识声明将呼吸困难定义为"是一种主观的呼吸不适感，包括了多种性质不同、强度不一的感觉。这种感受来自多种生理、心理、社会和环境因素的相互作用，并可能引起继发性生理和行为反应"。呼吸困难是大多数肺部疾病患者的常见症状，并可能是肺部疾病、心肌缺血、心力衰竭、贫血、肥胖等疾病的主要表现。数小时至数日内发生的呼吸困难称为急性呼吸困难，持续 4~8 周及以上的呼吸困难称作慢性呼吸困难。某些患者表现为慢性呼吸困难的急性加重，可能是由新发疾病或基础疾病（如哮喘、慢性阻塞性肺疾病或心力衰竭）加重所致，同时，肺和/或胸壁顺应性下降，外周肌肉供氧不足或氧利用不足也会引起或加重呼吸困难。呼吸困难是急诊科患者的常见主诉。2015 年在美国超过 1.36 亿次的急诊科就诊中，以呼吸困难或气紧为主诉的占 370 万次（2.7%），其他与呼吸困难相关的主诉（如，咳嗽和胸部不适）占 8.2%。在 65 岁以上的老年人中，呼吸困难及其相关问题是前来急诊科就诊的重要原因。根据流行病学数据，急诊科中主诉为急性呼吸困难并表现出呼吸窘迫征象〔如，呼吸频率>25 次/分、血氧饱和度（SpO_2）<93%〕的老年人中，最常见的诊断为失代偿性心力衰竭、肺炎、慢性阻塞性肺病、肺栓塞和哮喘。根据此患者的病史及症状体征，考虑其呼吸困难的原因有多种可能。

1. 冠状动脉粥样硬化性心脏病，不稳定型心绞痛

依据：患者绝经后女性，合并慢性心力衰竭，有高血压，血糖异常等冠心病的危险因素，劳力性呼吸困难是唯一症状，心电图提示心肌缺血。我国心衰指南建议，冠状动脉造影的适应证之一是有冠心病危险因素、无创检查提示存在心肌缺血的心衰患者（Ⅱa，C）。患者入院后行冠状动脉造影提示前降支狭窄约80%，诊断冠状动脉粥样硬化性心脏病明确，且有经皮冠状动脉介入支架植入指征。心血管疾病在我国是死亡的首要原因，值得注意的是，心绞痛或心肌梗死患者，尤其是老年患者，常以呼吸困难作为主要表现，有时是唯一的表现，这类患者极易漏诊或误诊，应首先考虑。

2. 慢性心力衰竭（心功能 NYHAⅢ级）

依据：患者高龄，有冠心病、高血压病和心房颤动等心血管基础疾病，有呼吸困难等心力衰竭症状，检查提示心脏扩大，查体没有肺部啰音等肺循环淤血体征的原因考虑患者心力衰竭处于肺间质水肿阶段，肺部听诊可能阴性。患者院外心脏彩超检查射血分数无降低，结合病史和临床表现，目前处于慢性心力衰竭的 C 阶段（临床心力衰竭阶段），在《中国心力衰竭诊断和治疗指南 2018》中将这一类有心力衰竭症状和/或体征，LVEF≥50%者定义为射血分数保留的心力衰竭。需要重视的是血压波动、心率变化、感染、贫血或心肌缺血加重均可诱发慢性心力衰竭急性失代偿，导致呼吸困难等症状加重，甚至急性肺水肿的发生。临床上，射血分数保留的心力衰竭患者可以出现和射血分数降低的心力衰竭患者相同的症状，甚至出现急性肺水肿。因此心力衰竭相关的呼吸困难需要考虑。

3. 慢性阻塞性肺病

支持点：患者有呼吸困难的症状，肺部 CT 提示"慢支炎、肺气肿、支气管扩张"；不支持点：患者无慢性咳嗽、咳痰或支气管哮喘病史，无啰音等肺部体征，无肺功能检查结果支持，目前不作首先考虑。

4. 肺栓塞

支持点：有劳力性呼吸困难的症状；不支持点：无制动、创伤、手术、激素治疗、活动性癌症、肥胖及大量吸烟等危险因素，也不存在下肢水肿或深静脉血栓等静脉淤滞，高凝状态，内皮功能受损等形成肺栓塞的要素，Wells 标准评分仅 3 分，属肺栓塞中概率可能，暂不考虑。

5. 脊柱后凸畸形

支持点：高龄女性，查体明确；不支持点：患者脊柱后凸畸形数十年，并无短时间急剧加重的情况，而出现呼吸困难的症状仅半年。因此脊柱后凸畸形并不是近半年呼吸困难的主要原因。脊柱过度后凸畸形指的是胸椎的过度弯曲，随着年龄增加而加重。脊柱过度后凸畸形导致肺功能受损、身体机能下降及死亡率上升。已有数项研究表明，脊柱后凸的加重会导致轻度用力肺活量降低，以及其他肺功能指标的下降。在一项纳入 323 例 65 岁及以上社区成人居民的研究中，有脊柱过度后凸畸形者存在限制性通气功能障碍（OR 2.3，95% CI 1.1~4.8）、阻塞性通气功能障碍（OR 3.3，CI 1.7~6.5）及自诉呼吸困难（OR 2.5，CI 1.1~5.8）的可能性更大。另一项纳入 56 例患者的研究发现用力肺活量和用力呼气容积的恶化。一项前瞻性研究纳入了超过 275 例 50~79 岁的受试者，随访了 16 年多，发现在女性中基线脊柱后凸程度越大，FEV1 下降越严重，但在男性中无此关联。综上可以确定，患者严重脊柱后凸畸形是加重呼吸困难的原因之一。

（二）诊治计划

目前患者主要症状为劳力性呼吸困难，心肌缺血，心房颤动，高血压，心力衰竭，慢性基础肺部疾病，脊柱后凸畸形等综合因素促进疾病的发生发展，只有综合防治，针对性干预，才能有效改善症状和预后。

1. 改善心肌缺血

加强冠心病的二级预防，包括拜阿司匹林和氯吡格雷二联抗血小板，阿托伐他汀和琥珀酸美托洛尔等，结合最佳内科治疗效果决定是否进行血运重建。指南建议，经规范的药物治疗后仍有心绞痛症状或存在心肌缺血，应考虑冠状动脉血运重建术（IIa，C）。患者高龄，SYNTAX 评分 17 分，血运重建方式选择经皮冠状动脉介入优于冠状动脉旁路移植术。同时，患者入院时 GRACE 评分 154 分，为高危，院内死亡风险大于 3%，CRUSADE 评分 62 分，出血风险为极高危，出血发生率高达 19.5%。此患者为缺血和出血双高风险，如何选择抗栓治疗和血运重建策略是治疗成败的关键。治疗组制定的方案为：二联抗血小板、他汀类、β 受体阻滞剂和质子泵抑制剂治疗 2 周，观察心绞痛、心力衰竭和消化道出血等情况，关注抗血小板治疗对消化道出血的影响，定期复查心电图、心肌损伤标记物、大便隐血和血红蛋白，如果心绞痛和心力衰竭症状不缓解，择期行血运重建；如果不能耐受二联抗血小板治疗，则药物治疗。

2. 防治心力衰竭急性加重，改善预后

预防肺部感染，科学容量管理，干预血压、血糖、血脂等心血管危险因素，对冠心病、高血压病、心房颤动等心血管疾病和合并症综合治疗，尽早联合使用 ACEI/ARB/沙库巴曲缬沙坦、β 受体阻滞剂和螺内酯等改善预后的药物。

3. 心房颤动管理

控制心室率，预防血栓栓塞事件。患者 CHA_2DS_2-VASc 危险分层评分为 6 分，HAS-BLED 出血风险评分为 4 分，血栓栓塞事件和出血事件均高，目前使用拜阿司匹林和氯吡格雷二联抗血小板治疗，暂缓抗凝治疗，密切观察。

（三）诊治经过

患者接受规范的冠心病二级预防治疗，由于新型冠状病毒疫情原因，被调整到治疗组 2，观察期间，出现持续胸闷，呼吸困难加重，伴咳嗽、纳差、嗜睡，氧饱和度一度降至 60%；查体肺部湿啰音增多，快速房颤；白细胞计数正常（图 13-6），中性粒细胞率升高（图 13-7），降钙素原升高（图 13-8），肌酸激酶同工酶 MB 活性正常（图 13-9），高敏肌钙蛋白Ⅰ（图 13-10）和肌酐（图 13-11）轻度升高，脑钠肽（图 13-12）明显升高，咽拭子及大便查见真菌菌丝。床旁胸片（2020 年 1 月 29 日）提示：双肺透光度减低，双肺纹理增多、模糊，散在斑片模糊影，考虑炎变可能；右肺门增浓，见片状影，炎变？双侧胸腔少量积液可能，心影增大，主动脉弓部钙化（图 13-13）。血气分析：pH 值 7.43，二氧化碳分压 90 mmHg，氧分压 75 mmHg，实际碳酸氢根 59.1 mmol/L，标准碳酸氢根 47.8 mmol/L，全血碱剩余 29.4 mmol/L，氧饱和度 95%（吸氧状态），提示二氧化碳分压升高，呼吸性酸中毒伴失代偿性代谢性碱中毒；查床旁超声心动图（2020 年 1 月 31 日）提示：左心房 52 mm，左心室 58 mm，右心室 26 mm 右心房 58 mm×51 mm，三尖瓣跨瓣压差 36 mmHg，射血分数 0.58。全心增大，肺动脉高压，收缩期二尖瓣Ⅲ级反流，三尖瓣Ⅱ级反流，舒张期主动脉瓣Ⅰ级反流（图 13-14）。患者呼吸困难，脊柱后凸畸形，肺部湿啰音，中性粒细胞率升高，二氧化碳分压升高以及双肺斑片影和院外 CT 慢支炎、肺气肿可能等临床表现提示重症肺炎导致Ⅱ型呼吸衰竭，给予哌拉西林钠他唑巴坦钠（8∶1）4.5 g 静脉滴注 1 次/8 h×7 d 抗感染，尼可刹米，地塞米松以及无创呼吸机辅助呼吸等治疗，呼吸困难和意识障碍无改善，复查降钙素原降至正常，白细胞总数不高。住院期间，外地探视人员多，结合患者高龄、呼吸困难突然加重以及血常规表现，立即查甲型流感病毒核酸阴性，乙型流感病毒核酸阴性，新型冠状病毒核酸筛查实验阴性，排除病毒性肺炎。复查心电图（2020 年 2 月 2 日）无 ST-T 动态改变（图 13-15），高敏肌钙蛋白Ⅰ轻度升高不到正常高值的 2 倍，排除急性心肌梗死。到这里，患者治疗遇到瓶颈，治疗组 2 认为是感染未有效控制，需要加强抗感染，并且尽早气管插管或气管切开有创呼吸机辅助呼吸，改善二氧化碳潴留；治疗组1同时也注意到患者高龄、合并多种心血管疾病、进行性少尿、单用感染或肾功能异常不能解释脑钠肽明显升高；胸片示右肺门增浓，双侧胸腔积液；超声心动图提示全心增大等充分揭示了心力衰竭的存在，考虑患者是由于肺炎诱发慢性心力衰竭急性失代偿，严重肺淤血导致二氧化碳分压升高，且心力衰竭在其中占较大权重。权衡利弊后，调整以抗生素为主的治疗方案为抗感染同时控制心力衰竭，减轻肺淤血和改善心肌缺血等基础心血管疾病的综合治疗策略如下：暂停无创呼吸机辅助呼吸，给予头孢哌酮钠舒巴坦钠 3.0 g 静脉滴注 1 次/12 h 和伏立康唑 200 mg 口服 2 次/天联合加强抗感染，控制入量，加强利尿（呋塞米 100~120 mg/d），硝酸甘油和硝普钠双通道静脉持续泵入扩血管，纠正酸碱失衡、电解质紊乱。调整治疗第 3 d，患者呼吸困难逐渐缓解，意识恢复正常，小便量增多，肺部啰音减少，二氧化碳分压降至 60 mmHg。复查胸片（2020 年 2 月 3 日）肺部斑片影明显吸收（图 13-16），大便隐血转阴，于 2020 年 2 月 10 日好转出院。

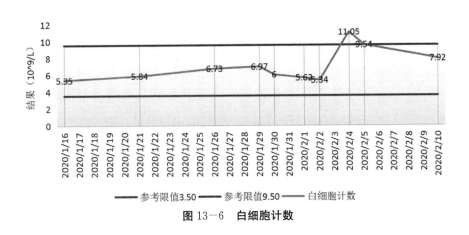

图 13-6　白细胞计数

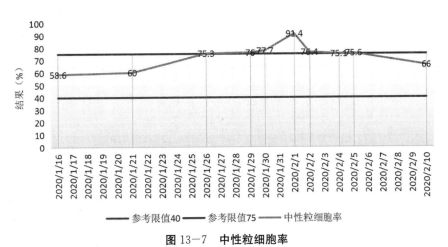

图 13-7　中性粒细胞率

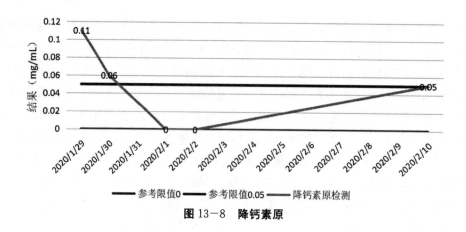

图 13-8　降钙素原

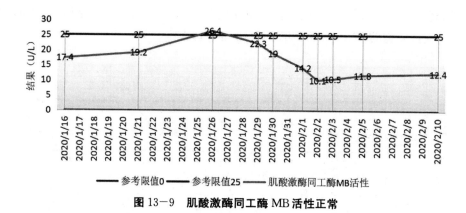

图 13-9　肌酸激酶同工酶 MB 活性正常

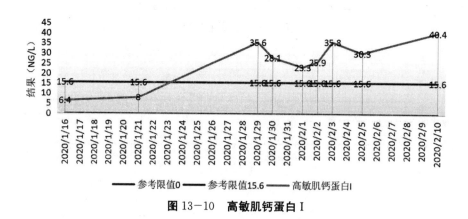

图 13-10　高敏肌钙蛋白 I

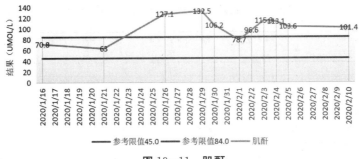

图 13-11　肌酐

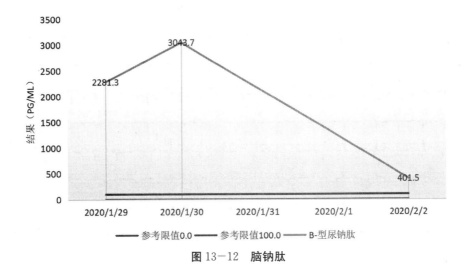

图 13-12　脑钠肽

图 13-13　胸片 2020 年 1 月 29 日

[单位]径线mm;血流速度m/s;压差(PG)mmHg;瓣口面积cm²;SV:ml。

心脏测值

LA:52	LV(D):58	LV(S):40	RV:26	RA:58×51	PR:2.36	PRG:22.28	TR:3.00	TRG:36
EF:0.58	FS:0.31							

心脏:

急诊床旁探查。

1. 全心内径增大。

2. 室间隔、左室后壁运动幅度正常,未见确切节段性运动异常。

3. 心包内未见液性暗区及其他异常回声。

4. Doppler及CDFI:各瓣口血流频谱节律不齐;收缩期二尖瓣可探及反流Ⅲ级;收缩期三尖瓣可探及反流Ⅱ级;舒张期主动脉瓣可探及反流Ⅰ级。

图13-14 超声心电图报告(图略)

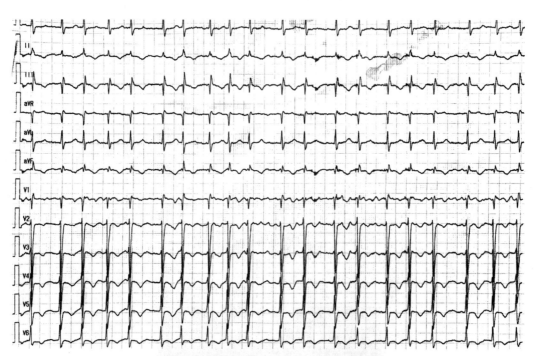

图13-15 心电图(2020年2月2日)

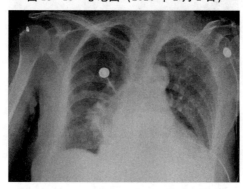

图13-16 胸片2020年2月3日

（四）后续诊疗计划

1. 冠心病二级预防（拜阿司匹林、氯吡格雷、他汀类药物），改善心肌缺血（硝酸酯类药物），择期行经皮冠状动脉介入支架植入术，完全血运重建。

2. 控制心衰（利尿剂），改善预后（肾素-血管紧张素系统抑制剂，β受体阻滞剂，螺内酯）。

3. 控制房颤心室率，定期进行房颤血栓栓塞风险评估（CHA_2DS_2-VASc 评分）和出血风险评估（HAS-BLED 评分），及时调整抗栓治疗方案。

4. 生活方式的干预。

四、知识扩展

肺炎导致的心血管事件涉及病原体及药物治疗等诸多环节。首先，不同肺炎病原体导致损伤的机制不同（见表 3-1 和图 3-1），损伤后导致的心血管疾病包括心肌炎、冠心病、心律失常、心力衰竭等。

除了病原体对心肌细胞的损伤之外，治疗 CAP 的抗生素和抗病毒药物也被证明存在心脏毒性，最重要的副作用当属药物引起的 QT 间期（QTc）延长及尖端扭转型室速（TdP）。抗感染药物中引起 QT 间期延长的最常见药物为大环内酯类、氟喹诺酮类和咪唑类抗真菌药物（见表 3-2）。

肺炎患者均有可能出现心血管并发症。据统计，因社区获得性肺炎（CAP）入院的患者 30% 可出现心血管相关的并发症，如新发心力衰竭事件或原有心力衰竭恶化、心律失常、心肌梗死或脑卒中等。并且，这种心血管并发症可长期持续存在，甚至长达 10 年以上（图 3-2）。

心房颤动是最常见的心律失常，全球房颤患者估测约 3 350 万例。房颤的患病率及发病率均随年龄增长而增加，我国房颤年龄校正后患病率约为 0.77%，<60 岁男女患病率分别为 0.43% 和 0.44%，>60 岁男女患病率分别增长至 1.88% 和 1.92%。临床上，心房颤动导致卒中等血栓栓塞事件、心力衰竭和认知功能下降等风险增加。心房颤动患者最常见的症状是心悸，典型体征包括心音强弱不等、心律绝对不齐和脉搏短绌。心电图的特点包括 P 波消失，代之以房颤波（f 波）；f 波的频率通常为 350~600次/分；f 波的振幅、形态和间期均不断变化；R-R 间期绝对不规则；心室率通常为90~170 次/分，特别是对于未使用房室结阻滞剂或有传导疾病的患者；QRS 波群窄，除非希-浦系统传导异常，包括功能性（频率相关性）差异性传导、存在束支或分支阻滞或沿旁路下传的心室预激。如果是近期发作的房颤，f 波通常是粗颤波（>2 mm）；而病程更久房颤的 f 波通常为细颤波（<1 mm）。某些情况下，心电图所有导联上都没有可辨认的基线（更常见于长期房颤），凭 P 波缺失和心室率绝对不规则可推断为心房颤动；如果有 f 波，则在下壁导联和 V_1 导联上最清晰。心房颤动的发病率与年龄正相关，50 岁之前很少发生。除年龄之外，许多类型的心脏和其他疾病也与心房颤动密切相关，包括高血压、冠状动脉性疾病、瓣膜性心脏病、糖尿病、肥胖、阻塞性睡眠呼

吸暂停综合征、大量饮酒、甲状腺功能亢进和一些应激状态，如心脏手术、肺栓塞和肺部炎症等是心房颤动的危险因素。年龄和上述其他情况增加心房颤动发生风险的机制可能与影响位于肺静脉或维持心房颤动的基质中的触发因子，并与心房大小和纤维化的程度密切相关。遗传性或者非遗传性因素，包括自主神经张力、炎症、心房压和房壁应力引起心房结构性重构及电重构，从而导致心房电活动不均一性，使原本规则有序的心房电活动消失，代之以无序的颤动波。临床上，根据心房颤动的发作频率和持续时间可分为阵发性房颤、持续性房颤、长程持续性房颤和永久性房颤。目前对于房颤的治疗主要包括危险因素的干预、抗凝治疗、节律与心率的控制治疗。

心力衰竭是指任何原因导致的心肌损伤，使心脏结构或功能发生改变，致使心脏泵血功能降低，即使心脏在有足够回心血流量条件下，心输出量仍不足以满足机体代谢需要，或有赖于充盈压升高来补偿的病理状态。目前我国心力衰竭现患人数约为450万。心力衰竭和左室功能障碍的患病率随年龄增长而陡增。例如，弗雷明汉心脏研究发现：50~59岁男性心力衰竭的患病率为0.8%，80~89岁时则上升为6.6%；研究观察到女性心力衰竭的患病率相近（分别为0.8%和7.9%）。心力衰竭的危险因素包括冠状动脉性心脏病、吸烟、高血压、肥胖、糖尿病和瓣膜性心脏病等。心力衰竭是大部分心脏疾病的终末阶段，其中，交感-肾上腺素系统激活、肾素-血管紧张素-醛固酮系统激活、氧化应激、心室重构等因素均在心衰的发生发展中发挥重要作用。心力衰竭的病因和诱因包括冠状动脉性疾病、心肌炎、心肌病、控制不良的高血压和进展的瓣膜性心脏病等。临床上，根据发病缓急可分为急性心力衰竭和慢性心力衰竭，根据临床症状和发生部位可分为左心衰、右心衰和全心衰。随着心力衰竭的进展，临床可出现包括运动不耐受、体重减轻、容量超负荷，以及低血压和灌注不足的体征（如低脉压），患者多以乏力，劳力性呼吸困难为主诉，许多患者会进展为静息时（包括夜间）也出现呼吸困难（夜间阵发性呼吸困难、端坐呼吸）。心力衰竭患者功能状态差提示预后不良。容量超负荷表现为肺循环淤血、外周性水肿，以及颈静脉压升高。胸片可显示肺水肿、胸腔积液和/或肺循环淤血的程度，如出现肺门血管影模糊、蝶形肺门，甚至弥漫性肺内大片阴影等。还可根据心影增大及其形态改变，评估基础的或伴发的心脏和（或）肺部疾病以及气胸等。肺淤血明显者可影响肺通气和换气功能，导致血氧饱和度下降以及血气分析的多项指标异常，包括低氧血症和/或二氧化碳潴留、酸中毒等，后者与组织灌注不足、二氧化碳潴留有关，且可能与预后相关，应及时处理。本例患者符合心力衰竭的诸多临床表现，包括心率增快、颈静脉怒张、双肺闻及湿啰音、脑钠肽明显升高，心界叩诊、胸片和超声心动图提示心脏扩大以及胸片上的肺淤血等；而特别需要关注血气分析是以二氧化碳分压升高和高碳酸血症为主要异常指标，极易与重症肺炎或慢性阻塞性肺部疾病所致Ⅱ型呼吸衰竭相混淆，从而误诊或漏诊，贻误病情。对于心力衰竭的治疗主要包括病因治疗，预防危险因素，控制心衰治疗及对症治疗，改善心室重构治疗（抑制交感神经系统激活和肾素-血管紧张素-醛固酮系统激活），植入ICD、左室辅助装置等仪器，心脏移植等。

心房颤动与心力衰竭关系复杂，二者之间常互为因果，相伴出现。既往有研究发现，心衰患者中合并房颤的比例显著高于正常心功能人群，尤其是在Ⅳ期心衰患者中，合并心房颤动的患者比例可高达50％，这是由于两种疾病有多个共同的危险因素，包括老年、冠状动脉性疾病、高血压、糖尿病、肥胖等；另一方面，心力衰竭患者由于左室舒张末期压力升高、交感神经、肾素－血管紧张素－醛固酮系统等神经体液的激活导致心房的进一步扩大且合并结构重构和电重构，同时，心房纤维化也可导致心房内差异性传导，这一系列条件可促进心房颤动的发生和发展。即使是长期单纯性心房颤动的患者，也可进展为心力衰竭，这是由于房颤可引起快速心室率和不规则心室反应，进而导致心律失常性心肌病。就病理生理机制、治疗策略而言，心房颤动合并心力衰竭的患者是一组独特的人群，这是由于心房颤动的发生可以导致心力衰竭患者的症状和血流动力学的进一步恶化，而心力衰竭的进展也可促进房颤的发生和维持。在窦性心律下心房规律收缩可以增加30％左右的回心血量，但是当心房颤动发作时，心房收缩力明显减弱，心房辅助泵血作用丧失，其对心力衰竭患者产生不利的影响。近20年以来，多项比较节律控制和心率控制策略疗效的研究并未证明节律控制在房颤患者主要临床终点优于心率控制。老年患者常多病共存及药物相互作用，耐受性差，因此对老年房颤患者的治疗主要强调心率控制。

心房颤动和心力衰竭的发病率均与年龄呈正相关，随年龄增长发病率显著升高。到2050年，全球60岁以上成人将超过20亿，占世界人口的20％以上，根据目前的增长模式预测，这些老年人绝大多数将居住在欠发达国家（16亿）。我国已进入老龄化社会。我国通用标准将60岁以上定为老年人。根据国家统计局的数据，2019年1月我国60岁以上人口已达2.4亿，占到了总人口的17.9％。随着期望寿命的增长，对于晚年健康和幸福的定义已发生了改变。在老年人中，心血管疾病和癌症中已成为主要死亡原因，尤其是高龄老人，存在很高的慢性疾病发生率；80％的老年人至少有1种慢性疾病，50％的老年人则至少有2种慢性疾病。随年龄增长，在老年人群中，尤其是高龄老人，心房颤动与心力衰竭二者同时存在的概率明显增高。而这类人群可能同时存在老年综合征（认知损害、跌倒、失禁、听力或视力损害、低体重指数及头晕），其与老年人日常活动依赖性之间存在紧密关联（出现1种疾病时相对危险度为2.1，出现3种或以上疾病时相对危险度为6.6）。同时存在老年综合征的老年心血管病患者合并症更复杂，病情更严重，治疗难度更大。

65岁及以上人群的死亡中有1/3是由感染造成的。感染对老年人并发症发病率有显著影响。感染会加重基础心血管疾病并导致功能状态下降，如感染可诱发或加重心力衰竭和肾功能恶化；诱发心房颤动；感染导致的心率增快，血压波动可加重心肌缺血，诱发心绞痛发作；血黏度增加使血栓栓塞事件发生风险升高等。反过来，老年心力衰竭患者由于肺淤血和/或老年综合征等因素增加肺部感染风险或者加重肺部病变，二者相互影响，促进病情进展。多种生物学、文化及社会因素使得老年人对感染的易感性增加，并使感染后的结局更差。这些因素也可以改变老年人的感染综合征表现，可能需要制定出与年轻患者不同的治疗方案。随着年龄的增长，伴随的疾病也会增多，这也可能损害免疫功能。相对于年龄，免疫受损与个人疾病负担的关系更加紧密。存在慢性疾病（如糖尿病、慢性阻塞性肺疾病或心力衰竭）的老年人与不存在基础健康问题的老年人相比，更容易发生常见感染，同时对疫苗的应答更差。本例患者为 78 岁高龄女性，合并冠心病、高血压、心房颤动、心力衰竭等多种心血管疾病，检查存在脊柱后凸畸形的体征和慢性支气管炎，肺气肿的 CT 征象，FRAIL 量表评估为 4 分，提示衰弱症的存在，为感染的高危人群，感染后死亡风险高。

在所有肺炎患者中，65 岁及以上患者的比例占 50％以上。本次出现的新型冠状病毒肺炎是由 2019 新型冠状病毒所致的病毒性肺炎，该病毒是以前从未在人体发现的新毒株。全基因组测序和种系发生分析表明，2019 新型冠状病毒是一种 β 属冠状病毒，与人类严重急性呼吸综合征和中东呼吸综合征的病原体均属于冠状病毒。冠状病毒为中等大小、有包膜的正链 RNA 病毒，因在电子显微镜下显示特征性皇冠样外观而得名。人群对本次出现的新型冠状病毒普遍易感。2019 新型冠状病毒感染后的主要表现是发热、咳嗽、呼吸困难和胸部影像学检查显示双肺浸润，其潜伏期是暴露后 14 日内。病情危重的患者可出现呼吸衰竭、脓毒性休克或其他需要重症监护治疗的器官衰竭。目前报告的大多数死亡病例有基础合并症。老年人免疫功能受损，且合并多种慢性基础疾病，是感染性疾病的高危人群，老年心血管疾病患者感染后病情较重，死亡率高。

社区获得性肺炎老年患者需要通过测量血流动力学稳定性、氧需、共存疾病和患者是否可以经口服用药物等项目进行评估。目前有几种可用的预后评估标准可用于评估疾病的严重程度。常用的评分系统是 CURB65（意识模糊、尿毒症、呼吸频率、低血压及年龄大于 65 岁）。这一简易的评分系统已被证实在老年人中有效。CURB-65 评分是根据 5 个容易测定的因素得出的，其名称也由此而来，包括：意识模糊（C）（基于特定的精神测试或者新发对人物、地点或时间的定向障碍）；尿素（U）大于 7 mmol/L；呼吸频率（R）大于等于 30 次/分；血压（B）（收缩压＜90 mmHg 或舒张压≤60 mmHg）；年龄大于等于 65 岁。在 CURB-65 推导队列的 718 例患者（平均年龄 64 岁）中，存在 0、1、2、3 或 4 项因素的患者的 30 日死亡率分别为 0.7％、2.1％、9.2％、14.5％和 40％；3 分及以上的患者为重症。本例患者为 78 岁高龄，2020 年 1 月 29 日确诊肺炎后出现意识障碍，肾功能恶化，二氧化碳分压升高，高碳酸血症，CURB65 评分为 3 分，病情严重，死亡率高。有研究表明，超过 40％的心力衰竭患者合并有肺部疾病，如慢性阻塞性肺疾病。由于肺部疾病和心力衰竭均可表现为呼吸困难，肺部干湿啰音以及胸部影像学异常，甚至低氧血症和/或二氧化碳潴留，可能难以明确区分两者对症状负担和功能状态的影响所占权重。对于合并肺炎的老年心血管疾病患者，早期诊断和鉴别心源性和肺源性呼吸困难是制定正确完善的治疗方案的关键。本例老年冠心病合并心力衰竭、心房颤动和肺炎患者的诊治过程一波三折，单纯抗感染、呼吸机辅助呼吸等治疗肺炎并不能使患者病情逆转，而通过治疗患者合并的冠心病、心力衰竭，心房颤动等心血管基础疾病，尤其是加强改善心肌缺血，控制心力衰竭的综合治疗策略使患者肺部感染得到有效控制，转危为安。通过对本例患者治疗过程的回顾和思考，充分认识到合并肺炎的老年心血管疾病患者病情的严重性、鉴别呼吸困难的重要性和治疗的复杂性，其诊治过程有别于年轻患者，在治疗肺炎同时，需密切关注基础心血管疾病，尤其心力衰竭的病情变化及其对治疗结局的影响，采取综合防治方法。在目前新的形势下，面对患新型冠状病毒肺炎合并心血管疾病老年患者的复杂诊治局面，需要转变临床思维，借鉴成功案例，综合评估，以新思路新方法制定完善的治疗策略。

（卢 青 程 标）

参考文献

[1] Joseph G. Murphy MAL. MYO 心脏病学[M]. 北京:科学出版社,2008:6—17.

[2] 钱学贤,戴玉华,孔华宇. 现代心血管病学[M]. 北京:人民军医出版社,1999:9—19.

[3] 宋岳涛. 老年综合评估(2012)[M]. 北京:中国协和医科大学出版社,2012:77—82.

[4] 国家卫生健康委员会. 新型冠状病毒肺炎诊疗方案(试行第七版). 2020:1—22.

[5] 国家卫生健康委员会. 新型冠状病毒防控指南(老年人版). 2020.

[6] Huang C, Wang Y, Li X, et al. Clinical features of patients infected with 2019 novel coronavirus in Wuhan, China[J]. LANCET, 2020, 395(10223):497—506.

[7] 苏亦瑜. 卫健委公布 17 例新型肺炎死亡病例:最小 48 最大 89 岁多有既往慢病史. 2020—01—23 http://www.chinanews.com/sh/2020/01—23/9067874.shtml.

[8] 姜雨薇. 国家卫健委公布 17 例新型肺炎死亡病例病情:多为 60 岁以上. 2020—01—23 http://www.chinanews.com/gn/2020/01—23/9068034.shtml.

[9] 侯涛. 武汉金银潭医生前线手记:新型冠状病毒肺炎临床特征初探. 2020—01—29 http://news.medlive.cn/all/info—news/show—165664_97.html.

[10] Chan JF, Yuan S, Kok KH, et al. A familial cluster of pneumonia associated with the 2019 novel coronavirus indicating person—to—person transmission:a study of a family cluster[J]. LANCET, 2020, 395(10223):514—523.

[11] 龚莎. 沪首例新型冠状病毒肺炎死亡病例,上海卫健委:感染是诱因. 2020—01—26 https://baijiahao.baidu.com/s?id=1656801929380967223&wfr=spider&for=pc.

[12] 中国疾控中心. 新型冠状病毒感染的肺炎可疑症状者居家隔离临时指南. 2020.

[13] 张存泰. 老年人群高危,科学有效做防护. 2020—01—31 https://www.cma.org.cn/art/2020/1/31/art_2925_32271.html.

[14] Organization WH. Clinical management of severe acute respiratory infection when Middle East respiratory syndrome coronavirus (MERS—CoV) infection is suspected:interim guidance. https://apps.who.int/iris/handle/10665/178529.

[15] Huang C, Wang Y, Li X, et al. Clinical features of patients infected with 2019 novel coronavirus in Wuhan, China. LANCET 2020, 395(10223):497—506.

[16] Sheahan TP, Sims AC, Leist SR, et al. Comparative therapeutic efficacy of remdesivir and combination lopinavir, ritonavir, and interferon beta against MERS—CoV[J]. NAT COMMUN, 2020, 11(1):222.

[17] Wang D, Hu B, Hu C, et al. Clinical Characteristics of 138 Hospitalized Patients With 2019 Novel Coronavirus—Infected Pneumonia in Wuhan, China[J]. JAMA, 2020.

[18] 中国医师协会体外生命支持专业委员会. 危重型新型冠状病毒肺炎患者体外生命支持应用时机及模式选择的专家建议[J]. 中华结核和呼吸杂志,2020,00(43):9.

[19] Jin YH, Cai L, Cheng ZS, et al. A rapid advice guideline for the diagnosis and treatment of 2019 novel coronavirus (2019—nCoV) infected pneumonia (standard version)[J]. Mil Med Res, 2020,

7(1)：4.

[20] Zhu N, Zhang D, Wang W, et al. A Novel Coronavirus from Patients with Pneumonia in China, 2019[J]. N Engl J Med, 2020, 382(8)：727－733.

[21] 胡盛寿,杨跃进,朱曼璐,等.心脑血管基础疾病对严重急性呼吸综合征病情和发生多器官功能障碍综合征的影响[J].中华医学杂志,2004,84(15).

[22] Chen N, Zhou M, Dong X, et al. Epidemiological and clinical characteristics of 99 cases of 2019 novel coronavirus pneumonia in Wuhan, China：a descriptive study[J]. LANCET, 2020, 395(10223)：507－513.

[23] Chan JW, Ng CK, Chan YH, et al. Short term outcome and risk factors for adverse clinical outcomes in adults with severe acute respiratory syndrome (SARS)[J]. THORAX, 2003, 58(8)：686－689.

[24] 潘世芬,张洪玉,李春盛,等.15 例严重急性呼吸综合征患者心脏骤停原因的探讨[J].中华结核和呼吸杂志,2003,26(10)：602－605.

[25] Oudit GY, Kassiri Z, Jiang C, et al. SARS－coronavirus modulation of myocardial ACE2 expression and inflammation in patients with SARS[J]. EUR J CLIN INVEST, 2009, 39(7)：618－625.

[26] Musher DM, Abers MS, Corrales－Medina VF. Acute Infection and Myocardial Infarction. Reply[J]. N Engl J Med, 2019, 380(15)：e21.

[27] Restrepo MI, Reyes LF. Pneumonia as a cardiovascular disease[J]. RESPIROLOGY, 2018, 23(3)：250－259.

[28] Cheng YJ, Nie XY, Chen XM, et al. The Role of Macrolide Antibiotics in Increasing Cardiovascular Risk[J]. J AM COLL CARDIOL, 2015, 66(20)：2173－2184.

[29] Restrepo MI, Reyes LF, Anzueto A. Complication of Community－Acquired Pneumonia (Including Cardiac Complications)[J]. Semin Respir Crit Care Med, 2016, 37(6)：897－904.

[30] 黄震华.药物诱发的 QT 间期延长和尖端扭转型室性心动过速研究进展[J].中国新药与临床杂志,2016,35(07)：473－477.

[31] Kociol RD, Cooper LT, Fang JC, et al. Recognition and Initial Management of Fulminant Myocarditis：A Scientific Statement From the American Heart Association[J]. CIRCULATION, 2020, 141(6)：69－92.

[32] 中华医学会心血管病学分会精准医学学组,中华心血管病杂志编辑委员会,成人暴发性心肌炎工作组.成人暴发性心肌炎诊断与治疗中国专家共识[J].中华心血管病杂志,2017,45(9).

[33] Maisch B, Ruppert V, Pankuweit S. Management of fulminant myocarditis：a diagnosis in search of its etiology but with therapeutic options[J]. Curr Heart Fail Rep, 2014, 11(2)：166－177.

[34] 胡伟航,刘长文,胡炜,等.体外膜肺氧合治疗暴发性心肌炎 5 例分析[J].中华危重症医学杂志(电子版),2014,7(05)：354－357.

[35] Ihdayhid AR, Chopra S, Rankin J. Intra－aortic balloon pump：indications, efficacy, guidelines and future directions[J]. CURR OPIN CARDIOL, 2014, 29(4)：285－292.

[36] Okai I, Inoue K, Maruyama M, et al. Transbrachial intra－aortic balloon pumping for a patient with fulminant myocarditis[J]. HEART VESSELS, 2012, 27(6)：639－642.

[37] 杨桂棠,丁建,关明子,等.体外膜肺氧合救治重症暴发性心肌炎合并多脏器功能衰竭经验[J].临床军医杂志,2016,44(11)：1140－1143.

[38] Lorusso R, Centofanti P, Gelsomino S, et al. Venoarterial Extracorporeal Membrane Oxygenation for Acute Fulminant Myocarditis in Adult Patients：A 5-Year Multi-Institutional Experience[J]. ANN THORAC SURG, 2016, 101(3)：919-926.

[39] Diddle JW, Almodovar MC, Rajagopal SK, et al. Extracorporeal membrane oxygenation for the support of adults with acute myocarditis[J]. CRIT CARE MED, 2015, 43(5)：1016-1025.

[40] Nakamura T, Ishida K, Taniguchi Y, et al. Prognosis of patients with fulminant myocarditis managed by peripheral venoarterial extracorporeal membranous oxygenation support：a retrospective single-center study[J]. J Intensive Care, 2015, 3(1)：5.

[41] Hsu KH, Chi NH, Yu HY, et al. Extracorporeal membranous oxygenation support for acute fulminant myocarditis：analysis of a single center's experience[J]. Eur J Cardiothorac Surg, 2011, 40(3)：682-688.

[42] Matteo P, Carlo B, Daniel G, et al. Veno-arterial extracorporeal membrane oxygenation for cardiogenic shock due to myocarditis in adult patients[J]. J THORAC DIS, 2016, 8(7).

[43] Schmidt M, Burrell A, Roberts L, et al. Predicting survival after ECMO for refractory cardiogenic shock：the survival after veno-arterial-ECMO (SAVE)-score[J]. EUR HEART J, 2015, 36(33)：2246-2256.

[44] Luyt CE, Landivier A, Leprince P, et al. Usefulness of cardiac biomarkers to predict cardiac recovery in patients on extracorporeal membrane oxygenation support for refractory cardiogenic shock[J]. J CRIT CARE, 2012, 27(5)：524-527.

[45] 李小鹰.老年医学[M].北京:人民卫生出版社,2015:14-15.

[46] 陈灏珠,林果为,王吉耀.实用内科学(第14版)[M].北京:人民卫生出版社,2013:216-217.

[47] 张劲农.武汉协和医院处置2019新型冠状病毒感染策略及说明.2020-01-22 https://www.dxy.cn/bbs/newweb/pc/post/42662254.

[48] 廖玉华,杨杰孚,张健,等.舒张性心力衰竭诊断和治疗专家共识[J].临床心血管病杂志,2020,36(01):1-10.

[49] Pieske B, Tschope C, de Boer RA, et al. How to diagnose heart failure with preserved ejection fraction：the HFA-PEFF diagnostic algorithm：a consensus recommendation from the Heart Failure Association (HFA) of the European Society of Cardiology (ESC)[J]. EUR HEART J, 2019, 40(40)：3297-3317.

[50] Page RN, O'Bryant CL, Cheng D, et al. Drugs That May Cause or Exacerbate Heart Failure：A Scientific Statement From the American Heart Association[J]. CIRCULATION, 2016, 134(6)：32-69.

[51] Reddy Y, Carter RE, Obokata M, et al. A Simple, Evidence-Based Approach to Help Guide Diagnosis of Heart Failure With Preserved Ejection Fraction[J]. CIRCULATION, 2018, 138(9)：861-870.

[52] 中国医师协会心力衰竭专业委员会,中华心力衰竭和心肌病杂志编辑委员会.心力衰竭容量管理中国专家建议[J].中华心力衰竭和心肌病杂志(中英文),2018,2(1).

[53] 中华医学会心血管病学分会心力衰竭学组,中国医师协会心力衰竭专业委员会,中华心血管病杂志编辑委员会.中国心力衰竭诊断和治疗指南2018[J].中华心血管病杂志,2018,46(10).

[54] Ponikowski P, Voors AA, Anker SD, et al. 2016 ESC Guidelines for the diagnosis and treatment

of acute and chronic heart failure：The Task Force for the diagnosis and treatment of acute and chronic heart failure of the European Society of Cardiology (ESC). Developed with the special contribution of the Heart Failure Association (HFA) of the ESC[J]. EUR J HEART FAIL, 2016, 18 (8)：891−975.

[55] L MP, Muthiah V, L CB, et al. Application of the H_2 FPEF score to a global clinical trial of patients with heart failure with preserved ejection fraction：the TOPCAT trial[J]. EUR J HEART FAIL, 2019.

[56] 林果为,王吉耀,葛均波.实用内科学(第15版)[M].北京:人民卫生出版社,2017:1400−1416.

[57] 中国医师协会心血管内科医师分会.新型冠状病毒(2019−nCoV)防控形势下急性心梗诊治流程和路径中国专家建议(第一版).2020−02−29 http://www. drvoice. cn/article/5376.

[58] Nunez TC, Cotton BA. Transfusion therapy in hemorrhagic shock[J]. CURR OPIN CRIT CARE, 2009, 15(6)：536−541.

[59] Sakka SG. Resuscitation of hemorrhagic shock with normal saline versus lactated Ringer's：effects on oxygenation, extravascular lung water, and hemodynamics[J]. CRIT CARE, 2009, 13 (2)：128.

[60] Spinella PC, Holcomb JB. Resuscitation and transfusion principles for traumatic hemorrhagic shock [J]. BLOOD REV, 2009, 23(6)：231−240.

[61] Hubetamann B, Lefering R, Taeger G, et al. Influence of prehospital fluid resuscitation on patients with multiple injuries in hemorrhagic shock in patients from the DGU trauma registry[J]. J Emerg Trauma Shock, 2011, 4(4)：465−471.

[62] AL GLS. Goldman's Cecil Medicine[M]. 25th ed. Philadelphia：Elsevier Saunders, 2016:28−32.

[63] 王华,方芳,柴坷,等.80岁及以上老年冠心病患者临床病理特点分析[J].中华心血管病杂志, 2015,43(11).

[64] Kasser IS, Bruce RA. Comparative effects of aging and coronary heart disease on submaximal and maximal exercise[J]. CIRCULATION, 1969, 39(6)：759−774.

[65] 中华医学会心血管病学分会,中华心血管病杂志编辑委员会.慢性稳定性心绞痛诊断与治疗指南 [J].中华心血管病杂志,2007,35(3).

[66] Montalescot G, Sechtem U, Achenbach S, et al. 2013 ESC guidelines on the management of stable coronary artery disease：the Task Force on the management of stable coronary artery disease of the European Society of Cardiology[J]. EUR HEART J, 2013, 34(38)：2949−3003.

[67] 山缨,范维琥,戚文航,等.注射用丹参多酚酸盐治疗老年稳定性心绞痛的临床研究[J].中华老年心脑血管病杂志,2013,15(2).

[68] 中华医学会心血管病学分会,中国康复医学会心血管病专业委员会,中国老年学学会心脑血管病专业委员会.冠心病康复与二级预防中国专家共识[J].中华心血管病杂志,2013,41(4).

[69] 中华医学会心血管病学分会,中华心血管病杂志编辑委员会.急性ST段抬高型心肌梗死诊断和治疗指南(2019)[J].中华心血管病杂志,2019,47(10).

[70] 中华医学会心血管病学分会,中华心血管病杂志编辑委员会.非ST段抬高型急性冠状动脉综合征诊断和治疗指南(2016)[J].中华心血管病杂志,2017,45(5).

[71] Joseph PG, Pare G, Ross S, et al. Pharmacogenetics in cardiovascular disease：the challenge of moving from promise to realization：concepts discussed at the Canadian Network and Centre for

Trials Internationally Network Conference (CANNeCTIN)[J]. CLIN CARDIOL, 2014, 37(1): 48−56.

[72] 李立明,饶克勤,孔灵芝,等.中国居民 2002 年营养与健康状况调查[J].中华流行病学杂志,2005, 26(7).

[73] 李苏宁.我国老年人高血压现状分析[J].中华高血压杂志,2019,27(02):100.

[74] Aronow WS, Fleg JL, Pepine CJ, et al. ACCF/AHA 2011 expert consensus document on hypertension in the elderly: a report of the American College of Cardiology Foundation Task Force on Clinical Expert Consensus Documents developed in collaboration with the American Academy of Neurology, American Geriatrics Society, American Society for Preventive Cardiology, American Society of Hypertension, American Society of Nephrology, Association of Black Cardiologists, and European Society of Hypertension[J]. J AM SOC HYPERTENS, 2011, 5(4): 259−352.

[75] 吴锡桂,段秀芳,黄广勇,等.我国老年人群单纯性收缩期高血压患病率及影响因素[J].中华心血管病杂志,2003(06):59−62.

[76] Zhou P, Yang XL, Wang XG, et al. A pneumonia outbreak associated with a new coronavirus of probable bat origin[J]. NATURE, 2020.

[77] Henry C, Zaizafoun M, Stock E, et al. Impact of angiotensin−converting enzyme inhibitors and statins on viral pneumonia[J]. Proc (Bayl Univ Med Cent), 2018, 31(4): 419−423.

[78] André NG. Treating patients with ventricular ectopic beats[J]. Heart (British Cardiac Society), 2006, 92(11):1707.

[79] C SJ, Ruediger B, D SK, et al. Variability of Holter electrocardiographic findings in patients fulfilling the noninvasive MADIT criteria. Multicenter Automatic Defibrillator Implantation Trial[J]. Pacing and clinical electrophysiology: PACE, 2002, 25(2): 183−190.

[80] R TJ, M J, S A, et al. Ambulatory ventricular arrhythmias in patients with heart failure do not specifically predict an increased risk of sudden death. PROMISE (Prospective Randomized Milrinone Survival Evaluation) Investigators[J]. CIRCULATION, 2000, 101(1):40−46.

[81] Pablo D, M. GA, Yudi P, et al. Prevalence, characteristics and significance of ventricular premature complexes and ventricular tachycardia detected by 24−hour continuous electrocardiographic recording in the Cardiac Arrhythmia Suppression Trial[J]. Am J Cardiol, 1991, 68(9):887.

[82] M W, C G, M BG, et al. Frequency and significance of cardiac rhythm disturbances in healthy elderly individuals[J]. J ELECTROCARDIOL, 1990, 23(2):171.

[83] 鲁志兵,江洪.心室颤动的发生机制和射频消融治疗[J].中华心律失常学杂志,2009,13(2):126−129.

[84] E. BA, B. KR, Elizabeth KK, et al. Endocardial mapping during sinus rhythm in patients with coronary artery disease and nonsustained ventricular tachycardia[J]. Am J cardiol, 1993, 71(8):695−698.

[85] Paul K, Clare H, Nathaniel N, et al. Relation of sudden death in pure mitral regurgitation, with and without mitral valve prolapse, to repetitive ventricular arrhythmias and right and left ventricular ejection fractions[J]. Am J cardiol, 1987, 60(4):397−399.

[86] Roffi M, Patrono C, Collet JP, et al. 2015 ESC guidelines for the management of acute coronary syndromes in patients presenting without persistent ST−segment elevation[J]. KARDIOL POL,

2015，73(12)：1207－1294.

[87] Steg PG，James SK，Atar D，et al. ESC Guidelines for the management of acute myocardial infarction in patients presenting with ST－segment elevation[J]. EUR HEART J, 2012，33(20)：2569－2619.

[88] Reddy YM，Chinitz L，Mansour M，et al. Percutaneous left ventricular assist devices in ventricular tachycardia ablation：multicenter experience[J]. Circ Arrhythm Electrophysiol, 2014，7(2)：244－250.

[89] Bougouin W，Marijon E，Puymirat E，et al. Incidence of sudden cardiac death after ventricular fibrillation complicating acute myocardial infarction：a 5－year cause－of－death analysis of the FAST－MI 2005 registry†[J]. EUR HEART J, 2014，35(2)：116.

[90] P PJ，A WJ，H MR，et al. Response to letter regarding article，"sustained ventricular tachycardia and ventricular fibrillation complicating non － ST－segment elevation acute coronary syndromes"[J]. CIRCULATION, 2013，127(20) ：634.

[91] R GM，Christophe T，Cecilia L，et al. Effect of QRS duration and morphology on cardiac resynchronization therapy outcomes in mild heart failure：results from the Resynchronization Reverses Remodeling in Systolic Left Ventricular Dysfunction（REVERSE）study[J]. CIRCULATION, 2012，126(7)：2592－2599.

[92] Alvaro A，S PL，J GR，et al. Magnitude and prognosis associated with ventricular arrhythmias in patients hospitalized with acute coronary syndromes（from the GRACE Registry）[J]. The American journal of cardiology, 2008，102(12)：1577－1582.

[93] T JC，Samuel WL，Hugh C. Correction to：2019 AHA/ACC/HRS Focused Update of the 2014 AHA/ACC/HRS Guideline for the Management of Patients With Atrial Fibrillation：A Report of the American College of Cardiology/American Heart Association Task Force on Clinical Practice Guidelines and the Heart Rhythm Society[J]. CIRCULATION, 2019，140(6).

[94] 中国医师协会心血管内科医师分会血栓防治专业委员会,中华医学会心血管病学分会介入心脏病学组,中华心血管病杂志编辑委员会.急性冠状动脉综合征特殊人群抗血小板治疗中国专家建议[J].中华心血管病杂志,2018,46(4):255－266.

[95] R HD，Saibal K，J PM，et al. Prospective randomized evaluation of the Watchman Left Atrial Appendage Closure device in patients with atrial fibrillation versus long－term warfarin therapy：the PREVAIL trial[J]. J AM COLL CARDIOL, 2014，64(1)：1－12.

[96] 中华医学会心血管病学分会,中华医学会心电生理和起搏分会,中国医师协会心律学专业委员会.非瓣膜病心房颤动患者新型口服抗凝药的应用中国专家共识[J].中华心律失常学杂志,2014,18(5):321－329.

[97] Reddy VY，Doshi SK，Sievert H，et al. Percutaneous Left Atrial Appendage Closure for Stroke Prophylaxis in Patients With Atrial Fibrillation：2. 3－Year Follow－up of the PROTECT AF（Watchman Left Atrial Appendage System for Embolic Protection in Patients With Atrial Fibrillation）Trial[J]. CIRCULATION, 2013，127(6)：720－729.

[98] 中华医学会心血管病学分会,中国老年学学会心脑血管病专业委员会.华法林抗凝治疗的中国专家共识[J].中华内科杂志,2013,052(1):76－82.

[99] R PM，W MK，Jyotsna G，et al. Rivaroxaban versus warfarin in nonvalvular atrial fibrillation[J].

The New England journal of medicine, 2011, 365(10): 883-891.

[100] L A, Klein, And, et al. Use of transesophageal echocardiography to guide cardioversion in patients with atrial fibrillation[J]. Acc Current Journal Review, 2011.

[101] Granger CB, Alexander JH, Mcmurray JJV, et al. Apixaban versus Warfarin in Patients with Atrial Fibrillation[J]. N Engl J Med, 2009, 361(12): 1139-1151.

[102] Michael B. Dabigatran versus warfarin in patients with atrial fibrillation[J]. The New England journal of medicine, 2009, 361(27): 1139-1151.

[103] Hohnloser SH, Crijns HJGM, Eickels MV, et al. Effect of Dronedarone on Cardiovascular Events in Atrial Fibrillation[J]. N Engl J Med, 2009, 360(7): 668-678.

[104] Giugliano RP, Ruff CT, Braunwald E, et al. Edoxaban versus warfarin in patients with atrial fibrillation[J]. N Engl J Med, 2013, 369(22): 2093-2104.

[105] 中华护理学会.新型冠状病毒感染的肺炎护理要点. 2020-02-04.

[106] 程标,陶雪飞,孙颖,等.四川省人民医院权威专家推荐老年人新型冠状病毒肺炎防控要点. 2020-02-04 https://jk. scol. com. cn/jkjd/202002/57470067. html? from=timeline&isappinstalled=0.

[107] 靳英辉,蔡林.新型冠状病毒(2019-nCoV)感染的肺炎诊疗快速建议指南(标准版)[J].解放军医学杂志,45(1):1-20.

[108] 中国医师协会心血管内科医师分会.致全国心血管医师——在新型冠状病毒感染控制背景下的防护策略——严道医声网. 2020-01-31 http://www. drvoice. cn/article/5370.

[109] 袁丽霞,丁荣晶.中国心脏康复与二级预防指南解读[J].中国循环杂志,2019,34(S1):86-90.

[110] 尤黎明,吴瑛.内科护理学(第6版)[M].北京:人民卫生出版社,2017:156-261.

[111] Buckingham SA, Taylor RS, Jolly K, et al. Home-based versus centre-based cardiac rehabilitation: Abridged Cochrane systematic review and meta-analysis[J]. Nederlands Tijdschrift Voor Evidence Based Practice, 2016, 3(2): 11.

[112] 胡大一.中国心血管疾病康复/二级预防指南[M].北京:科学技术出版社,2015.

[113] Jie F, Guo QL, Jing L, et al. Impact of Cardiovascular Disease Deaths on Life Expectancy in Chinese Population[J]. 生物医学与环境科学, 2014, 27(3): 162-168.

[114] Fletcher GF, Ades PA, Kligfield P, et al. Exercise Standards for Testing and Training: A Scientific Statement From the American Heart Association[J]. CIRCULATION, 2013, 128(8): 873-934.

[115] Haykowsky M, Scott J, Esch B, et al. A Meta-analysis of the effects of Exercise Training on Left Ventricular Remodeling Following Myocardial Infarction: Start early and go longer for greatest exercise benefits on remodeling[J]. TRIALS, 2011, 12(1): 92.

[116] Russell KL, Holloway TM, Brum M, et al. Cardiac Rehabilitation Wait Times[J]. Journal of Cardiopulmonary Rehabilitation & Prevention, 2011, 31(6): 373-377.

[117] Goel K, Lennon RJ, Tilbury RT, et al. Impact of Cardiac Rehabilitation on Mortality and Cardiovascular Events After Percutaneous Coronary Intervention in the Community[J]. CIRCULATION, 2011, 123(21): 2344-2352.

[118] Hammill BG, Curtis LH, Schulman KA, et al. Relationship Between Cardiac Rehabilitation and Long-Term Risks of Death and Myocardial Infarction Among Elderly Medicare Beneficiaries[J].

CIRCULATION, 2010, 121(1): 63—70.

[119] Guidelines ECFS, Ugo C, Piepoli MF, et al. Secondary prevention through cardiac rehabilitation: physical activity counselling and exercise training[J]. EUR HEART J, 2010(16): 16.

[120] Suaya JA, Stason WB, Ades PA, et al. Cardiac Rehabilitation and Survival in Older Coronary Patients[J]. J AM COLL CARDIOL, 2009, 54(1): 25—33.

[121] O Connor CM, Whellan DJ, Lee KL, et al. Efficacy and Safety of Exercise Training in Patients With Chronic Heart Failure: HF—ACTION Randomized Controlled Trial[J]. Jama, 2009, 301: 1439—1450.

[122] Leon AS, Franklin BA, Costa F, et al. Cardiac rehabilitation and secondary prevention of coronary heart disease: an American Heart Association scientific statement from the Council on Clinical[J]. Circulation, 2005, 111(3): 369.

[123] J A, R W, L R, et al. Randomised controlled trial of cardiac rehabilitation in elderly patients with heart failure[J]. EUR J HEART FAIL, 2005, 7(3): 411—417.

[124] Byrne M, Walsh J, Murphy AW. Secondary prevention of coronary heart disease: Patient beliefs and health—related behaviour[J]. J PSYCHOSOM RES, 2005, 58(5): 403—415.

[125] Stewart KJ, Badenhop D, Brubaker PH, et al. Cardiac Rehabilitation Following Percutaneous Revascularization, Heart Transplant, Heart Valve Surgery, and for Chronic Heart Failurea[J]. CHEST, 2003, 123(6): 2104—2111.

[126] Kavanagh T, Mertens DJ, Shephard RJ, et al. Long—term cardiorespiratory results of exercise training following cardiac transplantation[J]. AM J CARDIOL, 2003, 91(2): 190—194.

[127] Kavanagh T. A Controlled Trial of Exercise Rehabilitation after Heart Transplantation &mdash [J]. NEW ENGL J MED, 1999: 272—277.

[128] Squires, W. R. Cardiac Rehabilitation Issues for Heart Transplantation Patients[J]. Journal of Cardiopulmonary Rehabilitation & Prevention, 1990, 10(5): 159—168.

[129] O'Connor GT BJYS. An overview of randomized trials of rehabilitation with exercise after myocardial infarction[J]. CIRCULATION, 1989, 80(2): 234—244.

[130] Oldridge NB. Cardiac rehabilitation after myocardial infarction. Combined experience of randomized clinical trials[J]. Jama, 1988, 260(7): 945—950.

[131] 国家卫生和计划生育委员会疾病预防控制局. 中国居民营养与慢性病状况报告(2015)[M]. 北京: 人民卫生出版社, 2015.

[132] Maltais F, Decramer M, Casaburi R, et al. An official American Thoracic Society/European Respiratory Society statement: update on limb muscle dysfunction in chronic obstructive pulmonary disease[J]. Am J Respir Crit Care Med, 2014, 189(9): 15—62.

[133] Prevention CFDC. Chronic obstructive pulmonary disease (COPD). 2016—04—21 http://www.cdc.gov/copd/data.htm.

[134] Prevention CFDC. Asthma. 2016—04—21 http://www.cdc.gov/nchs/fastats/asthma.htm.

[135] 中华医学会心血管病学分会心力衰竭学组, 中国医师协会心力衰竭专业委员会, 中华心血管病杂志编辑委员会. 中国心力衰竭诊断和治疗指南2018[J]. 中华心血管病杂志, 2018, 46(10).

[136] Jolicoeur EM, Dunning A, Castelvecchio S, et al. Importance of angina in patients with coronary disease, heart failure, and left ventricular systolic dysfunction: insights from STICH[J]. J AM

COLL CARDIOL，2015，66(19)：2092－2100.

[137] 胡盛寿,高润霖,刘力生,等.《中国心血管病报告 2018》概要[J].中国循环杂志 2019,34(03)：209－220.

[138] Lorbergs AL, O'Connor GT, Zhou Y, et al. Severity of Kyphosis and Decline in Lung Function：The Framingham Study[J]. J Gerontol A Biol Sci Med Sci, 2017, 72(5)：689－694.

[139] 黄从新,张澍,黄德嘉,等.心房颤动:目前的认识和治疗的建议－2018[J].中国心脏起搏与心电生理杂志,2018,32(04)：315－368.

[140] 陈灏珠.实用心脏病学[M].上海：上海科学技术出版社,2007：696－743.

[141] 中华医学会心血管病学分会,中华心血管病杂志编辑委员会.急性心力衰竭诊断和治疗指南[J].中华心血管病杂志,2010,38(3).

[142] Li Q, Wu H, Yue W, et al. Prevalence of Stroke and Vascular Risk Factors in China：a Nationwide Community－based Study[J]. Sci Rep 2017, 7(1)：6402.

[143] Sudarone T, P. Atrial fibrillation and heart failure：update 2015[J]. PROG CARDIOVASC DIS, 2015, 58(2)：126－135.

[144] Weier W, Jianming T, Fangqiang W. Updated understanding of the outbreak of 2019 novel coronavirus (2019－nCoV) in Wuhan, China[J]. J MED VIROL, 2020.

[145] 国家卫生健康委员会.新型冠状病毒感染的肺炎疫情紧急心理危机干预指导原则.2020－01－27 http：//www.nhc.gov.cn/jkj/s3577/202001/6adc08b966594253b2b791be5c3b9467.shtml.

[146] 都本洁,刘桂蕊,李彬之,等.实用心脏病学基础[M].北京：中国医药科技出版社,1993：53,148,149.

[147] 陈在嘉,徐义枢,孔华宇.临床冠心病学[M].北京：人民军医出版社,1994：2－7.

[148] 张永珍,郭丽君,冠脉内血流动力学检测基础及临床应用研究进展[J].临床内科杂志,2010,27：443－446.

[149] 王建安,项美香,孙勇,等.血流储备分数与冠状动脉功能评价[M],北京：人民卫生出版社,2012：106－113.

[150] Kern MJ, Lerman A, Bech JW, et al. Physiological assessment of coronary artery disease in the cardiac catheterization laboratory：a scientific statement from the American Heart Association Committee on Diagnostic and Interventional Cardiac Catheterization, Council on Clinical Cardiology[J]. Circulation, 2006,114(12)：1321－1341.

[151] Barbato E, Aarnoudse W, Aengevaeren WR, et al. Validation of coronary flow reserve measurements by thermodilution in clinical practice[J]. Eur Heart J. 2004,25(3)：219－223.

[152] Sdringola S, Johnson NP, Kirkeeide RL, Cid E, Gould KL. Impact of unexpected factors on quantitative myocardial perfusion and coronary flow reserve in young, asymptomatic volunteers [J]. JACC Cardiovasc Imaging,2011,4(4)：402－412.

[153] Fearon WF, Balsam LB, Farouque HM, et al. Novel index for invasively assessing the coronary microcirculation [published correction appears in Circulation[J]. Circulation, 2003,107(25)：3129－3132.

[154] Fearon WF, Shah M, Ng M, et al. Predictive value of the index of microcirculatory resistance in patients with ST－segment elevation myocardial infarction[J]. J Am Coll Cardiol, 2008；51(5)：560－565.

[155] Lanza GA. Crea F. Primary coronary microvascular dysfunction: clinical Presentation,pathophysiology,and management[J]. Circulation,2010,121(21):2317-2325.

[156] Ito N, Nanto S, Doi Y, et al. High index of microcirculatory resistance level after successful primary percutaneous coronary intervention can be improved by intracoronary administration of nicorandil[J]. Circ J, 2010,74(5):909-915.

[157] Kishimoto C, Tomioka N, Tamaki S, Kawai C. A case of myocarditis with immunological identification of myocardial and peripheral lymphocyte subsets[J]. Jpn Circ J, 1988,52(1):94-98.

[158] Ng MK, Yeung AC, Fearon WF. Invasive assessment of the coronary microcirculation: superior reproducibility and less hemodynamic dependence of index of microcirculatory resistance compared with coronary flow reserve[J]. Circulation, 2006,113(17):2054-2061.

[159] Iliceto S, Galiuto L, Marchese A, et al. Functional role of microvascular integrity in patients with infarct-related artery patency after acute myocardial infarction[J]. Eur Heart J, 1997,18(4):618-624.

[160] Mcgeoch R , Watkins S , Berry C , et al. The Index of Microcirculatory Resistance Measured Acutely Predicts the Extent and Severity of Myocardial Infarction in Patients With ST-Segment Elevation Myocardial Infarction[J]. Jacc Cardiovascular Interventions, 2010, 3(7):715-722.

[161] Andy Yong, Joshua Loh, Ross McGeoch, et al. Prognostic value of the index of microcirculatory resistance after primary percutaneous coronary intervention[J]. Journal of the American College of Cardiology,2012,59(13).

[162] Meuwissen M, Chamuleau S A, Siebes M, et al. Role of variability in microvascular resistance on fractional flow reserve and coronary blood flow velocity reserve in intermediate coronary lesions [J]. Circulation,2001,103(2).

[163] Jeffrey B. Halter,Joseph G. Ouslander,Mary. 哈兹德老年医学[M]. 北京:人民军医出版社,2015:977-991.

[164] 武汉同济医院新型冠状病毒肺炎救治协作组.重症新型冠状病毒感染肺炎治疗与管理共识. 2020-2-9.

[165] 陈旭锋,张劲松,吕金如,等.体外膜肺氧合在暴发型心肌炎致心脏骤停中的应用[J]. 中国急救医学,2017,37(10):903-906.

[166] 中华医学会心血管病学分会,非瓣膜病房颤患者新型口服抗凝药的应用中国专家共识[J]. 中华心律失常学杂志,2014(18):321-329.

[167] 张彦平. 新型冠状病毒肺炎流行病学特征分析[J]. 中华流行病学杂志,2020,41(2):145.

[168] Clinical characteristics of 2019 novel coronavirus infection in China https://www. medrxiv. org/content/10. 1101/2020. 02. 06. 20020974v1.

[169] WHO Interim guidance 28 January 2020. Clinical management of severe acute respiratory infection when novelcoronavirus (2019-nCoV) infection is suspected. WHO/nCoV/Clinical/2020. 2.

[170] Shi ZL et al. Discovery of a novel coronavirus associated with the recent pneumonia outbreak in humans and its potential bat origin. 2020. bioRxiv. doi: 10. 1101/2020. 01. 22. 914952v1.

[171] 郭栋,李妍,等. 新型冠状病毒感染的心脏表现[J]. 心脏杂志 (Chin Heart J), 2020,32(1):1-3.

[172] Su S, Wong G, Shi W, et al. Epidemiology, Genetic Recombination, and Pathogenesis of Coronaviruses[J]. Trends in microbiology. 2016, 24(6):490-502.

［173］Xu X，Chen P，Wang J，et al. Evolution of the novel coronavirus fromthe ongoing Wuhan out-break and modeling of its spike protein for riskof human transmission［J］. Sci China Life Sci, 2020.

［174］郑博,新型冠状病毒感染和心血管疾病,http://www.365heart.com/show/143281.shtml.

［175］林高峰,30%肺炎患者出现心血管事件,肺炎,其实是一种心血管疾病?,http://news.medlive.cn/heart/info-progress/show-166289_129.html,2020-2-17.

［176］Musher DM，Abers MS，Corrales-Medina VF. Acute Infection and Myocardial Infarction［J］. N Engl J Med. 2019，380(2)：171-176.

［177］Restrepo MI，Reyes LF. Pneumonia as a cardiovascular disease［J］. Respirology. 2018，23(3)：250-259.

［178］Cheng YJ，Nie XY，Chen XM，et al. The role of macrolide antibiotics in increasing cardiovascular risk［J］. J Am Coll Cardiol, 2015，66：2173-84.

［179］Restrepo MI，Reyes LF，Anzueto A. Complication of communityacquired pneumonia (including cardiac complications) ［J］. Semin Respir Crit Care Med, 2016，37：897-904.

［180］胡大一,提高认识,增强信心,切实降低暴发性心肌炎病死率［J］. 中华内科杂志,2019,57(8)：545-548.

［181］宁尚秋,吕树铮,等. ST段抬高与非ST段抬高的成人急性心肌炎临床特点比较［J］. 中华急诊医学杂志,2017,26(6)：697-702.

［182］Rhodes A，Evans LE，Alhazzani W，et al. Surviving Sepsis Campaign：International Guidelines for Management of Sepsis and Septic Shock：2016［J］. CRIT CARE MED, 2017，45(3)：486-552.

［183］Dellinger RP，Levy MM，Carlet JM，et al. Surviving Sepsis Campaign：international guidelines for management of severe sepsis and septic shock：2008［J］. CRIT CARE MED, 2008，36(1)：296-327.

［184］Dellinger RP，Levy MM，Rhodes A，et al. Surviving sepsis campaign：international guidelines for management of severe sepsis and septic shock：2012［J］. CRIT CARE MED, 2013，41(2)：580-637.

［185］中国医师协会急诊医师分会. 中国急诊感染性休克临床实践指南［J］. 中国急救医学, 2016，36(3)：193-206.

［186］中国医师协会急诊医师分会. 急性循环衰竭中国急诊临床实践专家共识［J］. 中国急救医学,2016(1)：1-8.

［187］Levy MM，Dellinger RP，Townsend SR，et al. Surviving Sepsis Campaign：The Surviving Sepsis Campaign：Results of an international guideline-based performance improvement program targe-ting severe sepsis［J］. Crit Care Med, 2010，38：367-374.